リハビリテーションのための
画像の読み方

■編集
本間光信　市立秋田総合病院中央診療部部長
高橋仁美　市立秋田総合病院リハビリテーション科技師長

MEDICAL VIEW

How to Read Medical Images for Rehabilitation
(ISBN 978-4-7583-1686-6 C3047)

Editor : Mitsunobu Honma
　　　　 Hitomi Takahashi

2015.4.1　1st ed

©MEDICAL VIEW, 2015
Printed and Bound in Japan

Medical View Co., Ltd.
2-30 Ichigayahonmuracho, Shinjukuku, Tokyo, 162-0845, Japan
E-mail　ed@medicalview.co.jp

序　文

　理学療法士（PT）や作業療法士（OT）などの専門職が単純X線像を中心にリハビリテーション（リハ）の現場で画像に接する機会が増え，読み解く能力は年々ハードルが高くなってきている。もちろんPT・OTなどのリハ専門職は診断のために読影をするのではなく，出来上がったX線画像の正常との違いや継時的変化などを読み取り，それを患者のリハに結びつけることが目的となる。臨床においては，画像読影とともに，現病歴・身体所見・血液検査などを合わせて評価をすることで，リスク管理とともに，安全で良質なリハの実践が可能になると考える。

　本書は，PT・OTなどの養成校の学生をはじめ，臨床実習生や臨床に出たばかりの新人を主な対象として，医用画像をリハに活かせるような工夫をしている。いわば初学者に向けたリハ実践のための画像読影の書とも言っていいであろう。頭部，胸部，骨・関節の3領域について，医師とPTのコンビでの執筆をお願いした。しかし，頭部については単純X線像を中心とした内容のみでは不十分であるため，総論を設けてからCTやMRIを含めて解説していただいている。そうした意味で，本書は大きく「総論と頭部」，「胸部と骨・関節」の2部構成となっている。

　各論の代表的疾患の項目では，単に画像読影の説明にとどまらず，疾患の概要や特徴とその疾患に対するリハまでを解説した。画像を理解するための知識（モダリティや疾患の説明，正常像など）と，代表的疾患の必ず知っておくべき画像を，リハ上の注意点とともに記載している。PT・OTなどの学生や若手セラピストが頭部，胸部，骨・関節の画像の読影力を養い，そして病態や症状との関連を理解して，リハに結びつけられるようになれば，より質の高い理学療法や作業療法が提供できるものと信じる。本書は入門書の位置づけにあるが，臨床場面では実際の症例と照らし合わせて読み直していただくことで，読影力，そして臨床力は確実に向上するであろう。是非，日々の臨床でも本書を手元に置き，できるだけ多くの画像を読むことをお勧めしたい。

　本書が，PT・OTなどの養成校はもちろん，臨床現場において，画像読影とリハ実践に活用されることを心から願っている。最後になるが，本書の刊行に際しては，間宮卓治氏をはじめ，メジカルビュー社編集部の皆様には本当にお世話になった。多大なるご尽力を賜ったことに改めてお礼申し上げる。ありがとうございました。

2015年3月　本間光信
高橋仁美

執筆者一覧

■ 編集

本間光信	市立秋田総合病院 中央診療部 部長
高橋仁美	市立秋田総合病院 リハビリテーション科 技師長

■ 執筆者（掲載順）

長田　乾	秋田県立脳血管研究センター 神経内科学研究部 部長
髙見彰淑	弘前大学大学院 保健学研究科 障害保健学分野 准教授
本間光信	市立秋田総合病院 中央診療部 部長
高橋仁美	市立秋田総合病院 リハビリテーション科 技師長
松永俊樹	秋田大学医学部附属病院 リハビリテーション科 准教授
畠山和利	秋田大学医学部附属病院 リハビリテーション部

目次

総論，頭部

総論　　　　　　　　　　　　　　　　　　　　　　　　　　　　　　　　　　　　長田　乾

- 1　画像読影に必要な基礎知識 ……………………………………………………………… 2
- 2　頭部CTの原理と読影のチェックポイント ………………………………………… 5
- 3　MRIの原理と読影のチェックポイント ……………………………………………… 13
- 4　脳血流SPECTの原理と読影のチェックポイント ………………………………… 19
- 5　PETの原理と読影のチェックポイント ……………………………………………… 23

頭部　　　　　　　　　　　　　　　　　　　　　　　　　　　　　　　長田　乾・髙見彰淑

- 1　脳・脳血管の解剖学 ………………………………………………………………………… 27

■ 正常像
- 2-1　頭部CT横断像 ……………………………………………………………………………… 42
- 2-2　頭部MRI T1強調横断像 ………………………………………………………………… 46
- 2-3　頭部MRI拡散強調像 ……………………………………………………………………… 50
- 2-4　頭部MRI T2強調冠状断像 ……………………………………………………………… 54

■ 代表的疾患とリハ上の注意
- 3-1　脳梗塞 ………………………………………………………………………………………… 57

　　　　放線冠梗塞 ……………………………………………………… 57
　　　　中大脳動脈域梗塞（MCA域）／＊内頸動脈閉塞（IC閉塞） ……… 59
　　　　延髄外側梗塞 …………………………………………………… 60
　　　　脳底動脈閉塞 …………………………………………………… 61
　　　　前頭葉（前大脳動脈域）梗塞 ………………………………… 63
　　　　後頭葉（後大脳動脈域）梗塞 ………………………………… 65
　　3-2　脳出血 …………………………………………………………… 66
　　　　小脳出血 ………………………………………………………… 66
　　　　橋出血 …………………………………………………………… 68
　　　　視床出血 ………………………………………………………… 69
　　　　被殻出血 ………………………………………………………… 71
　　　　尾状核出血 ……………………………………………………… 72
　　3-3　くも膜下出血 …………………………………………………… 73
　　3-4　聴神経腫瘍（聴神経鞘腫） …………………………………… 74
　　3-5　多系統萎縮症（オリーブ橋小脳萎縮症/OPCA/MSA-C） …… 75
　　3-6　多発性硬化症 …………………………………………………… 76
　　3-7　頭部外傷：びまん性軸索損傷 ………………………………… 77
　　3-8　正常圧水頭症 …………………………………………………… 78

胸部，骨・関節

● 胸部　　　　　　　　　　　　　　　　　　　　　　　本間光信・高橋仁美

　　1　X線写真の原理とチェックポイント ……………………………… 80

■ 正常像
　　2-1　胸部X線撮影法 ………………………………………………… 82
　　2-2　正面写真の読影 ………………………………………………… 87
　　2-3　正常像に現れる各種の陰影（正常変異） …………………… 93

■ 代表的疾患とリハ上の注意
　　3-1　特発性間質性肺炎 …………………………………………… 100
　　3-2　慢性閉塞性肺疾患（COPD） ……………………………… 103
　　3-3　びまん性汎細気管支炎（DPB） …………………………… 106
　　3-4　じん肺 ………………………………………………………… 109
　　3-5　気管支拡張症 ………………………………………………… 112
　　3-6　急性肺炎 ……………………………………………………… 114
　　3-7　ARDS（急性呼吸促迫症候群） …………………………… 116
　　3-8　特発性自然気胸 ……………………………………………… 118

3-9　肺結核後遺症（右胸郭形成術後）　121
3-10　無気肺　123
3-11　胸水貯留　126
3-12　脊椎カリエスによる胸郭変形　129

骨関節
松永俊樹・畠山和利

■ 正常像
1-1　頸椎　132
1-2　腰椎　134
1-3　肩関節　136
1-4　肘関節　138
1-5　手関節　139
1-6　手指　141
1-7　股関節　142
1-8　膝関節　144
1-9　足関節　146
1-10　足　148

■ 代表的疾患とリハ上の注意
2-1　脊椎疾患：頸椎疾患（頸椎症，頸髄症など）　150
2-2　脊椎疾患：腰椎疾患（すべり症など）　154
2-3　脊椎疾患：脊髄損傷（頸髄損傷）　158
2-4　関節疾患：肩腱板断裂　162
2-5　関節疾患：反復性肩関節脱臼　164
2-6　関節疾患：野球肘　166
2-7　関節疾患：橈骨遠位端骨折（Colles骨折）　168
2-8　関節疾患：大腿骨転子部骨折　170
2-9　関節疾患：大腿骨頸部骨折　172
2-10　関節疾患：変形性股関節症　174
2-11　関節疾患：変形性膝関節症　177
2-12　関節疾患：前十字靭帯損傷　180
2-13　関節疾患：下肢の外傷　182
2-14　全身性疾患：骨粗鬆症　185
2-15　全身性疾患：関節リウマチ　188

●索引　190

総論，頭部

- ■ 総論 2
- ■ 頭部 27
  - 正常像 42
  - 代表的疾患とリハ上の注意 57

1 画像読影に必要な基礎知識

総論

画像の読影に必要な医学用語

脳の構造を論じるときに，方向や相互の位置関係を表す述語を理解することが重要である。

空間的方向や位置関係を表す用語

- 吻側　rostral
- 尾側　caudal
- 腹側　ventral
- 背側　dorsal
- 底部　basal
- 正中　midline

空間的方向や位置関係を表す用語について概説すると，前後・上下は，前方（anterior），後方（posterior），上方（superior），下方（inferior）で表現する。外から眺めて内側・外側の関係は，内側（medial/mesial），外側（lateral）という（図1・2）。

図1 側面像

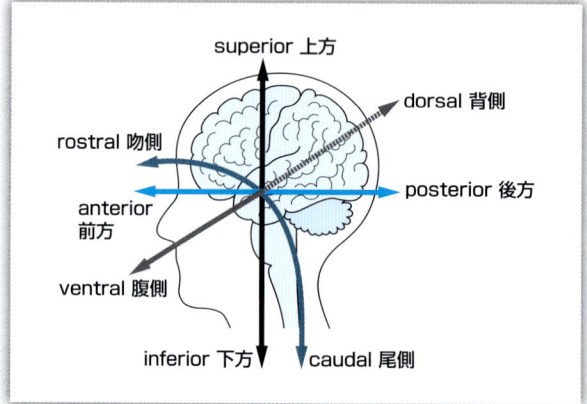

図2 前額像

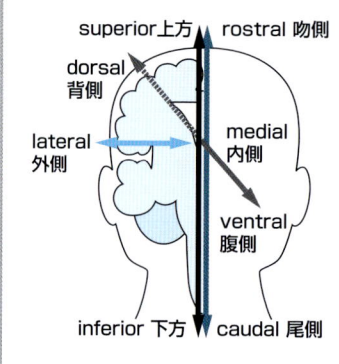

ヒトの解剖学的用語というよりはむしろ生物学的な表現方法として，頭に近い方を吻側，尾（足）に近い方を尾側といい，腹・背関係は腹側，背側という。上下の位置関係で底面，底になる部分は底部と表現する。左右の位置関係の中心になる部分を正中という。

断層面を表す用語

　解剖学的な断層面は，水平断，冠状断あるいは前額断，さらに矢状断という（図3）。外側面および内側面という表現も頻繁に使われる（図4）。

　頭部CTをはじめとするほとんどの神経放射線画像は，下方から上方を見た位置関係を示すので，図5に示すように，水平断では画像の右側が左大脳半球，左側が右大脳半球となる。

- 水平断　horizontal/transaxial cuts
- 冠状断　coronal cuts
- 前額断　frontal cuts
- 矢状断　sagittal cuts
- 外側面　lateral aspect
- 内側面　medial aspect

図3 断層面を表す解剖用語：水平断，冠状断，矢状断

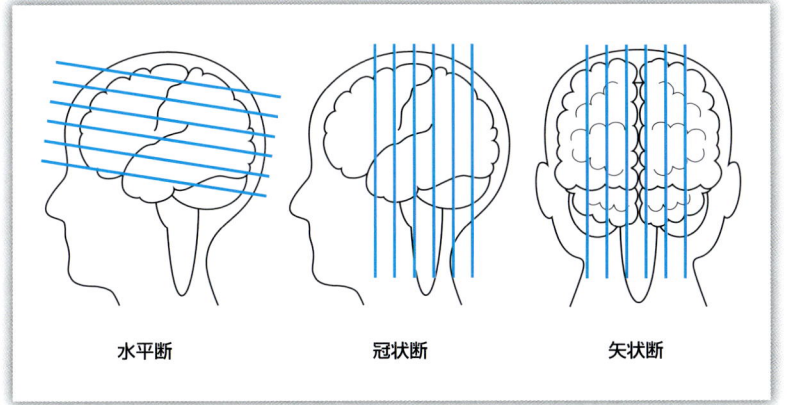

水平断　　　冠状断　　　矢状断

図4 解剖学的な位置関係を表す用語：外側面と内側面

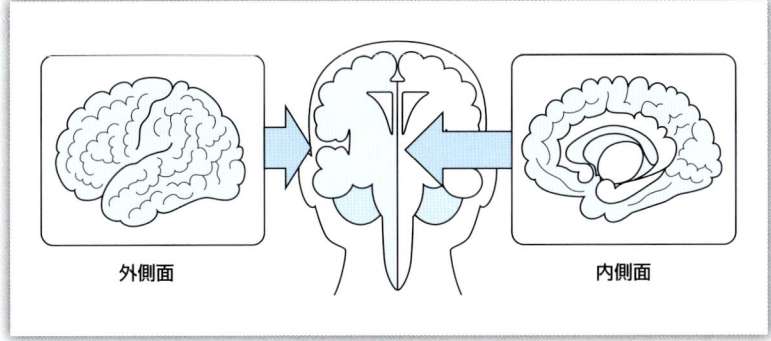

外側面　　　　　　　　内側面

図5 神経放射線画像における位置関係

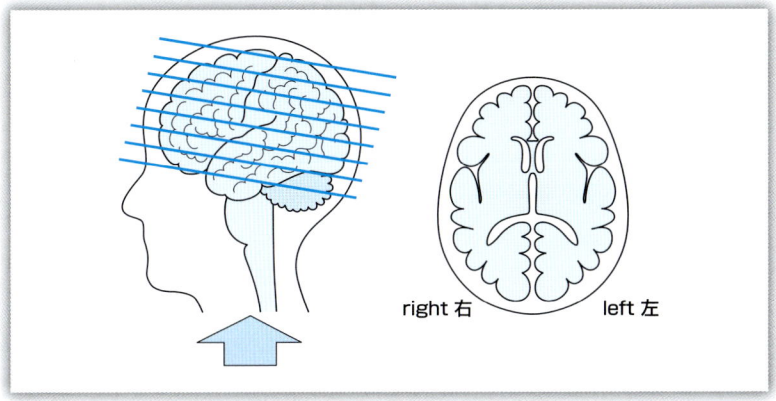

right 右　　　left 左

Column 解剖学的な位置関係を表す用語

解剖学的な位置関係などを表す場合には，基本的には英語が用いられるが，ギリシャ語やラテン語から派生した用語が多く，なかにはラテン語がそのまま使われている。
　ラテン語やギリシャ語から派生した位置関係を表現する接頭辞がさまざまな場面で使われるので，頻繁に使用される接頭辞を表1および図6に示す。

表1 ラテン語やギリシャ語から派生した位置関係を表現する接頭辞

方向・位置関係	ギリシャ語から派生	ラテン語から派生
前	pre-	ante-, anterior, antero-
後	meta-	post-, posterior, retro-
上	hyper-	epi-, supra-, superior
下	hypo-	sub-, infra-, inferior
頭		rostro-, cranio-, cephalo-
尾		caudal
外	extra-,	exo-, ecto-
中	intra-	endo-

方向・位置関係		
中間	inter-	messo-
周囲	peri-	ambi-
近傍	para-	juxta-
横断	trans-	
反対	anti-	contra-
包括	syn-	con

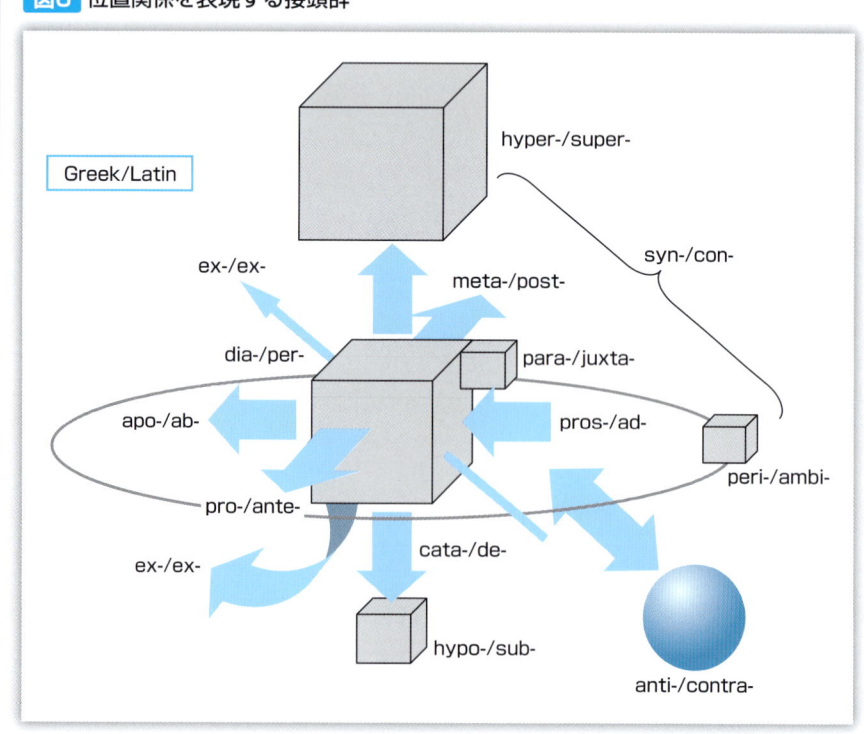

図6 位置関係を表現する接頭辞

2 総論 頭部CTの原理と読影のチェックポイント

CTの測定原理と頭部CT

CTの測定原理は，360度の全方位から組織のX線透過率を計算し，各断面上のX線吸収率の算出から，各点の吸収率を求め，これらを集合して一つの断層画面として表示したものである。

頭部CTは現在最も普及している神経放射線学的診断法で，頭蓋内病変を疑ったときに行われるべき第一選択のスクリーニング的な検査である。

> **CT**
> X線を利用することからX線CTとよばれることもある。

CT値

X線の吸収値は，空気を－1,000，水を0，緻密骨組織を＋1,000としたときの相対値をCT値とよぶ（図1）。

> **CT値**
> 発明者のHounsfieldに因んでHounsfield numberまたはHounsfield unitともよばれる。
>
> **螺旋状スキャン**
> 螺旋状スキャンの呼び方は，メーカーにより異なる：東芝（ヘリカル），GE（JETT），日立（ボリュームスキャン），シーメンス（スパイラル）。
> - 低吸収域　low density
> - 高吸収域　high density
> - 等吸収域　isodensity
> - 扇型　fan beam

Column　CTの発明

回転断層撮影による画像再構成法に関しては，米国UCLAの神経学者William H. Oldendorf（1925-1992）が，1961年にX線吸収差をフィルムの濃度として観察するよりも，透過X線の光子の数の差として記録したほうがX線吸収差を細かく観察できることを示し，現在のCTの概念の礎を築いた。

南アフリカのAllan M Cormack（1924-1998）は，1963年にCTの理論的考察を数学的に解析して簡単な実験も行ったが，コンピュータなど周辺の機器が十分ではなかったので実用には至らなかった。

当時イギリスのEMI社（Electronic Musical Instrument）の技術者であったGodfrey Newbold Hounsfield（1919-2004）が，1971年に頭部専用の撮影装置を開発し，1973年に実用化に成功した。その当時絶大な人気を誇ったビートルズのレコードの売り上げで得た莫大な利益を，EMI社がCTの開発に注ぎ込んだ賜物で，「CTはビートルズの大きな遺産」といわれている。HounsfieldとCormackは，1979年にCTの発明の功績に対してノーベル医学賞を受賞したが，Oldendorfは選から漏れた。

図1 CT値（Hounsfield unit）の比較

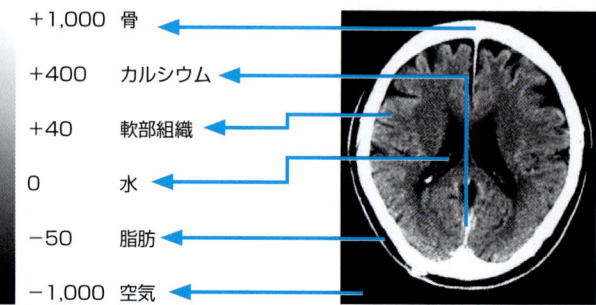

CT値	組織
+1,000	骨
+400	カルシウム
+40	軟部組織
0	水
−50	脂肪
−1,000	空気

実際の頭部CT画像では，空気や水（脳脊髄液），梗塞巣などは低吸収域として，骨や新鮮な血腫は高吸収域として描出される。脳実質はこの中間の吸収係数，すなわち等吸収域で示される。

Column　CT装置の進歩

　第一世代のCTは，X線管と検出器が水平移動しながら回転してデータを収集するもので，1スライスの撮像を得るのに長時間を要したために，撮像中被検者は動かないように指示された。

　第二世代のCTは，X線を扇型に放射することにより第一世代より回転間隔を大きくし，時間短縮することができた。

　第三世代のCTは，X線を扇型として6～30個の検出器を同時に回転させることによりデータを収集し，短時間に複数のスライスの撮像が可能となった（図2）。現在の高速螺旋状CT装置の多くはこの方式である。

　第四世代のCTは，500～800個の検出器を円弧状に固定配置してX線管のみを回転させてデータを収集するもので，高速螺旋状（ヘリカル）スキャンでは，連続回転が可能なスリップリングCTを用いて，テーブルを移動しながら連続スキャンを行う。通常テーブル移動速度はスライス厚と同じである。その利点は，スキャン時間の短縮や連続データにより三次元的に人体構造の把握が可能であること，造影効果が高い時期に撮影可能などがある。

図2 CT装置の進歩

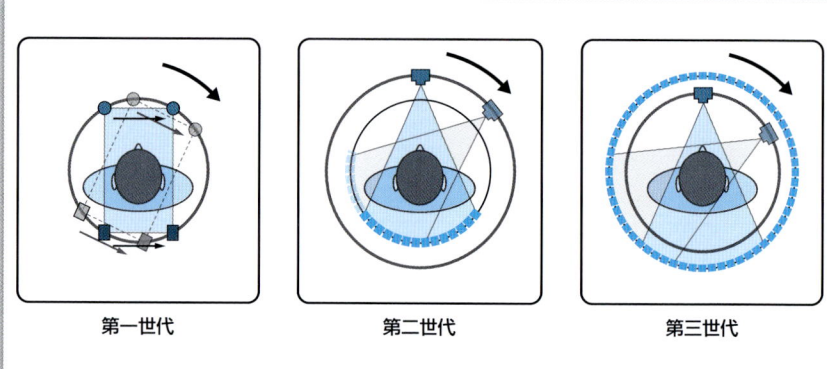

MDCTとヘリカルCT

近年の機器は1スキャン数秒間の撮像が可能で，長時間の無動状態を維持することが困難な小児や認知症例などにも検査を行うことが可能である。

単一の検出器を用いるSDCTに対し，複数の検出器を同時に用いるMDCTは，1mmや0.5mm幅などのthin-sliceで，短時間に広範囲の撮影が可能になった。さらに，ベッドを一定速度で連続的に動かしながら線源を螺旋状に回転させる撮影方式が実用化され，ヘリカルCT（helical scan）とよばれる（図3）。

■ SDCT　single-detector row CT
1枚の断層画像を得るたびに線源を1回転させる撮影方式で，その都度小刻みにベッドを移動しながら何回も撮影する必要があるため，撮影時間が長く，体動によるアーチファクトも出やすかった。
■ MDCT　multi-detector CT

Column　CT装置の検出器の進歩

通常のCT装置では，1列または複数列の一次元検出器に，X線を扇状に照射（fan beam）することによって線状の一次元データを取得する。1回転で1～数枚の二次元画像を撮影して，画像を積み重ね，三次元画像を再構成する。

これに対して，コーンビーム（cone beam）を用いたCTは，二次元検出器（area detector）にX線を円錐状に照射し，二次元データを取得するため，1回転の短時間の撮影で三次元画像を作成することができる（図4）。現在では最大320列の検出器をもったCTが臨床に供され，1回転で心臓や脳のほぼ全体を撮影することが可能となった。

図3　step scanとhelical scan

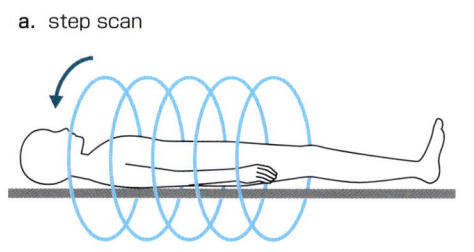

a. step scan

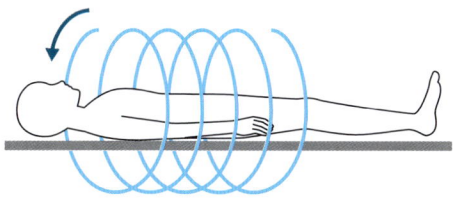

b. helical scan

各スライスごとにベッドを動かす従来の方式（a）と比較して，ヘリカルCT（b）は検査時間が短縮され，一度に広範な撮影が行えるなどメリットが大きい。

図4　CT装置の検出器の進歩

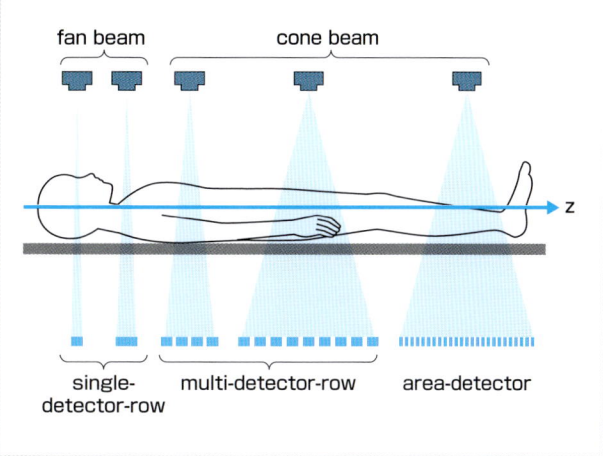

頭部CTの撮像

■ 外眼裂外耳孔線 orbitomeatal line；OM line

　頭部CTの撮像にあたっては，外眼裂外耳孔線を基準に水平断を撮像し，後頭蓋窩は骨に囲まれているためスライス厚を薄くして撮像することが多い。

　頭部CTの水平断では，図5に示すように，皮膚，皮下脂肪，頭蓋骨，脳脊髄液そして脳実質を明瞭に判別することができる。さらに実際の画像診断では，図6に示すように脳の主な構成要素の位置を基準に病変の局在を判定する。

図5 外眼裂外耳孔線を基準とした断層面

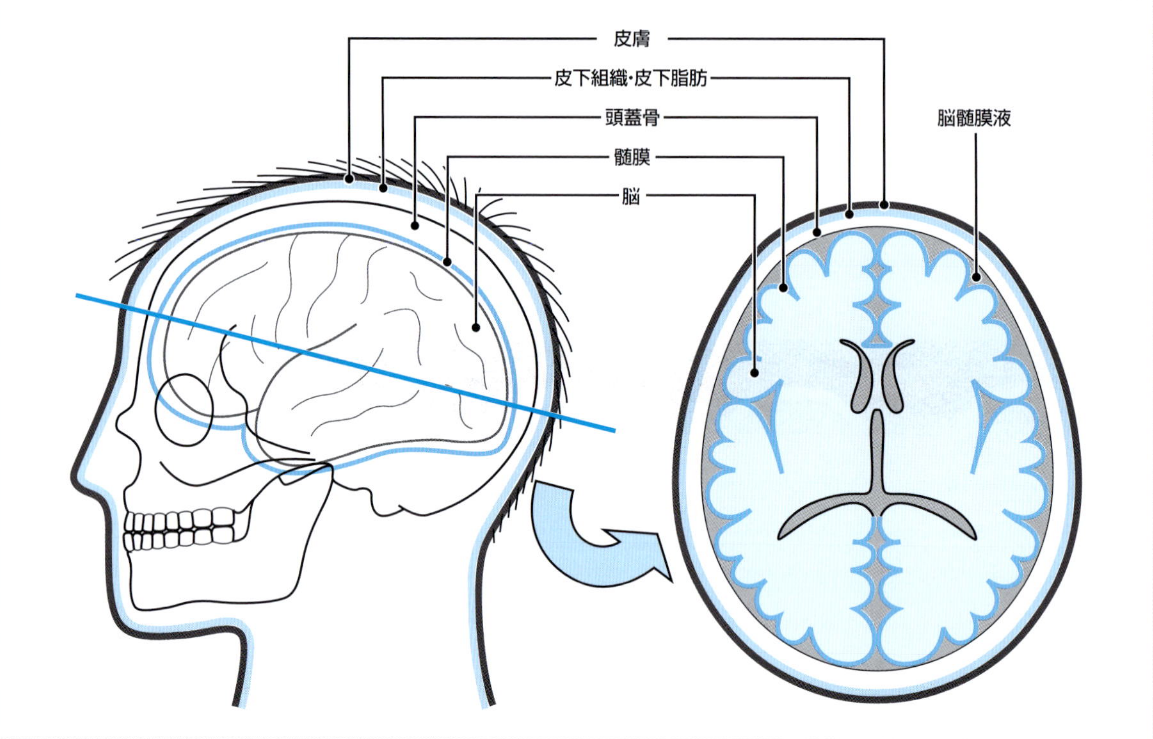

図6 CT読影の目安になる主たる脳部位の位置関係

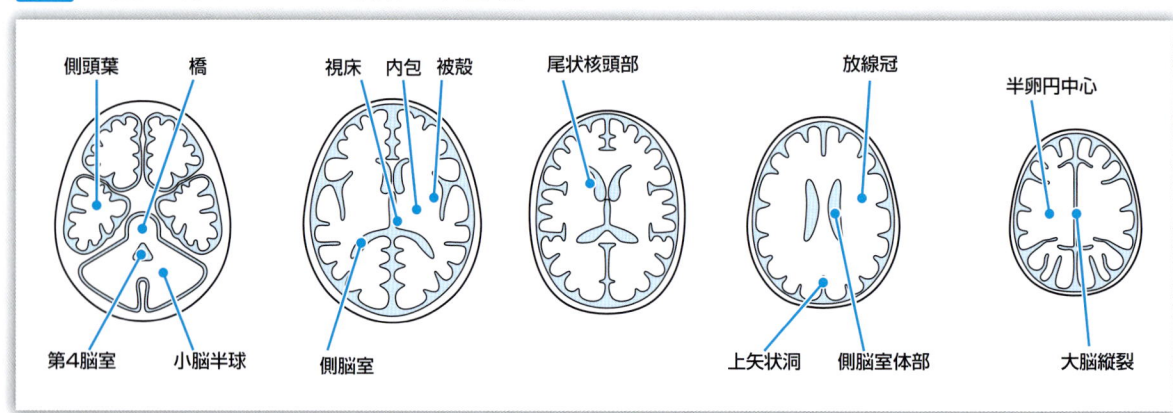

頭部CT画像の読影

頭部CT画像は，①頭蓋骨，副鼻腔，眼窩，トルコ鞍，乳突蜂巣など，②脳室，③脳表面，④脳実質，⑤血管の情報などについて読影を進める（表1）。

表1 頭部CT画像の読影

①	頭蓋骨	骨折や骨破壊病変の有無など
	副鼻腔内	貯留液の存在は慢性副鼻腔炎の診断に繋がる
	眼窩内	腫瘍性病変の有無
	トルコ鞍	下垂体腫瘍の有無
	乳突蜂巣	含気の低下は慢性中耳炎の診断に繋がる
②	脳室（図7）	年齢を考慮して側脳室や第4脳室の大きさに注目し，脳室拡大あるいは脳室の狭小化の程度を判定し，脳萎縮や正常圧水頭症を鑑別する．さらに透明中隔欠損や脳梁形成不全などはCTで診断可能である
③	脳表	脳溝の開大は脳萎縮の判定に役立ち，慢性硬膜下血腫，硬膜外血腫，くも膜下出血の有無を診断する
④	脳実質（図8）	低吸収域を示す病変として脳梗塞，脳腫瘍，脳膿瘍などがあり，一方，高吸収域を呈する病変には新鮮な脳出血，石灰化病変などが含まれる． 脳出血急性期には，血腫は高吸収域として捉えられるが，時間経過とともに血腫が吸収され，高吸収域病変は徐々に縮小し，最終的には低吸収域の瘢痕として残存する

図7 健常人における加齢に伴う頭部CT所見の変化

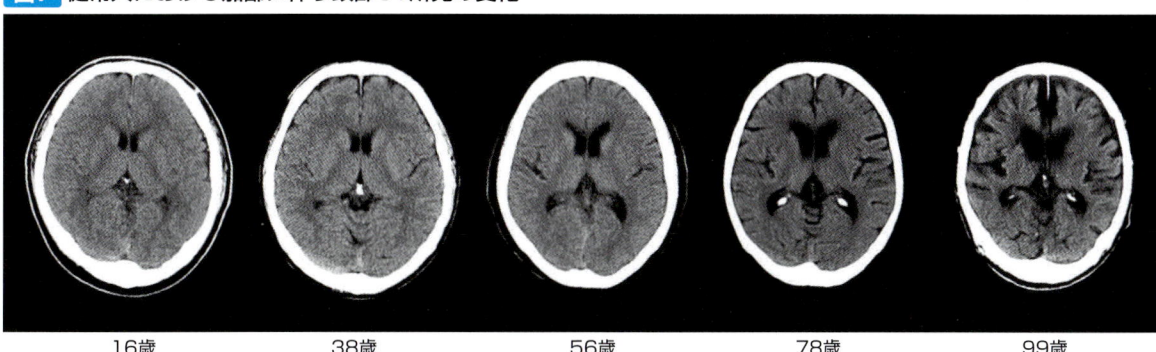

16歳　　38歳　　56歳　　78歳　　99歳

健常人でも加齢に伴って脳室は徐々に拡大し，脳溝は開大して，脳萎縮が進行することがわかる．

図8 主な中枢神経疾患のCT所見

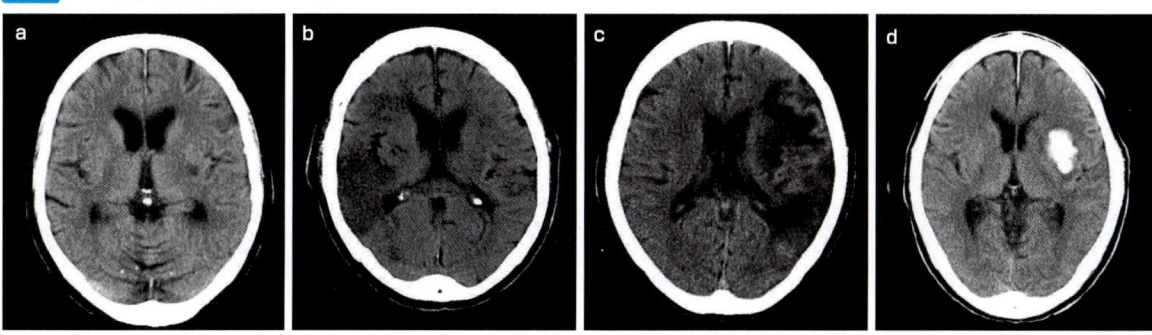

（次ページに続く）

図8 主な中枢神経疾患のCT所見

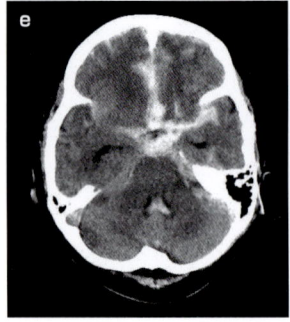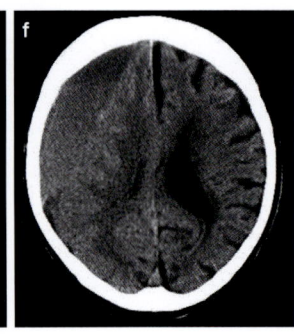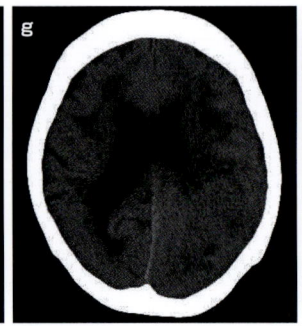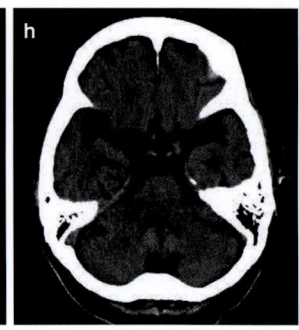

a. ラクナ梗塞：ラクナ梗塞は直径15mm以下の小さな低吸収域として捉えられる。
b. 心原性脳塞栓：心原性脳塞栓急性期には閉塞血管の再開通などによる出血性梗塞を呈すると，梗塞巣の低吸収域と出血成分の高吸収域が斑状に認められる。
c. 出血性梗塞：急性期の脳梗塞は淡い低吸収域として捉えることができる。
d. 脳出血：脳出血急性期には血腫は高吸収域として捉えることができる。
e. くも膜下出血：くも膜下出血の急性期にはくも膜下腔や脳槽に血腫が高吸収域を示す。
f. 慢性硬膜下血腫：慢性硬膜下血腫では頭蓋骨と脳実質の間にレンズ状の血腫を捉えることができる。
g. 髄膜腫：髄膜腫はしばしば吸収係数は脳実質とあまり変わらず，側脳室の変形によって占拠性病変の存在が示唆される。
h. アルツハイマー病：アルツハイマー病患者では両側の海馬の萎縮が側脳室下角の拡大として捉えることができる。

超急性期徴候

　CTでは発症6時間以内の超急性期の脳虚血を検出することは困難と考えられていたが，分解能の進歩や観察方法の工夫によって，超急性期徴候（early sign）として比較的効率に異常を捉えることができるようになった（図9）。
　超急性期徴候としては，①レンズ核陰影の不明瞭化，②皮質・髄質境界の不明瞭化，③脳実質の淡い低吸収域，④脳溝の不明瞭化，⑤閉塞血管に一致した高吸収域などが挙げられている。

図9 心原性脳塞栓におけるCT所見の経時的変化

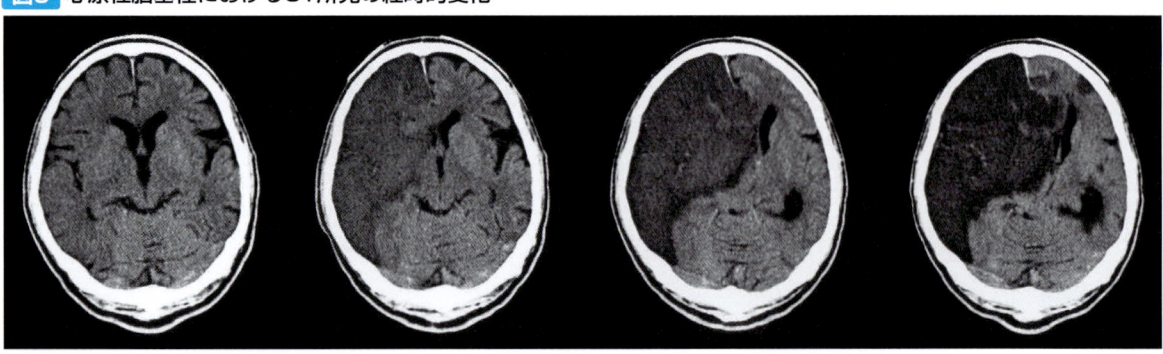

a. 発症60分後　　b. 24時間後　　c. 48時間後　　d. 96時間後

心原性脳塞栓による右内頸動脈閉塞症の70歳男性の頭部CT所見である。発症60分後には低吸収域は出現していないが（a），24時間後には右前大脳動脈領域と右中大脳動脈領域に脳浮腫を伴う広範な低吸収域が出現し（b），脳浮腫は時間経過を追うごとに拡大した（cd）。

血腫の部位診断

　脳出血は血腫の部位診断を行う。被殻出血，視床出血，被殻出血と視床出血が重なった混合型出血，脳幹出血，小脳出血は，高血圧性脳出血に分類され，高齢者に見らえる皮質下出血はアミロイド血管病に起因すると考えられている（図10・11）。

図10 脳出血の好発部位：冠状断

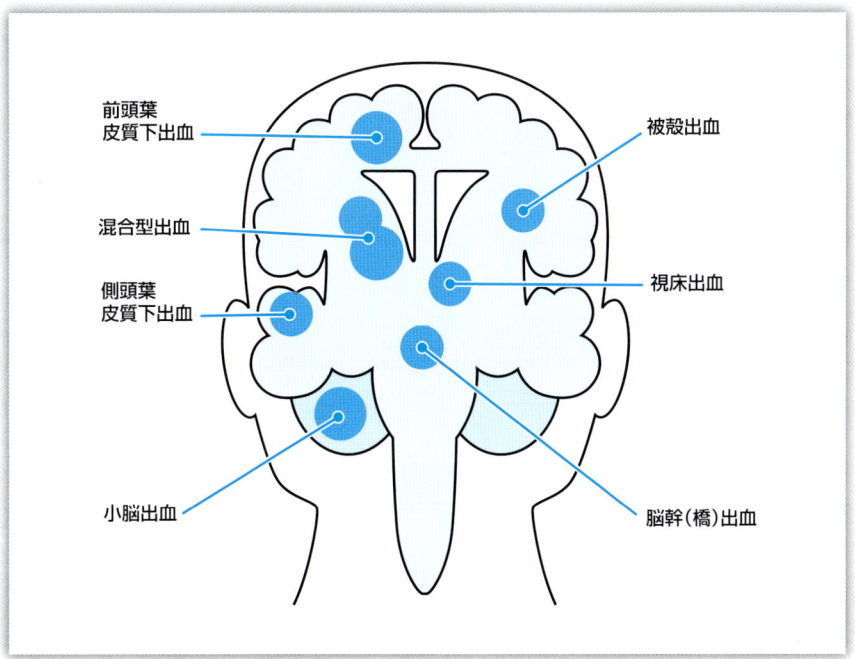

図11 脳出血の好発部位：水平断

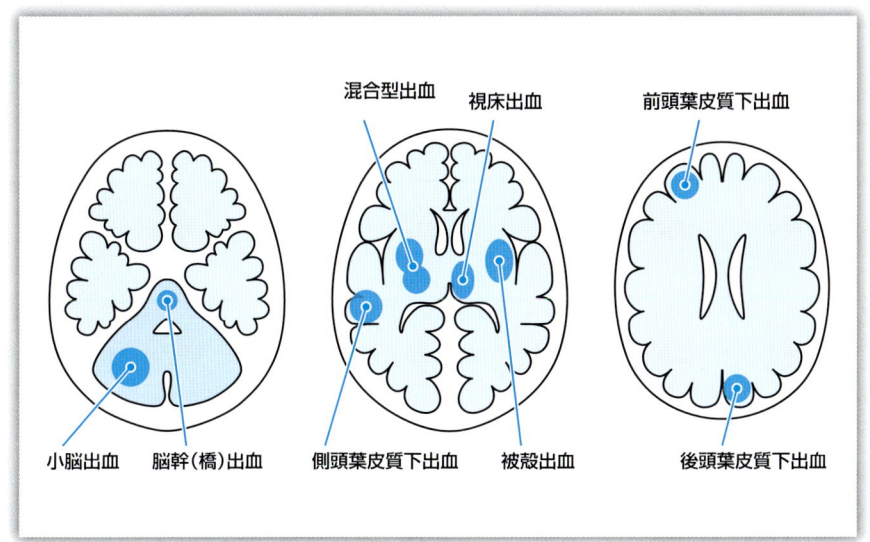

> **アーチファクト**
> 義歯などの金属は吸収係数が非常に高く，その部分を透過したX線に対する検出器の出力が不的確な値となるためにメタルアーチファクトを生じる。さらに撮像中の被検者の体動によるモーションアーチファクト，さらには検出器の不具合によるリング状アーチファクト，ストリーク状アーチファクトなどが含まれることがある。

アーチファクトの影響

　CT画像の読影においては，アーチファクトの影響を常に考慮することが必要で，最も注意すべきポイントは部分容積効果である（Column参照）。

三次元CT angiography

　頭部領域における三次元CT angiography（3D-CTA）は，脳血管造影検査に比べると空間分解能や血行動態評価の面では若干劣るものの，低侵襲性で検査時間も短く利便性が高い。さらに任意の方向から病変部位の評価が可能なために臨床に広く応用されている。

　近年では，MDCTなど装置の多列化と三次元画像処理技術の進歩により，高精度の三次元画像の作成が可能となった（図12）。

Column　部分容積効果

　部分容積効果（partial volume effect）とは，実際の大きさよりも部分的に体積が膨張した画像になる現象で，CT画像データは1つのスライスの厚みの中で平均化されるために，1つの画素（ピクセル）の中で占める面積はすべて100％となるので，実際には存在しない部分も，画像上はあたかもその部分に存在するかのように膨張して見える。そのため，CT画像上で病巣の大きさを計測する場合などは注意が必要である。

　厳密な意味での局在診断には，脳溝や脳回には個人差が大きいことから，標準的な解剖図譜や模式図を参照して病巣局在を決定するよりも，症例ごとに脳溝を指標にして病巣局在を決定することが望ましい。X線CTにて検出される病変部位，特に低吸収域は脳細胞がすでに壊死に陥った部位を示しており，壊死に陥らないまでも機能的な障害を受けた部位もこれよりも広く分布しているため，X線CT上の低吸収域が病変部位のすべてを表しているわけではない。

図12 3D-CT Angiography

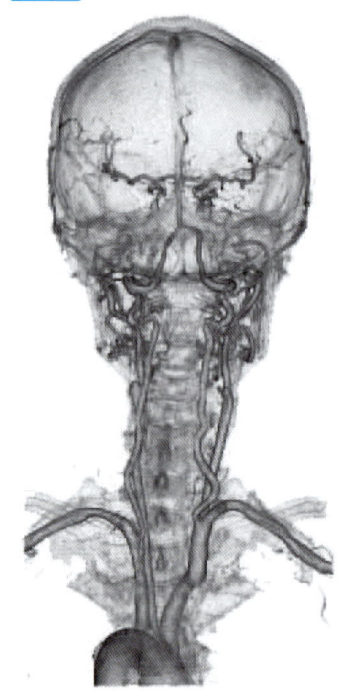
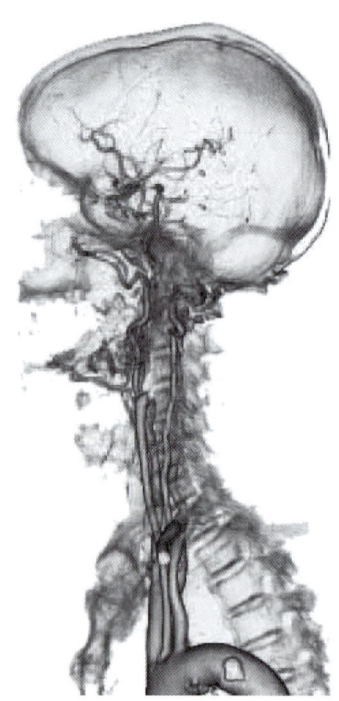

3 MRIの原理と読影のチェックポイント

総論

頭部MRI

　MRIは，体内に無数に存在する水素原子からの情報を利用した断層画像で，X線被ばくがないことに加えて，軟部組織の分解能に優れていること，骨からのアーチファクトが少ないこと，矢状断や冠状断画像が得やすいことなど，種々の点においてX線CTを凌駕することから，脳血管障害をはじめとする頭蓋内病変の診断法として普及している。

- NMR　nuclear magnetic resonance

MRIの測定原理

　MRIの原理は，水素の原子核（プロトン）が特定の電磁波（RFパルス）を受けると一旦エネルギーの高い励起状態になり，それが元の状態に復するときにMR信号を発する核磁気共鳴現象である（図1）。

　実際には，被検者を大きな磁石（撮像装置）の中に置き，外から何種類かのRFパルスを与えて生体からの信号を捉える方法が用いられる。最も普及しているスピンエコー（SE）法では，90°のRFパルスに続いて180°のRFパルスを与える。このとき繰り返して与えるパルスの間隔を繰り返し時間（TR），パルスから信号までの時間をエコー時間（TE）とよび，これらの一連のパラメータ（パルス系列）により撮像条件が決定され，結果としてプロトン密度画像，T1強調画像，T2強調画像が得られる。

- 水素原子核　proton
- 静磁場　static magnetic field
- 歳差運動　precession
- 電磁波　radio frequency；RF
- 緩和過程　relaxation

Column　MRIの発明

　Felix Bloch（1905-1983）とEdward Purcell（1912-1987）は，1952年に核磁気共鳴現象（NMR）を発見し，1952年にノーベル物理学賞を受賞した。
　NMRは，最初はスペクトロスコピーとして化学分析用の道具として用いられた。1971年にはRaymond Damadianが腫瘍の良性，悪性の鑑別ができる可能性があることを示唆した。1973年にはPaul C. Lauterburにより傾斜磁場を用いて二次元画像を得るMRIの基礎が確立し，1970年代後半にRaymond Damadian, Waldo Hinshow, Peter Mansfieldが人体の映像化に成功した。MRIの本格的な応用は1977年頃にイギリスで行われた。LauterburとMansfieldは，2003年にノーベル医学賞を受賞した。すなわち，MRIは原理の発見から画像診断装置としての実用化までに実に50年の年月を要した。

図1 核磁気共鳴現象

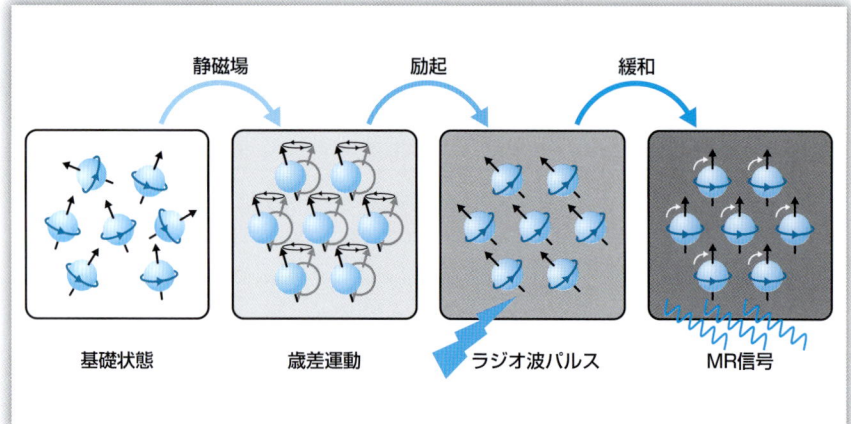

基礎状態　歳差運動　ラジオ波パルス　MR信号

Column　核磁気共鳴の原理

　磁場中の原子核は，スピン方向が揃い，磁場強度に比例した周波数（ラーモア周波数）の電磁エネルギーを吸収・放出する。共鳴周波数 $\omega = \gamma \cdot B$（γ は原子核固有の比例定数，B は磁場強度）。

　RFパルスが切られると励起されたプロトンのスピンはエネルギーを失いながら元の熱平衡状態に戻る（これを緩和現象という）。緩和には横倒れとなった磁場のz成分が回復し増大する縦緩和（T1緩和）と，y成分が減少しゼロに近づく横緩和（T2緩和）の二つの過程がある。臨床的にT1値，T2値というのはそれぞれの緩和に要する時間のことで，それぞれの組織に固有の値であり物理的化学的状態を反映する。したがって，MR画像は組織のプロトン密度とT1値，T2値により決定される。

　水素原子核の回転は，磁場のない状態ではばらばらな方向を向いているので，全体としてはその磁場は打ち消しあっている。静磁場に置かれると水素原子核は，磁場強度に比例して，静磁場方向を中心軸とする歳差運動が起こる。電磁波を照射することにより歳差運動に励起磁場を与えると，エネルギーを吸収して電磁ベクトルが倒れる（励起状態）。励起磁場を止めると磁化ベクトルは元の静磁場に方向に戻る。この緩和過程をMR信号として捉えて画像化する。

● 3. MRIの原理と読影のチェックポイント

T1強調画像とT2強調画像

- DWI diffusion weighted imaging
- MRA magnetic resonance angiography
- 無信号域 flow void
- EPI echo-planar imaging
- ADC apparent diffusion coefficient

　T1強調画像では，T1値の長い水は低信号（黒）になり，T1の短い脂肪は高信号（白）になる。一方，T2強調画像では，T2値の長い水は高信号（白）になり，T2の短い脂肪は低信号（黒）になる（図2・3）。

　41ページ図19に示すように，心原性脳塞栓超急性期のT2強調画像（T2WI）では信号強度の明らかな変化は捉えられないが，拡散強調画像（DWI）では右前頭葉から，右側頭葉，右後頭葉に至る広範な領域の皮質・皮質下に高信号病変を認め，その直後に撮像した^{99m}Tc-HM PAOを用いたSPECTでは，右半球全体は著しい低灌流を示し，超急性期にDWIで示された高信号病巣は，後に出現する梗塞巣を反映していた。

図2 多発性脳梗塞例の脳梗塞急性期における拡散強調画像

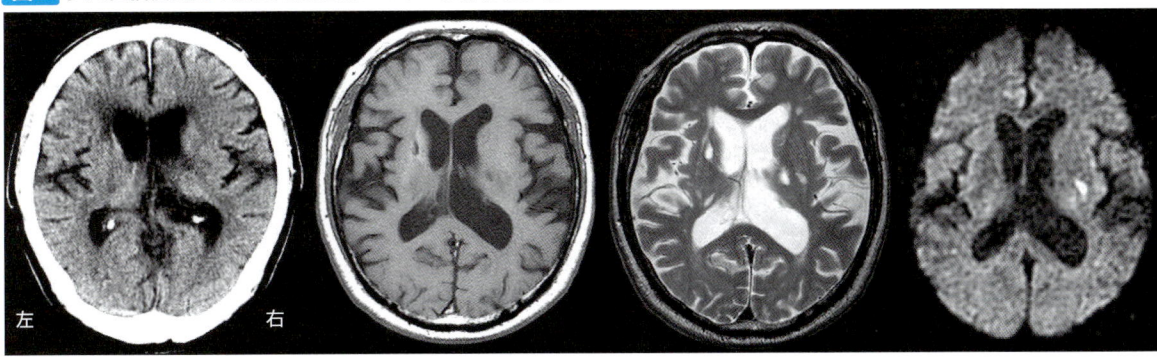

　a. X-ray CT　　　b. MR T1WI　　　c. MR T2WI　　　d. MR DWI

病前から頭部CTで多発性ラクナ梗塞を指摘されていた68歳男性で，X線CT，T2強調画像（T1WI），T2強調画像（T2WI）では，両側の基底核領域や深部白質に小梗塞が散在し，今回の右片麻痺の責任病巣を同定することは困難であったが，拡散強調画像（DWI）では，左内包後脚から放線冠にかけて小さな高信号域が検出され，数日以内に起こった脳梗塞であることを示しており，今回の右片麻痺の責任病巣と見なすことができた。

図3 クロイツフェルト・ヤコブ病の病初期における拡散強調画像

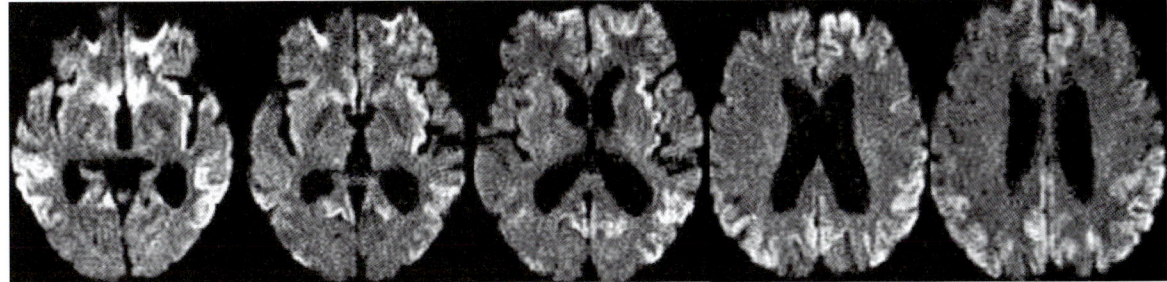

多発性病巣のなかから最近起こった虚血性病変を検出する場合にも，DWIはきわめて有用な診断方法である。さらにクロイツフェルト・ヤコブ病の病初期の皮質損傷を高信号病変として捉えることができる。

Column　MRIの利点・欠点

　画像が鮮明なT1強調画像には解剖学的情報が多く、脳回や脳溝の同定に有用である。これに対して画像の鮮明さではT1強調画像にやや劣るものの、T2強調画像には脳組織の病的な変化を捉えるのに有用で、多発性硬化症や一酸化炭素中毒など大脳白質の病的変化や、後頭蓋窩や脳幹の小さな梗塞巣などはX線CTでは描出されず、T1強調画像にて初めて捉えられることもある。しかしながら、MRIはX線CTと比較して検査に要する時間が長く、被検者は長時間の無動状態を強いられるほか、石灰化病変の検出能力が低い、所見に組織特異性が少ないなどの欠点もある。

　たとえば、脳梗塞や脱髄疾患の診断はMRIがはるかに優れているが、脳出血や石灰化を伴う髄膜腫の診断にはX線CTのほうが有用なことがある。SE法では、血管の中の速い血流は装置が信号を捉える前に流れ去ってしまうため無信号域となって現れる。この信号の変化を逆に利用して血管のみを再構成し画像化したものが後述するMRAである。空間分解能では従来の脳血管撮影には及ばないが、非侵襲的に比較的短時間に血管の性状を把握することが可能な点はMRAの大きな利点である。

　EPI法の導入により、水プロトンのブラウン運動を検出する拡散強調画像（DWI）は、これまで画像化が困難であった脳虚血急性期の細胞毒性浮腫を検出することが可能となった。脳梗塞急性期のDWIは、みかけの拡散係数（ADC）の低下を反映して、高信号として捉えることができる。脳梗塞超急性期の画像診断において、DWIは鋭敏に新鮮病巣を検出し、しかも撮像時間が比較的短いことも大きな利点である。

T2*強調画像

　T2は画像を構成する組織の「自然の」あるいは「真のT2」であるのに対して、T2*は観察上のT2と見なされており、組織あるいは組織内に存在する他の物質によって生じる磁場の歪みによって磁場の不均一が生まれる。この原理を応用したT2*強調画像は、脳組織内に残存するヘモジデリン（鉄）を低信号域として描出することから、脳出血特に陳旧性脳出血の診断に有用な方法である（図4）。

図4　陳旧性脳出血のT2*強調画像

a. T2WI

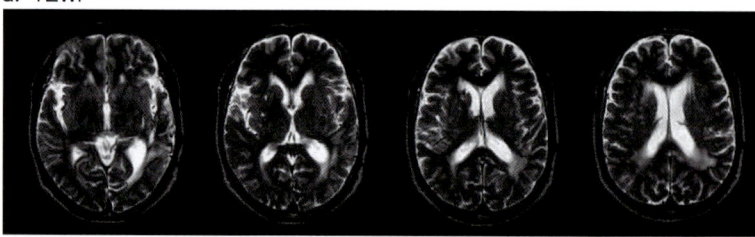

b. T2*WI

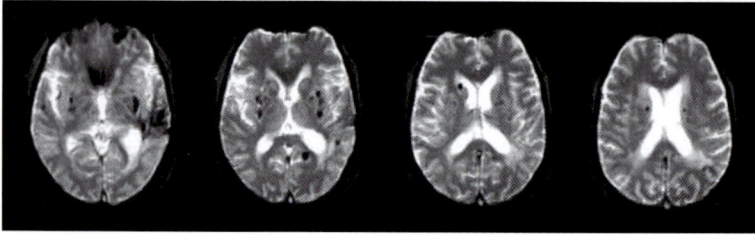

左側頭葉の皮質下出血により軽症の感覚失語を呈した62歳男性におけるT2WIでは左上側頭回皮質下と左被殻にスリット状の高信号域があり、両側の基底核領域に小さな高信号域が散在し、多発性ラクナ梗塞のような像を呈している。ところが、T2*強調画像では、左上側頭回皮質・皮質下に低信号域があり、さらに左側脳室三角部近傍と左被殻にスリット状の低信号域が観察される。

上のスライスでは両側の基底核部や左後頭葉、両側の放線冠に小さな円形の低信号域が多数認められる。こうした低信号病巣は、ヘモジデリンの沈着を伴う病巣で、陳旧性の脳出血であることを示唆している。すなわち、T2WIでは、恰も多発性ラクナ梗塞のようにみられたが、その小病変の多くは小さな脳出血であった。T2WIとT1WIの組み合わせのみでは、鑑別困難な陳旧性の小さな出血性病変の検出にはT2*画像がきわめて有用である。

3. MRIの原理と読影のチェックポイント

MRA

SE法では，血管の中の速い血流は装置が信号を捉える前に流れ去ってしまうため無信号域となって現れる。この信号の変化を逆に利用して血管のみを再構成し画像化したものがMRAである（図5）。

- MRA　magnetic resonance angiography
- 無信号域　flow void
- 拡散異方性　diffusion anisotropy
- DTI　diffusion tensor imaging
  白質線維の走行を追跡することから白質線維追跡（fiber tracking），あるいは神経路を解析することからtractographyともよばれる。

拡散テンソル画像法（DTI）

水分子の拡散能が制限された状態は拡散異方性とよばれる。脳内で軸索はグリア細胞や支持組織によりミエリン鞘を形成しているため，神経線維に沿う長軸方向には水の拡散能が保たれ，線維に直交する短軸方向には水拡散が大きく制限される。多方向のMR信号のDWIを撮像することで，拡散異方性の評価から白質神経線維の走行を解析することができる。実際にはテンソル解析を応用して解析することから，拡散テンソル画像法（DTI）とよばれる。

fMRI

MRIは，形態学的画像診断のみならず，血流や代謝に関連するパラメータなど機能的画像診断まで幅広く臨床応用されており，機能画像は機能的MRI（fMRI）とよばれる。

- fMRI　functional MRI

図5 MR angiography：内頸動脈狭窄病変

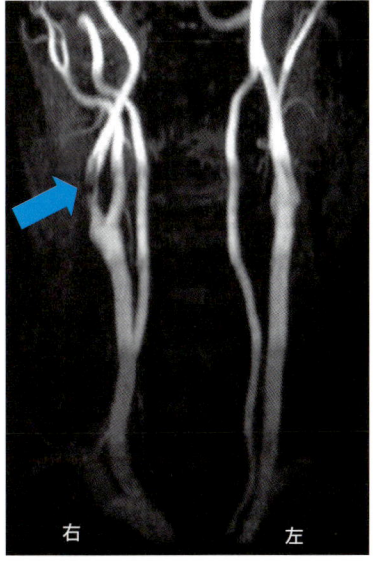

空間分解能では従来の脳血管撮影には及ばないが，非侵襲的に比較的短時間に血管の性状を把握することが可能な点はMRAの大きな利点である。

- 位置合わせ　realignment
- 正規化　normalization
- 平滑化　smoothing
- 立体画素　voxel

> **Column　BOLD**
>
> 　fMRIに用いられるBOLDは，神経細胞の活動に伴う脳血流の局所的な増加によって生じる酸化ヘモグロビン（oxy-Hb）と還元ヘモグロビン（deoxy-Hb）の存在比率の変化を信号強度の変化として検出する方法で，1990年に当時米国のベル研究所に在籍した小川誠二によって最初に報告された。
>
> 　BOLD法は機能的MRIによる脳賦活研究の基礎原理となっている。安静状態の脳では，oxy-Hbとdeoxy-Hbの比率は一定であるが，賦活時には酸素消費が増加するためにdeoxy-Hbも増加するが，局所の脳血流量も大幅に増加するために，結果的に賦活部においてはdeoxy-Hbの相対的な減少が生じて，組織の横緩和時間が延長し信号上昇をもたらすことで画像として捉えることができる。多くの先行研究から，BOLD信号の増強が，局所血流の増加や神経活動の亢進を反映することが明らかにされている。また直接比較から，fMRIによる脳賦活部位とPETによる血流やエネルギー代謝の変化とがよく一致している。
>
> 　しかしながら，BOLD信号は，脳血流の変動を相対的に評価するもので，PETのように脳血流量の絶対値を評価することはできない。またBOLD効果は，局所賦活部よりもむしろ静脈側で顕著に現れることも指摘されている。高磁場のMR撮像装置を用いると，磁化率効果が大きくなるために，BOLD効果を高感度で検出することが可能となる。fMRIによる脳賦活実験では，BOLD信号を比較する際に，位置合わせ，正規化，平滑化などの前処理を行ったうえで，二つの条件における複数のEPI画像上の対応する立体画素同士を統計学的に比較して，相対的信号強度の有意差検定を行う。

総論 4 脳血流SPECTの原理と読影のチェックポイント

SPECTとは

γ（ガンマ）線を放出する放射線同位元素で標識した物質を投与し，体内から放出される放射線（γ線）を計測し，多方向からの投影データをもとにX線CTの技術を応用して二次元断層画像を得る方法をSPECTという。

PETに比べると，画像の分解能・定量性ともに劣るが，市販のγ線放出核種を利用することから検査は遥かに簡便で，しかもコストも低い。

- SPECT　single photon emission CT
- 1個の光子　single photon

SPECTによる脳循環測定法

SPECTによる脳循環測定法には，表1に示すような方法がある。

表1 SPECTによる脳循環測定法

標識薬剤	分類	測定項目	投与方法
^{133}Xe	拡散型トレーサ	血液量	吸入
^{123}I-IMP	蓄積型トレーサ		静注
^{99m}Tc-HM-PAO	蓄積型トレーサ	血流量	静注
^{99m}Tc-ECD	蓄積型トレーサ		静注
^{123}I-IMZ	受容体リガンド	ベンゾジアゼピン受容体分布	静注
DaTSCAN ^{123}I-Ioflupane	トランスポータ	節前性ドパミン取り込み	静注

Column 脳血流SPECTとPETの違い

通常のγ線放出核種は1回の崩壊で1個の光子（single photon）を放出することから，single photon emission CTとよばれる。ここで放出された光子（γ線）を被検者の周囲に配置した検出器でコリメータを通して計測するが，体内におけるγ線の減衰の補正（吸収補正）や散乱線の補正などが必要となる。

なおPETでは，transmission scanによって正確な吸収補正を行い，同時計測回路で特定の光子のみを計測する。

^{133}Xeクリアランス法

^{133}Xeクリアランス法は，画像の解像力は劣るが脳血流量の絶対値を得ることができる。^{133}Xeは拡散型トレーサとよばれ，静注または吸入により投与し，血流によって脳に運ばれ脳組織に分配され，洗い出される。このときの洗い出される（クリアランス）速度から脳血流量を計算する。したがって，30秒程度の短時間に測定することが可能である。

^{123}I-IMPと^{99m}Tc-HM PAOを用いたSPECT

解像力が良好で，基本的には脳血流量の相対値を測定する^{123}I-IMPと^{99m}Tc-HM PAOを用いたSPECTは，脳循環の画像診断法として普及している。

Column 脳血流SPECTの原理

^{123}I-IMP，^{99m}Tc-HM PAO，^{99m}Tc-ECDは初回循環で組織に取り込まれ長期に滞留する性質があり，肺シンチグラフィなどで用いられる微小塞栓に類似していることから化学的微小塞栓（chemical microsphere）型のトレーサとよばれている。

静脈内に投与された^{123}I-IMPは初回循環時に血流分布にしたがって脳組織に取り込まれ，組織内の濃度は投与後30分にはピークに達しその後長時間にわたって脳組織内に留まる。しかし，^{123}I-IMPは投与後1時間以内の画像（early image）所見と，3～4時間後の画像（delayed image）所見が異なることが明らかにされている。すなわちearly imageで低集積であったところがdelayed imageで健常部位と同程度の集積に変化することがあり，再分布（redistribution）とよばれている。

こうした部位では^{123}I-IMPの流入と洗い出しの両方が遅延しており，正常組織よりも遅れて濃度がピークに達するためと解釈されている。臨床的には再分布の見られる部位が機能回復の可能性（viability）を有すると考えられている。また，併せて動脈採血により動脈中のRI濃度を測定することによって脳血流量の絶対値を算出する方法も検討されている。

SPECT所見

健常像

図1に健常成人のSPECT所見を示す。上段は，42歳右利き男性の^{123}I-IMP画像，下段は79歳女性の^{99m}Tc-ECD画像である。

図1 健常成人の脳血流SPECT所見

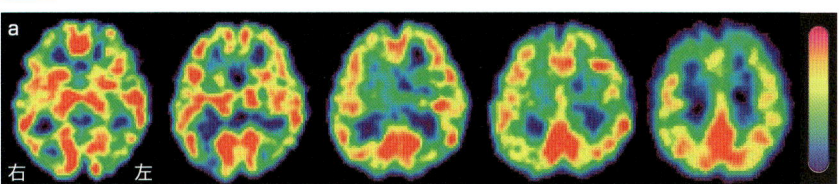
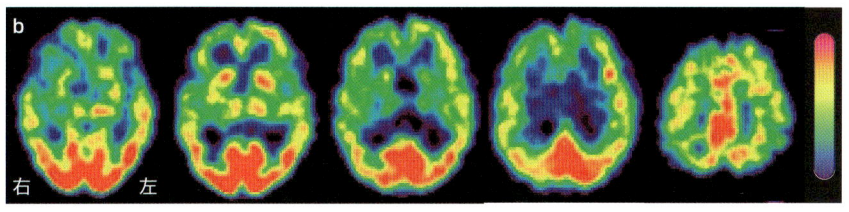

a．42歳右利き男性の^{123}I-IMP画像
b．79歳女性の^{99m}Tc-ECD画像
aと比較してbの画像は，前頭部の血流が相対的にやや低い印象があるが，局所的な低灌流や明らかな左右差は認められない。

疾患例

図2は，脳梗塞急性期の血栓溶解療法前後の脳血流SPECT所見である。

図3はアルツハイマー病の典型的な脳血流SPECT所見である。さらに健常人の画像データベースと三次元画像統計解析を行うと，低灌流を客観的に捉えることができる（図4）。

図2 脳梗塞急性期における血栓溶解療法前後の99mTc-HM PAO画像

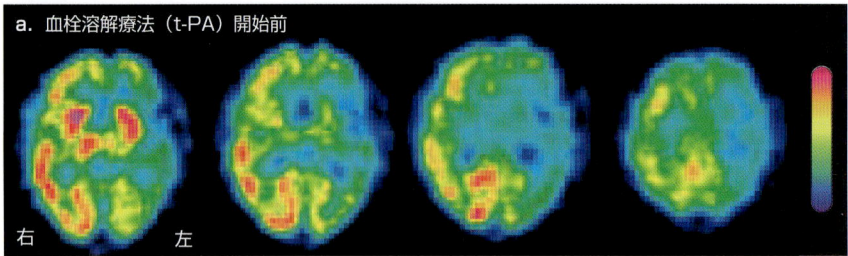

a. 血栓溶解療法（t-PA）開始前

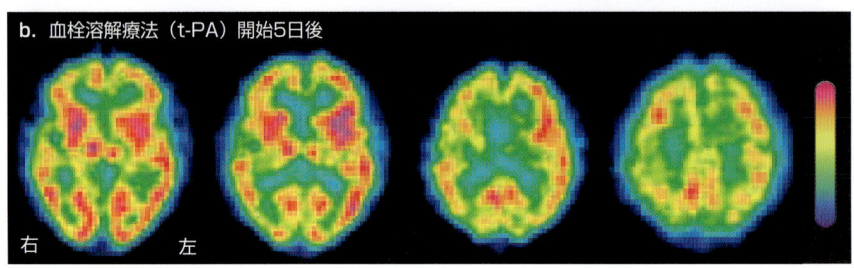

b. 血栓溶解療法（t-PA）開始5日後

血栓溶解療法開始前（a）には，左中大脳動脈領域に広範な虚血病変が観察されるが，血栓溶解療法から5日後（b）には左前頭葉の脳血流が回復している。

図3 アルツハイマー病患者における99mTc-ECD SPECT所見

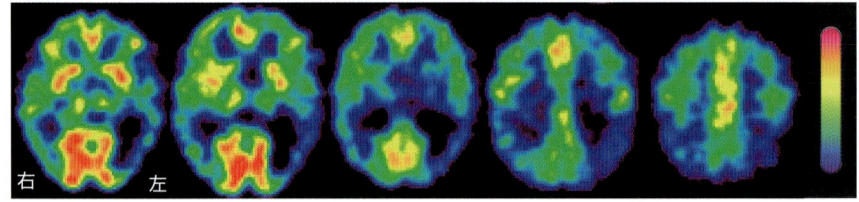

両側の側頭・頭頂葉の低灌流が認められる。

図4 アルツハイマー病患者における99mTc-ECD SPECTの三次元画像統計解析画像

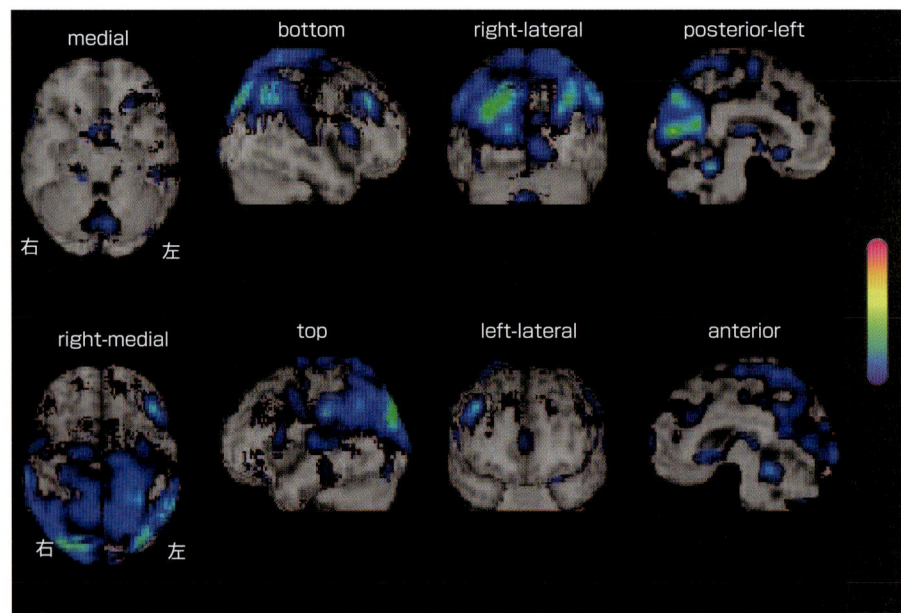

両側の側頭・頭頂葉背外側の低灌流に加えて，両側の楔前部や後部帯状回の低灌流を客観的に捉えることができる。

5 PETの原理と読影のチェックポイント

総論

PET

PETは，ヒトの脳循環代謝量や神経伝達・受容体機能を測定することができる。

PETの撮像原理

PETによる脳循環代謝量の測定には，^{11}C（半減期：20分），^{15}O（2分），^{13}N（10分），^{18}F（110分）などの陽電子放出核種で標識された化合物を診断用放射性薬剤として用いる。

PETに用いられる核種の投与量は，重量に換算するとごく微量であり，しかも半減期がきわめて短いために，被検者に対する被ばく量も少なく，繰り返して測定することも可能になる。

- PET　positron emission tomography
- 陽電子　positron
- 診断用放射性薬剤　radiotracer
- 電子　electron
- 消滅光子　annihilation photon

図1　PETにおける撮像手順

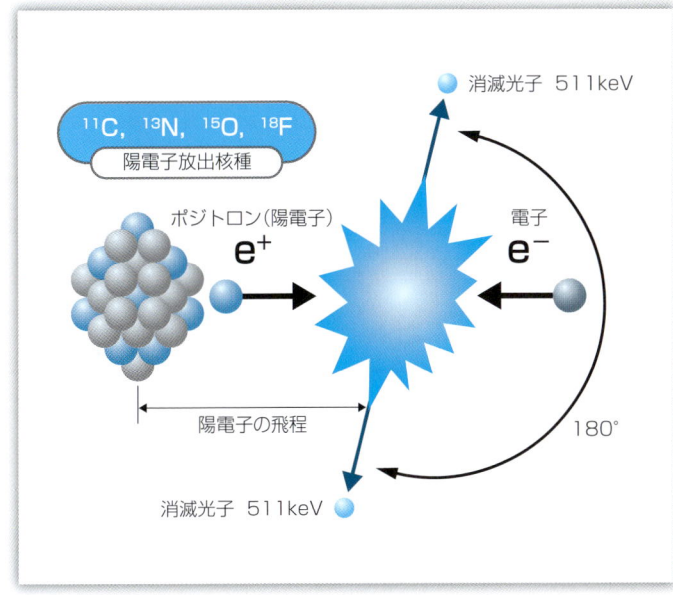

Column　PETにおける撮像手順

陽電子放出核種は，半減期がきわめて短いために，多くの場合，施設内の医療用小型サイクロトロンで核種を製造して，診断用放射性薬剤を合成し体内に投与する（図1）。

核種から放出された陽電子は，生体内ではわずか数mmの飛程（positron rangeとよばれる）で近傍に存在する電子と衝突・結合し消滅し，電子の静止質量に等しい消滅光子すなわちγ線2本を互いに180°の方向に放出する（図2）。

23

図2 PETの撮像原理

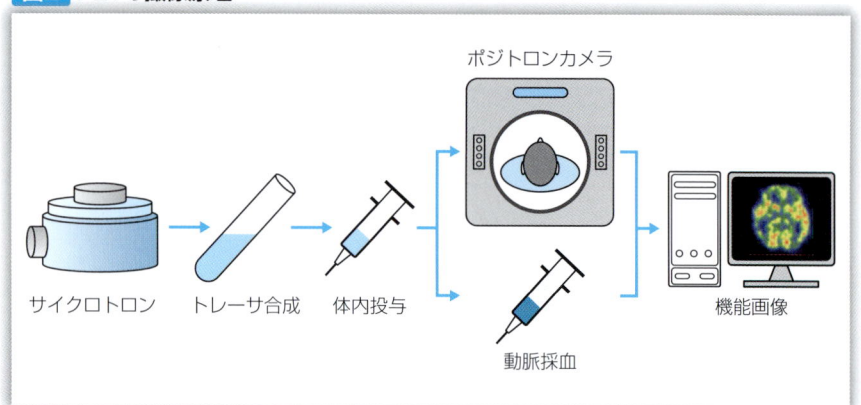

- 外部線源　external transmission source
- 透過スキャン　transmission scan
- 体外測定　emission scan
- 同時計数回路　coincidence circuit

Column　PETにおける透過スキャンと同時計数回路

　PETでは外部線源を用いて透過スキャンを行って被検体の吸収係数をあらかじめ測定することによって，正確な吸収補正を行うことができる（図3）。
　体内に投与された放射性薬剤からのγ線をポジトロンカメラにより体外測定するときに，同時計数回路を用いて，対向する感知器で同時に検出したγ線のみを解析することで，γ線の吸収はその放出された位置によらず一定の値をとので定量性に優れた画像データを得ることができる。

図3 PETにおける透過スキャンと同時計数回路

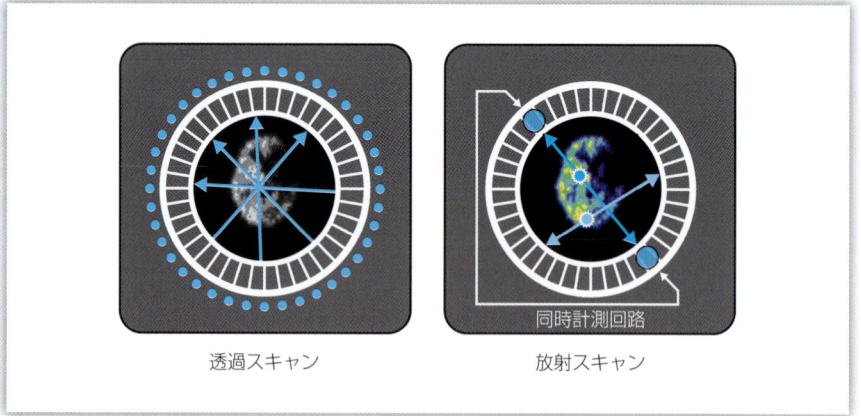

透過スキャン　　　　　　放射スキャン

- 脳血流量　cerebral blood flow；CBF

Column　脳血流量の測定

　脳血流量の測定は，^{15}Oで標識した水すなわち酸素標識水（$H_2{}^{15}O$）をボーラス静注すると，心臓を経由して脳に到達し，瞬時に拡散することから，アイソトープ濃度を測定し脳血流量を求めることができる。

Column 脳酸素消費量の測定

脳酸素消費量の測定は，^{15}Oで標識した酸素（^{15}O$_2$）ガスを持続吸入すると，肺でヘモグロビンと結合して脳に運ばれ，脳ではヘモグロビンから解離して脳組織に取り込まれ，ヘモグロビンに結合した残りの酸素（^{15}O$_2$）はそのまま再循環する。こうした平衡状態で脳組織に取り込まれる酸素（^{15}O$_2$）の割合（酸素摂取率）を求め，さらに脳血流量，脳血液量，動脈中の酸素含量から脳酸素消費量を算出する。脳酸素消費量は，主に好気的糖代謝，すなわちクエン酸回路を中核とするエネルギー代謝を反映する。

- 脳酸素消費量　cerebral metabolic rate of oxygen；CMRO$_2$
- 酸素摂取率　oxygen extraction fraction；OEF
- 脳血液量　cerebral blood volume；CBV

Column 脳グルコース消費量の測定

脳グルコース消費量の測定は，デオキシグルコースは，脳組織に取り込まれてリン酸化は受けるものの，それ以上は代謝されず，脳組織内に留まるために，^{18}Fで標識したデオキシグルコース（FDG）を静脈内投与して，その脳内のアイソトープ濃度を測定することにより，脳グルコース消費量を求めることができる。脳グルコース消費量は，主に嫌気的解糖系エネルギー代謝を反映する。

最近ではFDGが，がんなどの糖代謝の盛んな組織に取り込まれることを利用して，PETの全身スキャンによるがんの早期診断が盛んに行われている。

- 脳グルコース消費量　cerebral metabolic rate of glucose；CMRGlc

脳血流量と脳酸素消費量の関係

脳血流量と脳エネルギー代謝すなわち脳酸素消費量は密接な関係にあり，健常な状態では平行（比例）しているが，病的な状態ではこのバランスが崩れ，脳梗塞では，両者の関係は時間経過に伴って変化する（図4）。

脳梗塞超急性期

脳梗塞超急性期には，血管閉塞により脳血流量が低下しても，好気的解糖系のエネルギー代謝が相対的に保たれている状態，すなわち貧困灌流症候群が出現する。この状態では，酸素摂取率が上昇することで，脳血流量と脳酸素消費量の均衡が維持されている。

亜急性期

亜急性期には，閉塞血管の再開通，血管透過性の亢進，血管新生，組織修復などにより局所の脳血流量が増加して，脳酸素消費量に対して相対的に過剰な状態となり，贅沢灌流症候群とよばれる。この時期の脳血流量の上昇は，脳機

- 貧困灌流症候群　misery perfusion syndrome
- 贅沢灌流症候群　luxury perfusion syndrome

能の回復を反映するわけではない。そして，慢性期には脳血流量と脳酸素消費量は並行して低下した状態を呈する。

図4 脳梗塞症例における貧困灌流症候群と贅沢灌流症候群

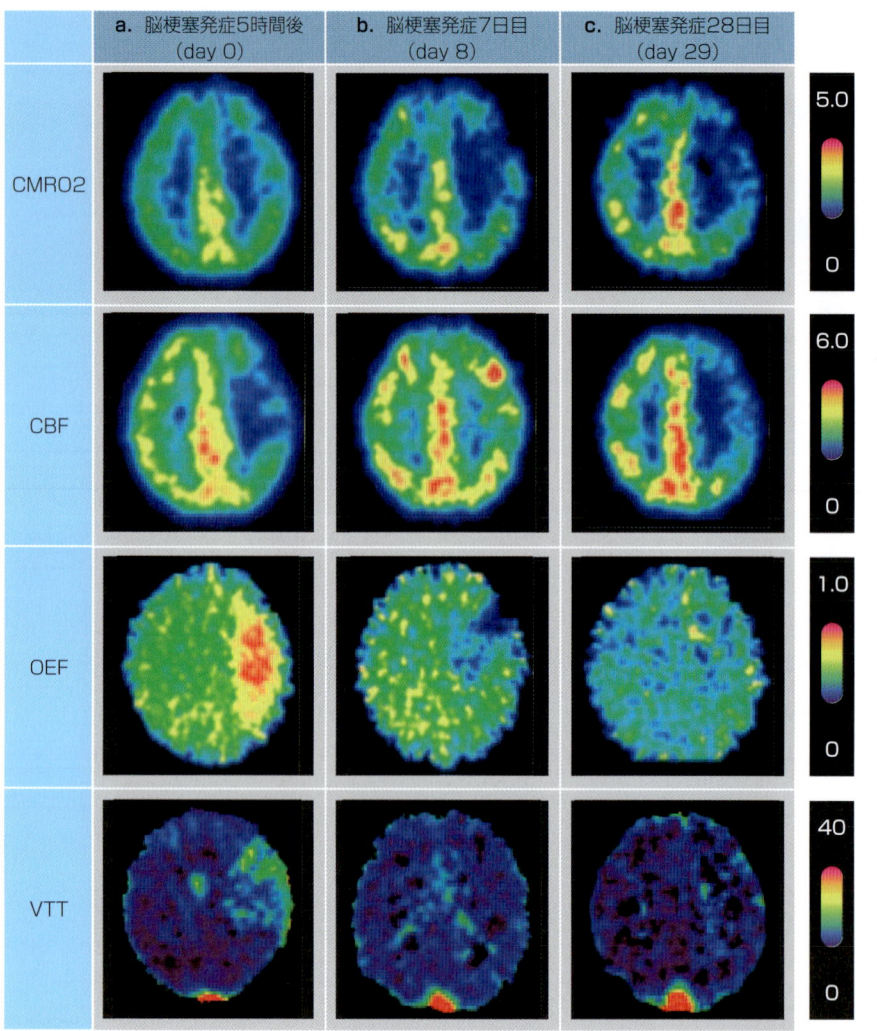

左中大脳動脈分枝閉塞により失語症と右不全片麻痺を呈した脳梗塞症例のPET所見の経時的変化である。脳梗塞超急性期（a）には，脳血流量が低下しても，酸素摂取率が上昇して脳酸素消費量が相対的に保たれている貧困灌流症候群が出現する（左）。亜急性期（b）には，閉塞血管の再開通などにより局所の脳血流量が増加して，脳酸素消費量に対して相対的に過剰な贅沢灌流症候群が出現する（右）。

a：超急性期には，酸素摂取率は左前頭葉で局所的に著明に増加し，脳血流量の低下に対して脳酸素消費量が相対的に保たれた状態にあり，貧困灌流症候群を呈する。
b：亜急性期には，脳酸素消費量の低下に対して脳血流量は局所的に増加し，酸素摂取率は低下して贅沢灌流症候群を示す。
c：慢性期には，脳血流量と脳酸素消費量はともに低下し，酸素摂取率に局所的な変化は見られない。

- ダイアスキシス　diaschisis
- 遠隔効果　remote effect
- 梗塞巣　infarct
- 大脳皮質　ipsilateral cortex
- 対側半球の大脳皮質　contralateral cortex
- 同側視床　ipsilateral thalamus
- 脳幹　pons
- 対側小脳半球　contralateral cecorterebellar hemisphere

Column　ダイアスキシス

脳梗塞などの主病巣から離れた脳部位においても脳循環代謝量が有意に低下することをダイアスキシスあるいは遠隔効果とよぶ。ダイアスキシスは，連絡線維の障害に基づく神経細胞への興奮性のインパルスの減少が主な機序と考えられている。

対側小脳半球の脳循環代謝量の低下をcrossed cerebellar diaschisis（CCD）とよぶ。ダイアスキシスは，連絡線維の障害に基づく神経細胞への興奮性のインパルスの減少が主な機序と考えられ，梗塞巣周囲の大脳皮質，対側半球の大脳皮質，同側視床，脳幹，対側小脳半球で脳血流の低下が見られる。

1 頭部 脳・脳血管の解剖学

脳の解剖学

脳の解剖学的名称は，複数言語が入り混じり，さらに分類法もさまざまな知見に基づいて行われることから，かなり煩雑である（コラム参照）。

中枢神経系（CNS）とは脳と脊髄をさし，対して末梢神経系（PNS）とは脳神経，脊髄神経，自律神経系をさす。

神経細胞の構造

神経の構成単位は神経細胞，すなわちニューロンとよばれ，神経系の興奮伝導の基本的構成要素である。神経細胞は，細胞体，樹状突起，軸索で構成される（図1）。

- 中枢神経系　central nervous system；CNS
- 脳　brain
- 脊髄　spinal cord
- 末梢神経系　peripheral nervous system；PNS
- 脳神経　cranial nerves
- 脊髄神経　spinal nerves
- 自律神経系　autonomic nervous system

- 神経細胞　neuron
- 細胞体　cell body / soma
- 樹状突起　dendrite
- 軸索　axon
- 尖端樹状突起　apical dendrite
- 基底樹状突起　basal dendrite
- ミエリン鞘　myelin sheath

Column　脳の解剖学的名称

脳の解剖学的名称は，英語，ラテン語，ギリシャ語，ドイツ語が入り混じり，さらに分類法は単に位置関係のみによらず，発生学，細胞構築学，線維連絡などさまざまな知見に基づいて行われることから，かなり煩雑で，教科書的な記載でもしばしば用語の統一性が損なわれている。

たとえば，脳は，英語では「brain」，ドイツ語では「Hirn」，ギリシャ語では「encephalon」，ラテン語では「cerebro」とよばれる。臨床のさまざまな場面でこうした用語が交錯して登場する。

図1　神経細胞の構造

軸索の長さは，長いものでは1mを超える。
細胞体の尖った部分から延びる樹状突起は，尖端樹状突起とよばれ，大脳皮質に長い枝を広げる。
細胞体の裾野の部分から延びる樹状突起は基底樹状突起とよばれ，主として周囲の他の神経細胞とのネットワークを構成する。
細胞体の反対側から軸索が延び，大脳ではこれはミエリン鞘を纏い，白質を通って他のニューロンと神経パルスを伝達する。
樹状突起には隙間なく棘が存在し，他のニューロンとシナプス結合を構成する。

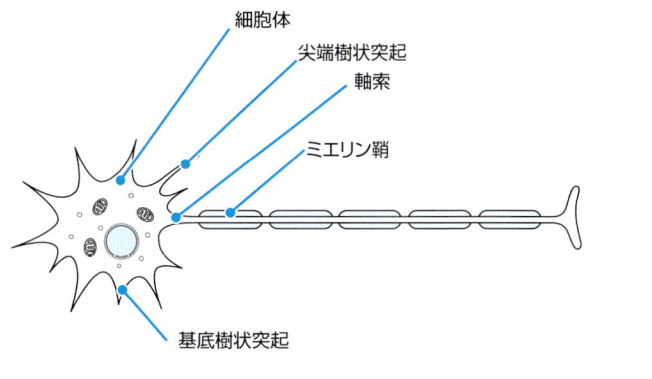

頭部の構造

頭部は図2のように多くの衝撃緩衝材のような構造になっており，脳を外界の衝撃（外傷）から守っている。

脳の髄膜

脳の表面は，外側から①硬膜，②くも膜，③軟膜の3層の髄膜で覆われている。

硬膜は，頭蓋骨の内面に付着した硬い膜で，頭蓋内構造を区分する隔壁のような役目を果たしている。脳表の血管はくも膜に分布し，軟膜を貫いて大脳皮質に血液を供給する。

くも膜と軟膜の間隙は脳脊髄液で満たされており，くも膜下腔とよばれ，くも膜下腔のなかでも脳底部や脳幹周囲などで拡張した部分は脳槽とよばれる。

- 硬膜　dura mater
- くも膜　arachnoid mater
- 軟膜　pia mater
- くも膜下腔　subarachnoid space
- 脳槽　cistern

- 頭皮　skin
- 皮下脂肪　fat
- 頭蓋骨　skull
- 髄膜　meninges
- 脳　brain

図2 頭部の構造：頭皮，皮下組織・皮下脂肪，頭蓋骨，髄膜，脳

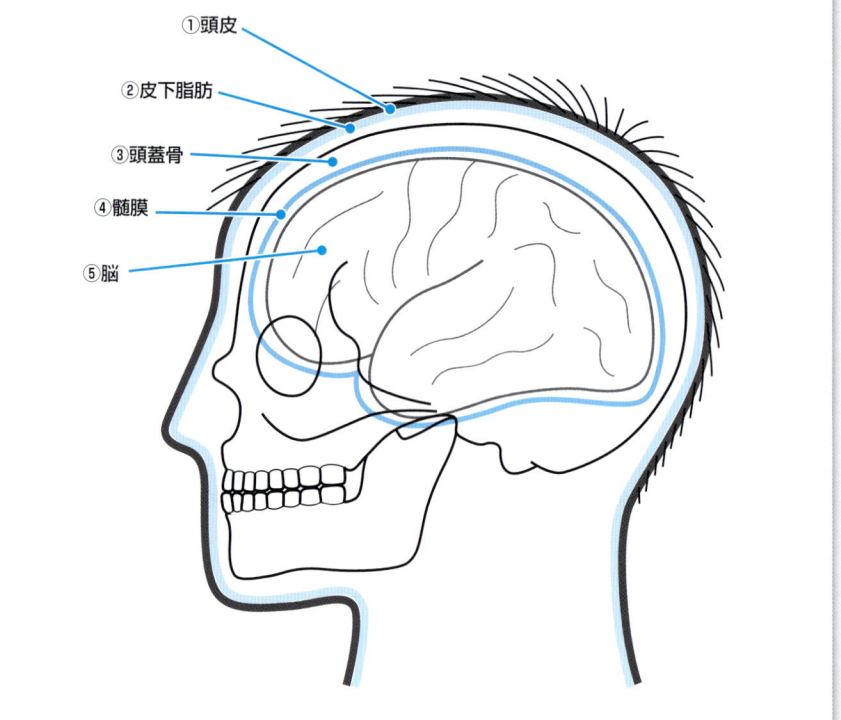

頭部の構造は，外側から①頭皮，②皮下組織・皮下脂肪，③頭蓋骨，④髄膜，⑤脳の順に存在し，多くの衝撃緩衝材のような構造によって脳は外界からの衝撃（外傷）から守られている。

脳の構造：大脳

脳は，最も基本的な分類では，大脳，小脳，脳幹の3つの構造からなる（図3）。さらに大脳は，大脳半球と間脳から構成される。

大脳半球

大脳半球は，大脳皮質，白質と基底核から構成され，大脳皮質は終脳とほぼ同義語で，左右一対の半球から構成される（表1）。大脳皮質は，前頭葉，側頭葉，頭頂葉，後頭葉の4つの葉に分けられる（図4）。

左右の大脳半球は，脳梁で繋がっている。また，大脳皮質は，大脳全体を包み込むような構造をしていることから，大脳皮質とその直下の白質を含めて，外套ともよばれることがある。

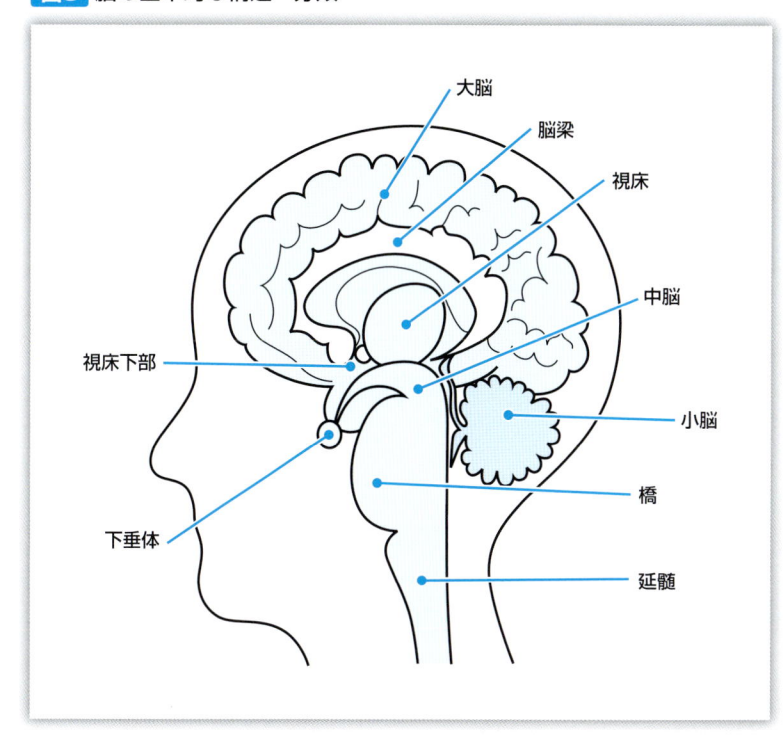

- 大脳　cerebrum
- 小脳　cerebellum
- 脳幹　brainstem
- 大脳半球　cerebral hemisphere
- 間脳　diencephalon
- 大脳皮質　cerebral cortex
- 白質　white matter
- 基底核　basal ganglia
- 終脳　telencephalon
- 半球　hemisiphere
- 前頭葉　frontal lobe
- 側頭葉　temporal lobe
- 頭頂葉　parietal lobe
- 後頭葉　occipital lobe
- 葉　lobe
- 脳梁　corpus callusum
- 外套　pallium

図3 脳の基本的な構造・分類

表1 脳の解剖学的区分と分類

大脳 cerebrum	前脳 prosencephalon	終脳 telencephalon (cerebralcortex)	前頭葉 frontal lobe	
			側頭葉 temporal lobe	
			頭頂葉 parietal lobe	
			後頭葉 occipital lobe	
		基底核 basal ganglia	線条体 corpus striatum	被殻 putamen
				レンズ核 lentiform nucleus
			淡蒼球 globus pallidum	
			尾状核 caudal nucleus	
			側坐核 nucleus accumbens	
		辺縁系 limbic system	乳頭体 mammillary body	
			扁桃体 amygdale	
			海馬 hipoccampus	
		間脳 diencephalon	視床 thalamus	
			視床下部 hypothalamus	
			松果体 pineal body	
脳幹 brainstem	中脳 midbrain	中脳 mesencephalon	黒質 substantia nigra	
	菱脳 rhombencephalon	後脳 metencephalon	大脳脚 peduncles	
			橋 pons	
小脳 cerebellum			小脳 cerebellum	
脳幹 brainstem		髄脳 myelencephalon	延髄 medulla oblongata	
脊髄 spinal cord	脊髄 spinal cord			

図4 4つの脳葉：前頭葉，側頭葉，頭頂葉，後頭葉

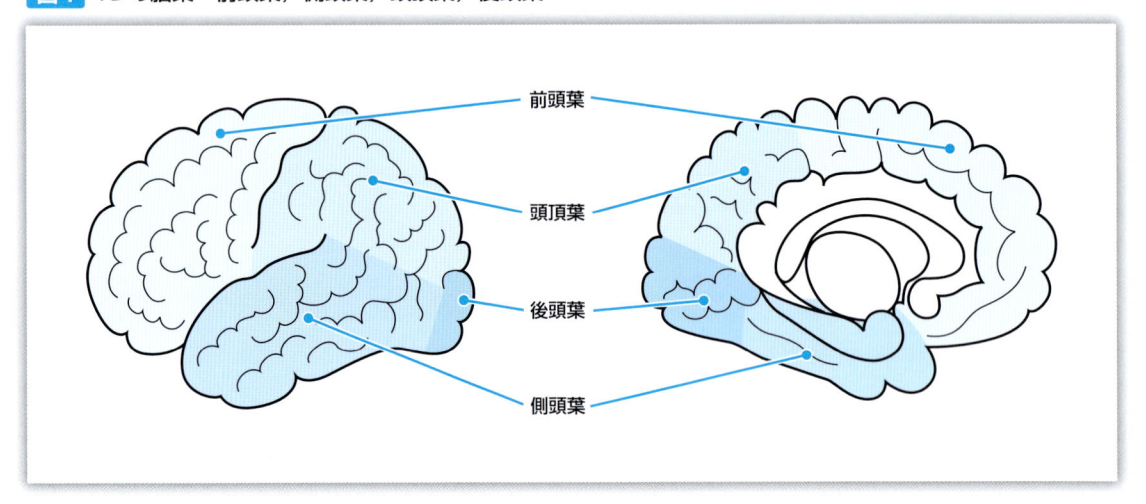

1. 脳・脳血管の解剖学

脳回と脳溝

発生学的な見地から，大脳皮質は，原始皮質，旧皮質，新皮質に分類される。原始皮質には嗅脳が含まれ，旧皮質には海馬や扁桃体などの大脳辺縁系が含まれ，新皮質には大脳皮質背外側の90%以上の部分が含まれる。

新皮質は複雑な折り畳み構造を有する。折り畳み構造のうち，外側に突出した部分を脳回，内側に凹んだ溝の部分を脳溝とよぶ（図5）。大きな脳回や脳溝を目安にして，前頭葉，頭頂葉，側頭葉，後頭葉の4つの脳葉を区分する。

島と弁蓋部の構造

前頭葉は，中心溝あるいはローランド溝とよばれる脳溝により頭頂葉から，外側溝あるいはシルビウス溝とよばれる脳溝により側頭葉から区分される。中心溝から後方で外側溝から上の部分には頭頂葉で，それより後方に後頭葉が位置する。外側溝より下方は側頭葉で，後方は後頭葉となる。

大脳の外側溝の奥には島とよばれる大脳皮質が隠れている。島の表面には前頭葉，頭頂葉，および側頭葉の部分が延長して，外側溝後枝の上下唇を形成し，島を被っており，弁蓋部とよぶ（図6）。

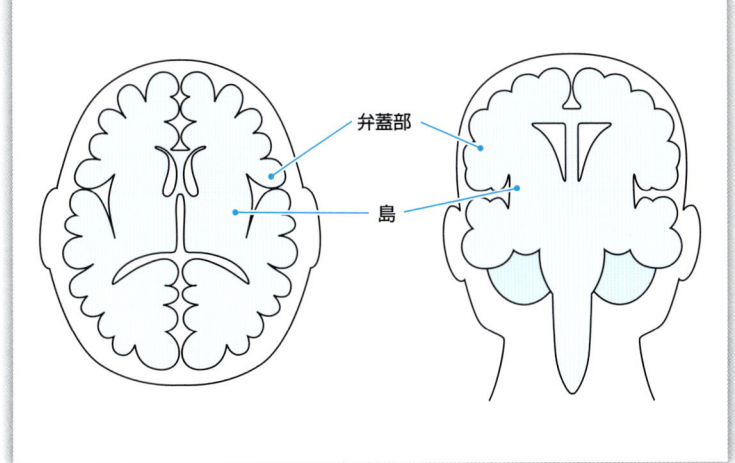

辺縁系を構成する脳部位

大脳皮質内側面の脳梁，間脳および第3脳室を囲む領域には，新皮質に属さない部分が存在し，新皮質を大脳皮質の中心に見立てたときにその辺縁部にあたることから，辺縁系あるいは辺縁皮質と総称される。

辺縁葉は，帯状皮質，脳梁膨大後皮質，海馬，海馬傍回，嗅内皮質，歯状回，鈎などから構成される（図7）。

- 原始皮質　archicortex
- 旧皮質　paleocortex
- 新皮質　neocortex

新皮質は哺乳類において特に発達している。

- 嗅脳　olfactory brain
- 海馬　hippocampus
- 扁桃体　amygdala
- 大脳辺縁系　limbic system
- 新皮質　neocortex
- 脳回　cerebral gyrus
- 脳溝　cerebral sulcus

- 中心溝　central sulcus
- ローランド溝　Rolandic fissure
- 外側溝　lateral sulcus
- シルビウス溝　Sylvian fissure
- 側頭葉　temporal lobe
- 中心溝　central sulcus
- 頭頂葉　parietal lobe
- 後頭葉　occipital lobe
- 島　insula
- 弁蓋部　operculum

- 辺縁系　limbic sysytem
- 辺縁皮質　limbic cortex
- 帯状皮質　cingulate cortex
- 脳梁膨大後皮質　retrosplenial cortex
- 海馬　hippocampus
- 海馬傍回　parahippocampal gyrus
- 嗅内皮質　entorhinal cortex
- 歯状回　dentate gyrus
- 鈎　uncus

図5　脳回と脳溝

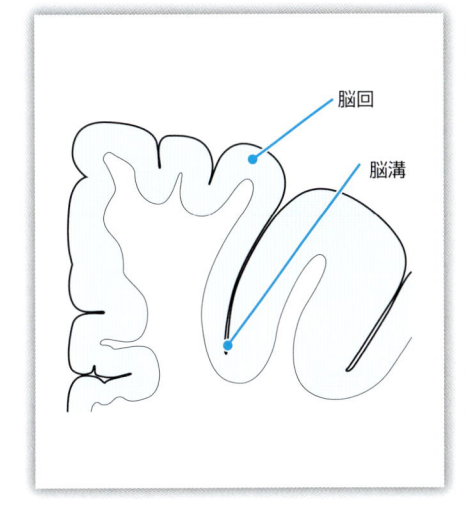

図6　島と弁蓋部の構造

図7 辺縁系を構成する脳部位

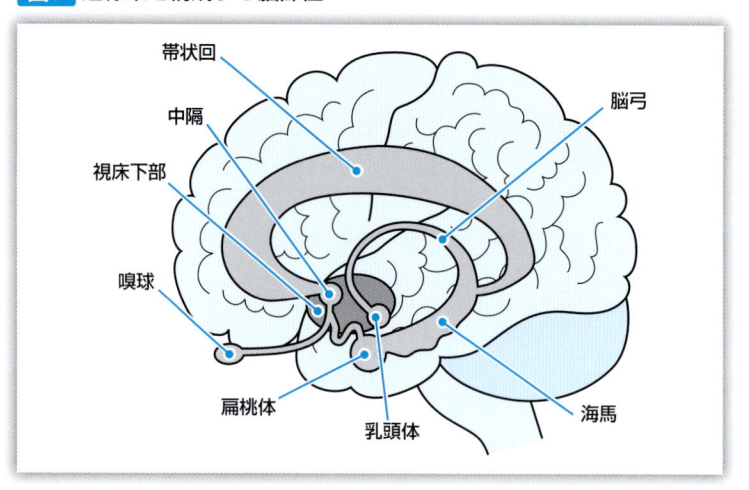

- 細胞構築　cytoarchitecture
- 皮質領野　cortical areas
- 運動野　motor area
- 運動前野　premotor area
- 補足運動野　supplementary motor area
- 前頭眼野　frontal eye field
- 運動性言語野　motor speech area
- 一次体性感覚野　primary somatosensory area
- 味覚野　taste area
- 一次視覚野　primary visual area
- 線条皮質　striate cortex
- 二次視覚野　secondary visual area
- 一次聴覚野　auditory area
- 感覚性言語野　sensory speech area

ブロードマンの脳地図

大脳皮質は，神経細胞体を染色するニッスル染色法を用いた細胞構築を基にさらに細分類される。ブロードマンが分類・作成した脳地図（図8）は現在でも使用されている（コラム参照）。

Column　ブロードマンの脳地図

Korbinian Brodmann（1868-1918）は細胞構築から大脳皮質を50以上の皮質領野に分類して，各々の領野に番号を割り振って，「脳の番地」を表示した脳地図を作成した。それぞれの皮質領野はさまざまな脳機能と対応していることが明らかになり，Brodmannの番地は現在でも使用されている。

たとえば，運動野は「4」，運動前野・補足運動野は「6」，前頭眼野は「8」，運動性言語野は，「44/45」，頭頂葉の一次体性感覚は「3/2/1」，味覚野は「43」，一次視覚野あるいは線条皮質は「17」，二次視覚野は「18」，一次聴覚野は「41/42」，感覚性言語野は「22」などとなっている（図8）。

図8 ブロードマンの脳地図

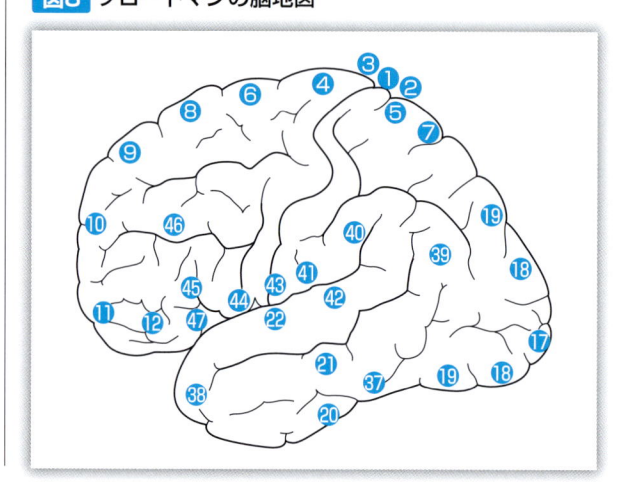

連合野の分類

一次運動野に対する運動前野，一次体性感覚野に対する体性感覚連合野，一次視覚野に対する視覚連合野，一次聴覚野に対する聴覚連合野は，単一のモダリティに対する連合野であることから「単モダリティ連合野」とよばれる。これに対して，前頭葉の前方連合野，頭頂葉・側頭葉の後方連合野，大脳辺縁系は複数のモダリティに関わる高次の連合野であることから「多モダリティ連合野」とよばれる（図9）。

図9 連合野の分類：単モダリティ連合野と多モダリティ連合野

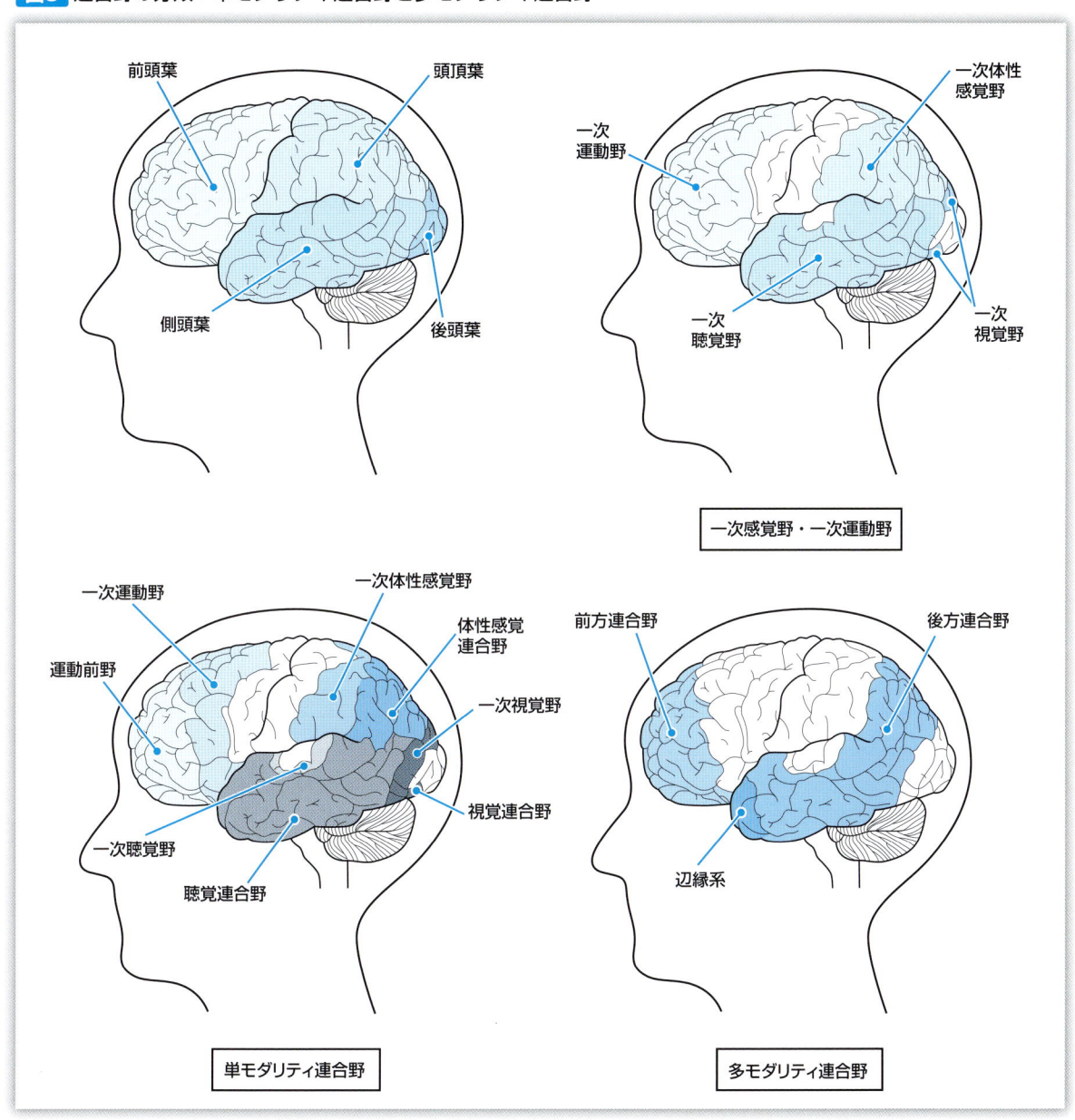

- 神経細胞　neuron
- 樹状突起　dendrite
- 軸索　axon
- 神経膠細胞　glia cell
- 髄鞘　myelin sheath
- 投射線維　projection fiber
- 交連線維　commissural fiber
- 連合線維　association fiber
- 求心線維　afferent fiber
- 遠心性線維　efferent fiber
- 放線冠　corona radiata
- 内包　internal capsule
- 下部錐体交叉　pyradidal decussation
- 皮質脊髄路　cortico-spinal tract
- 錐体路　pyramidal tract
- 錐体外路　extrapyramidal tract
- 視床皮質路　thalamo-corical tract
- 脊髄視床路　spino-thalamic tract

白質線維の分類

大脳半球や小脳では，灰白質が外側に，白質が内側に存在し，脊髄では逆に白質が外側に，灰白質が内側に存在する。基底核や脳幹では，白質と灰白質が混在する。

白質の神経線維はその走行様式から，投射線維，交連線維，連合線維に分類される（図10）。

Column　灰白質と白質

大脳皮質では，神経細胞，樹状突起，無髄の軸索，神経膠細胞の集合した部分が肉眼的に灰白色に見えることから灰白質とよばれる。これに対して神経線維が集合した部分は，髄鞘が白く見えるために白質とよばれる。大脳皮質と灰白質はしばしば同義語として用いられることがある。

図10 白質線維の分類：投射線維，交連線維，連合線維

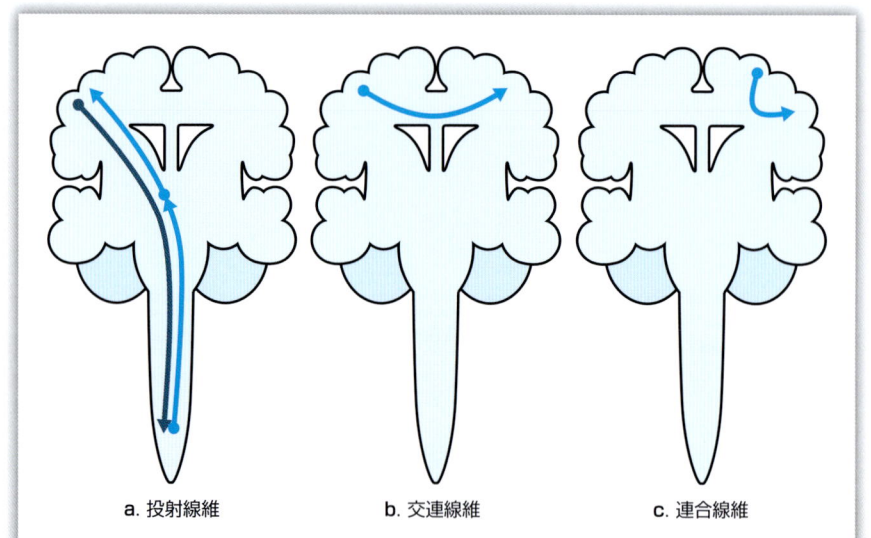

a. 投射線維　　b. 交連線維　　c. 連合線維

投射線維（**a**）には，大脳皮質にインパルスを伝達する求心線維と，大脳皮質からインパルスを伝達する遠心性線維の2種類がある。一次運動野の神経細胞は，放線冠，内包を形成し，脳幹の下部錐体交叉で左右交叉して，脊髄や脳神経の運動核に投射線維を送る。
皮質脊髄路などの遠心性の神経線維は随意運動のインパルスを伝達し，錐体路とよばれる。大脳から脊髄に向かって走行する錐体路以外の遠心性の投射線維は錐体外路とよばれる。錐体外路は大脳基底核や脳幹に集中し，不随意運動や筋緊張を制御する。一方，脊髄から大脳皮質に向かう求心性の神経線維には，視床皮質路，脊髄視床路などがあり，脊髄や脳神経からの感覚系のインパルスは一旦視床で中継される。
左右大脳半球を連絡する神経線維を交連線維（**b**）とよび，同側半球の異なる大脳皮質部位を連絡する神経線維を連合線維（**c**）とよぶ。

大脳基底核を構成する脳部位

大脳基底核は，線条体，淡蒼球，視床下核から構成され，線条体には被殻と尾状核が含まれる（図11）。

間脳とは，大脳と中脳（脳幹）を結ぶ部分という意味で名付けられ，視床，視床下部を中心とする第三脳室を囲む構造を意味する。

脳の構造：小脳と中脳

小脳は左右の小脳半球と正中部の虫部からなり，小脳脚によって中脳，橋と結ばれ，大脳皮質や脊髄と線維連絡を有する。小脳は大脳と同様に，灰白質と白質をもつ。

脳幹には，中脳，橋，延髄が含まれる。中脳は，間脳と橋を結ぶ長さ15mmほどの小さな構造で，その中心を中脳水道が貫き，中脳水道の後方は中脳蓋とよばれ，左右一対の上丘と下丘からなる四丘体が存在する。上丘は眼球運動に関与し，下丘は聴覚に関与する。中脳にはこの他に，大脳脚，黒質，赤核などが存在する。

図11 大脳基底核を構成する脳部位

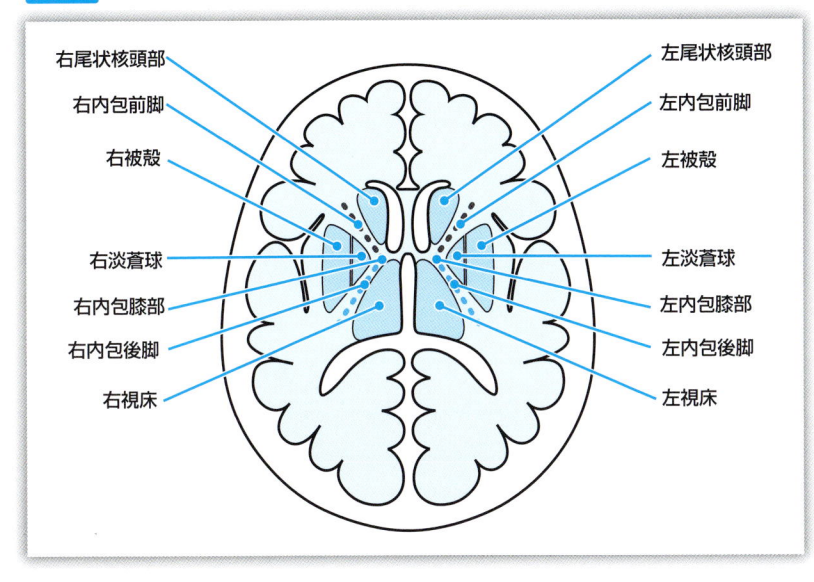

脳血管の解剖学

内頸動脈と椎骨脳底動脈系

脳循環は4本の動脈，すなわち2本の内頸動脈と2本の椎骨動脈によって賄われる（図12・13）。

- 大脳基底核　Basal Ganglia
- 線条体　striatum
- 淡蒼球　globus pallidus
- 視床下核　subthalamic nucleus
- 被殻　putamen
- 尾状核　caudate nucleus
- レンズ核　lentiform nucleus
  その形状がレンズに似ていることから，被殻と淡蒼球をまとめてレンズ核とよぶことがある。
- 黒質　substantia nigra
  黒質は基本的には中脳に存在するが，大脳基底核に含めることがある。

- 小脳半球　cerebellar hemisphere
- 虫部　vermis
- 小脳脚　cerebellar peduncle
- 中脳　midbrain
- 橋　pons
- 延髄　medulla oblongata
- 中脳水道　cerebral aqeduct
- 中脳蓋　tectum
- 上丘　superior colliculi
- 下丘　inferior colliculi
- 四丘体　quadrigenimal bodies
- 大脳脚　cerebral peduncle
- 黒質　substantia nigra
- 赤核　nucleus ruber；red nucleus

- 内頸動脈　internal carotid artery；ICA
- 椎骨動脈　vertebral artery
- 総頸動脈　common carotid artery；CCA
- 大動脈弓　aortic artery
- 外頸動脈　external carotid artery；ECA
- 鎖骨下動脈　subclavian artery
- 腕頭動脈　brachial artery
- 海綿動脈洞　cavernous sinus
- 眼動脈　ophthalmic artery
- 後交通動脈　posterior communicating artery；PComA
- 前脈絡叢動脈　anterior choroidal artery
- 前大脳動脈　anterior cerebral artery；ACA
- 中大脳動脈　middle cerebral artery；MCA

図12 脳を灌流する動脈

左総頸動脈は大動脈弓から直接分岐し，頸部で左内頸動脈と左外頸動脈に分かれる。
左椎骨動脈は，大動脈弓から分岐した左鎖骨下動脈からさらに分岐する。右総頸動脈は，動脈弓から分枝した腕頭動脈から分岐し，頸部で右内頸動脈と右外頸動脈に分かれる。
右椎骨動脈は，腕頭動脈から分岐した鎖骨下動脈からさらに分岐する。

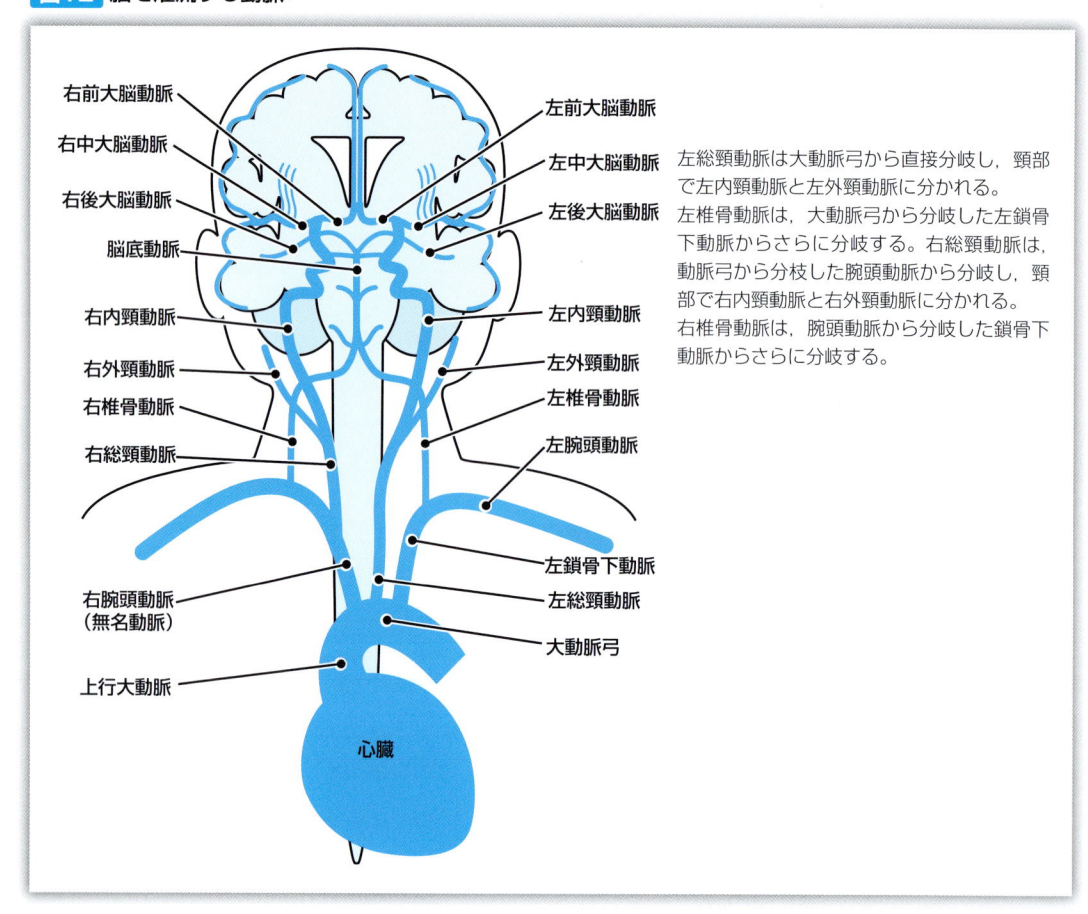

（ラベル：右前大脳動脈，右中大脳動脈，右後大脳動脈，脳底動脈，右内頸動脈，右外頸動脈，右椎骨動脈，右総頸動脈，右腕頭動脈（無名動脈），上行大動脈，左前大脳動脈，左中大脳動脈，左後大脳動脈，左内頸動脈，左外頸動脈，左椎骨動脈，左腕頭動脈，左鎖骨下動脈，左総頸動脈，大動脈弓，心臓）

図13 内頸動脈系と椎骨脳底動脈系の主幹動脈

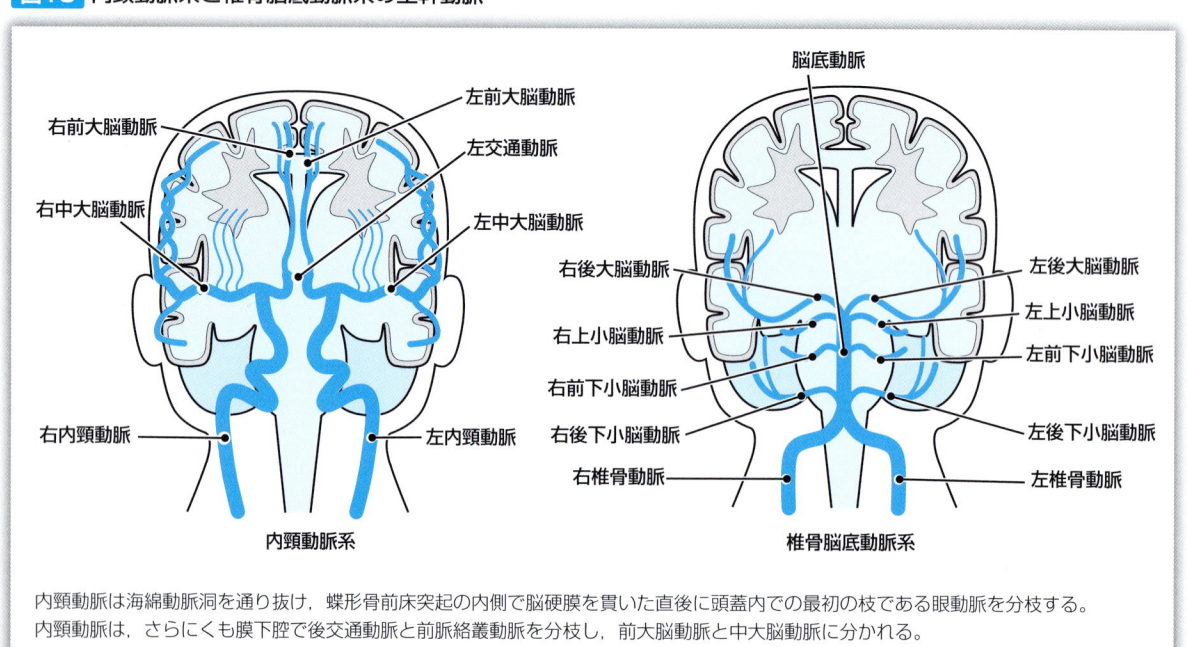

内頸動脈系（ラベル：右前大脳動脈，右中大脳動脈，右内頸動脈，左前大脳動脈，左交通動脈，左中大脳動脈，左内頸動脈）

椎骨脳底動脈系（ラベル：脳底動脈，右後大脳動脈，右上小脳動脈，右前下小脳動脈，右後下小脳動脈，右椎骨動脈，左後大脳動脈，左上小脳動脈，左前下小脳動脈，左後下小脳動脈，左椎骨動脈）

内頸動脈は海綿動脈洞を通り抜け，蝶形骨前床突起の内側で脳硬膜を貫いた直後に頭蓋内での最初の枝である眼動脈を分枝する。
内頸動脈は，さらにくも膜下腔で後交通動脈と前脈絡叢動脈を分枝し，前大脳動脈と中大脳動脈に分かれる。

中大脳動脈

中大脳動脈は内頸動脈から移行して，前有孔質を越えて，シルビウス溝内を走行し，島を走行した後に多くの分枝を形成して複雑な走行を示す（図14）。

中大脳動脈は，眼窩回の外側領域，下前頭回，中前頭回，中心前回と中心後回の大部分，上頭頂小葉，下頭頂小葉，側頭極を含む上側頭回と中側頭回などを灌流する。

Column 前大脳動脈・後大脳動脈・椎骨動脈の走行

前大脳動脈は内頸動脈から分枝し，左右の前大脳動脈は前交通動脈によって連結されるが，前大脳動脈の異常は25%の頻度で観察され，前大脳動脈は1本のみ存在する例もある。左右の前大脳動脈は，それぞれ大脳縦裂を走行し，前頭葉内側面を上行し，脳梁の背側面を後方に走行し，前頭葉内側面，脳梁の前半，上前頭回，頭頂葉内側面の一部を灌流する。

後大脳動脈は脳底動脈から移行し，後頭葉内側面，側頭葉下面，中脳，視床下部外側などを灌流する。

椎骨動脈は両側の鎖骨下動脈から分岐して，大孔を通って頭蓋腔へ入り，左右の椎骨動脈は延髄の上縁で合流して脳底動脈となる。脳底動脈は橋の腹側面を上行し，その上縁で2本の後大脳動脈に分かれる。椎骨動脈は後下小脳動脈を分枝し，後下小脳動脈は小脳の下面と第四脳室の脈絡を灌流する。脳底動脈からは前下小脳動脈が分枝し，小脳の下面ならびに延髄と橋の外側部を灌流する。

図14 中大脳動脈の走行と区域分類，穿通枝と皮質枝

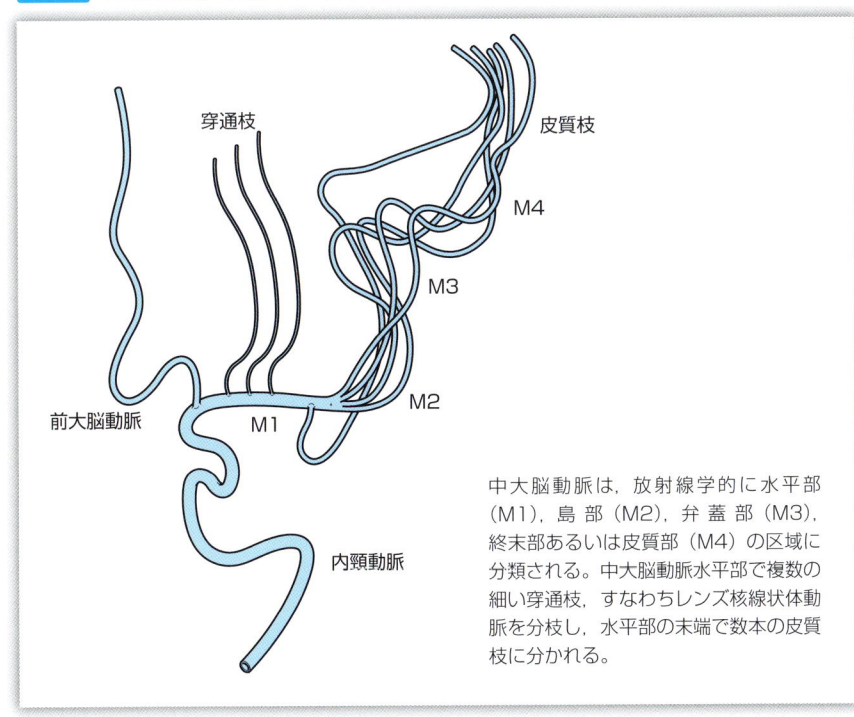

- 穿通枝　perforating arteries
- レンズ核線状体動脈　lenticulostriate arteries；LSA
- 皮質枝　cortical arteries

中大脳動脈は，放射線学的に水平部（M1），島部（M2），弁蓋部（M3），終末部あるいは皮質部（M4）の区域に分類される。中大脳動脈水平部で複数の細い穿通枝，すなわちレンズ核線状体動脈を分枝し，水平部の末端で数本の皮質枝に分かれる。

- ウイリス動脈輪　circle of Willis
- 前交通動脈　anterior communicating artery；AComA
- 大孔　foramen magnum
- 脳底動脈　basilar artery；BA
- 後大脳動脈　posterior cerebral artery；PCA
- 後下小脳動脈　inferior posterior cerebellar artery；PICA
- 前下小脳動脈　anterior posterior cerebellar artery；AICA

ウイリス動脈輪

脳底部において，内頸動脈系と椎骨動脈系の動脈が連絡して形成された輪状の動脈吻合をウイリス動脈輪という（図15）。

図15 ウイリス動脈輪を構成する脳血管

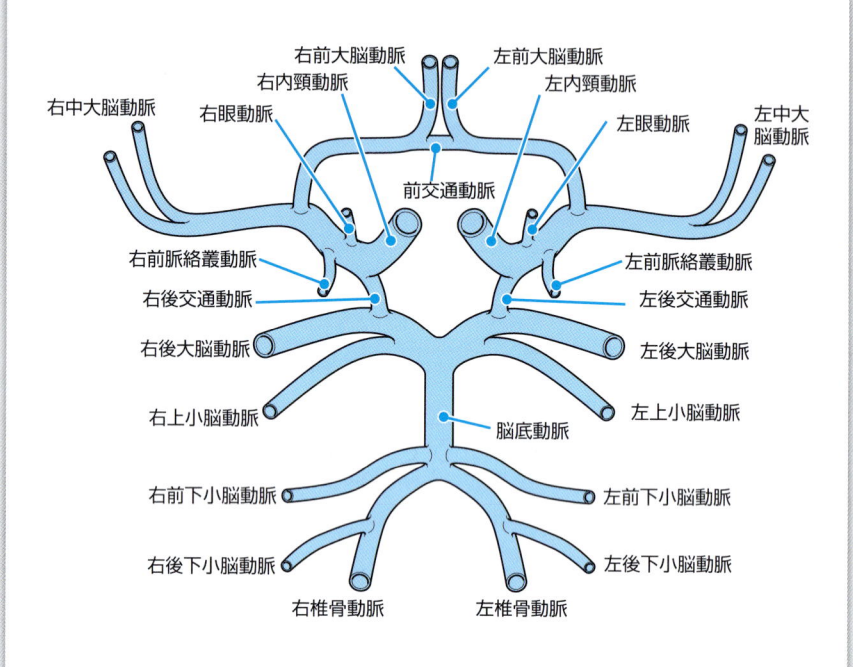

前大脳動脈，前交通動脈，中大脳動脈，後大脳動脈，後交通動脈から構成され，視神経交叉，下垂体漏斗部，乳頭体，後有孔質などを取り囲む。

● 1. 脳・脳血管の解剖学

水平断面における血管支配領域（図16）

　中大脳動脈と前大脳動脈領域は，内頸動脈灌流域あるいは内頸動脈系とよばれ，後大脳動脈灌流域や脳幹・小脳は椎骨脳底動脈灌流域あるいは椎骨脳底動脈系とよばれる（図16）。

　さらに内頸動脈灌流域，すなわち中大脳動脈，前大脳動脈，後大脳動脈の灌流する領域のおおよその分布を把握しておくと，頭部CTや頭部MRI所見読影に大いに役立つ。

図16 水平断面における血管支配領域

a. 内頸動脈系と椎骨脳底動脈系

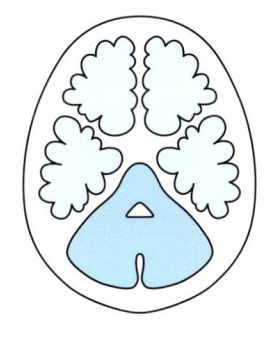

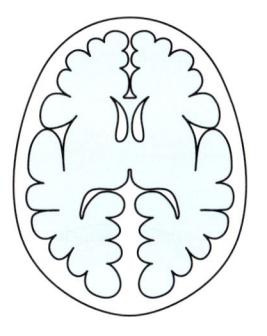

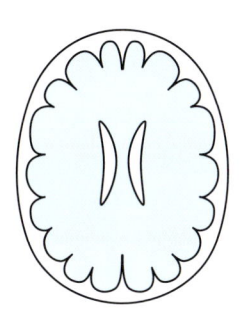

内頸動脈灌流域 □
椎骨脳底動脈灌流域 ■

b. 前大脳動脈，中大脳動脈，後大脳動脈

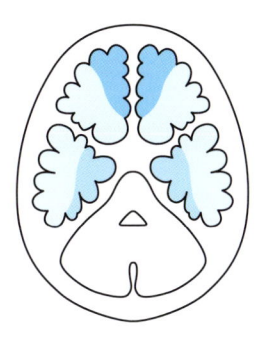

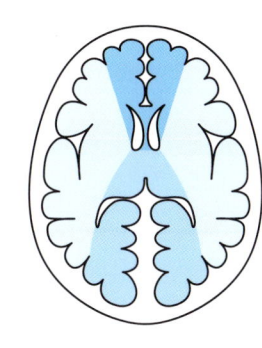

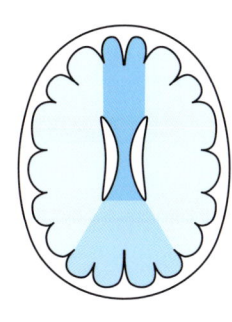

前大脳動脈灌流域 ■
中大脳動脈灌流域 ■
後大脳動脈灌流域 □

39

- 構造的変化　structural change
- 解剖学的変化　anatomical change
- 器質的変化　organic change
- 形態画像　morphological images
- 機能画像　functional images
- CT　computerized tomography
- MRI　magnetic resonance imaging
- SPECT　single photon emission CT
- PET　positron emission tomography
- 脳波　electroencephalography；EEG
- 脳磁図　magnetoencephalography；MEG

形態的病変と機能的病変の経時的変化

　形態的変化と機能的変化の時間的な推移を模式図（図17）に示す。病期が進行した時期では，脳萎縮や梗塞巣などの形態的な変化に見合った機能的変化，すなわち血流やエネルギー代謝の低下が観察されることになる。

　形態的な変化は，構造的変化，解剖学的変化，あるいは器質的変化などともよばれることがある。

形態画像と機能画像

　脳の画像診断は，形態的変化，機能的変化に対応する形態画像と機能画像に大別することができる（図18）。

図17　形態的病変と機能的病変の経時的変化の比較

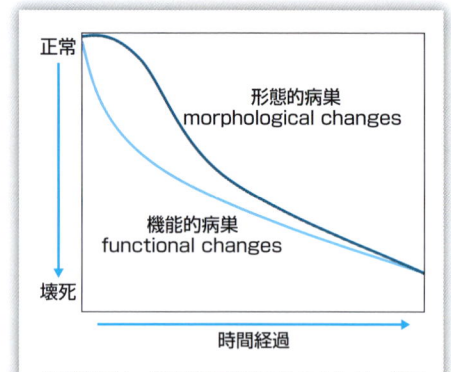

病初期には，脳血流量の低下やエネルギー代謝の低下などの機能的変化が形態的な変化に先行して現れる。病態が進行すると，徐々に形態的な変化が顕性化して，やがて機能的変化と形態的変化が収斂すると考えられる。

Column　機能的画像診断

　CTは，造影剤を使用した灌流画像では脳血流量を測定することもできるが，日常診療においてはもっぱら形態画像の評価に供されている。

　MRIは登場した当初はCTと同様に形態画像の診断に用いられていたが，新たな方法論が開発され，灌流・拡散異常など機能的画像診断にも広く応用され，脳萎縮や梗塞巣などの形態的な変化を評価するときには，形態的（構造的）MRIとよび，灌流・拡散異常など機能的・機能画像評価に用いるときには機能的MRIとよばれる。

　放射線同位元素を用いて脳循環代謝量，神経伝達物質などを測定するSPECTやPETはまさに機能的画像診断であり，神経生理学的方法として脳波（EEG）や脳磁図（MEG）も機能的画像診断に含まれる。SPECTは主に脳循環測定に供され，PETはさらに脳エネルギー代謝，さらには神経伝達物質，神経受容体など分子イメージングの分野にまで応用されている。

図18　形態画像と機能画像

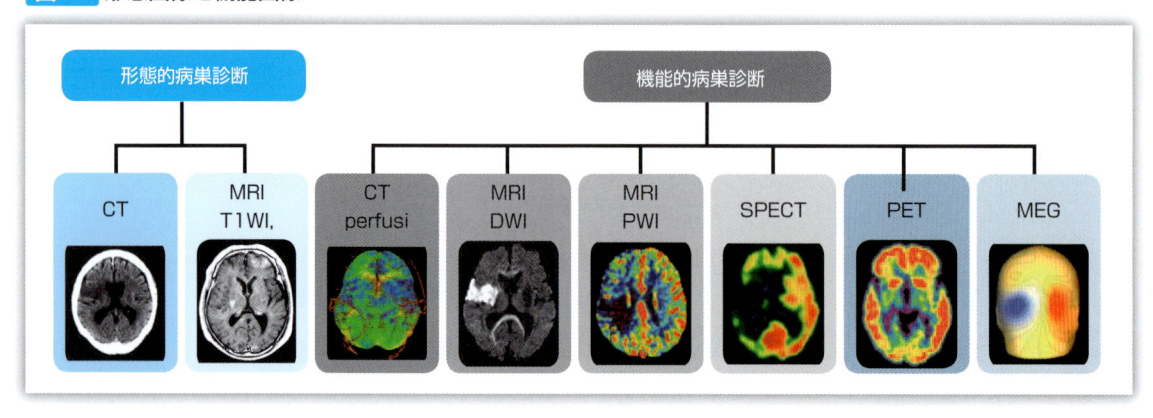

心原性脳塞栓の画像所見

心原性脳塞栓による右内頸動脈閉塞症の70歳男性の画像所見を図19に提示する。

脳血管撮影では，右内頸動脈は起始部付近で途絶しており，本例は心原性脳塞栓による右内頸動脈閉塞と診断された。発症24時間後には意識障害が進行し昏睡状態となった。その後に撮像した頭部CTでは脳浮腫を伴った広範な梗塞巣が右半球に出現し，脳浮腫はさらに拡大した。

頭部CTおよびT2WIの形態画像では脳梗塞超急性期の虚血性病変を捉えることはできなかったが，DWIおよび脳血流SPECTの機能画像は，数時間後に出現する梗塞巣すなわち形態的変化の出現を予測することが可能であった。

図19 心原性脳塞栓の急性期における画像所見

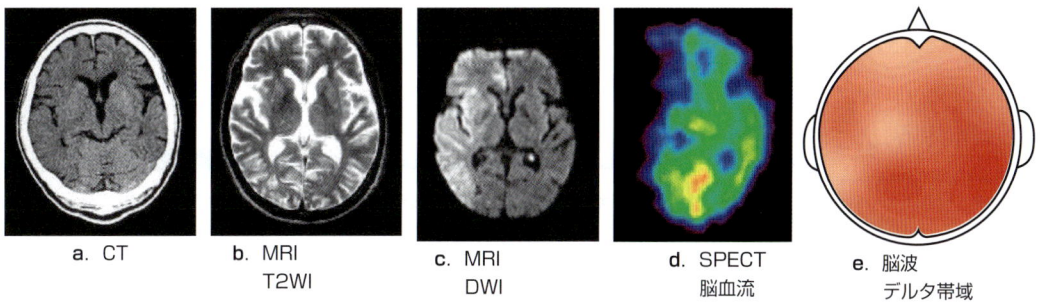

a. CT　b. MRI T2WI　c. MRI DWI　d. SPECT 脳血流　e. 脳波 デルタ帯域

突然に軽度の左片麻痺と構音障害を呈して，発症から40分で救急入院し，入院後に意識障害が進行した。
a：入院直後に撮像した頭部CTでは，明らかな低吸収域（梗塞巣）は認められず，脳浮腫も見られないので，頭部CTは形態的な変化は捉えられない。
bc：発症60分後に撮像した頭部MRIのうち，もっぱら形態的変化を反映するT2強調画像（T2WI）では信号強度の明らかな変化は捉えられないが，脳虚血早期の細胞毒性浮腫を反映すると考えられる拡散強調画像（DWI）では右前頭葉から，右側頭葉，右後頭葉に至る広範な領域に信号強度の著明な上昇を認め，この領域に虚血性変化が起こっていることを示している。
d：発症90分後に撮像した脳血流SPECTでは，DWIで高信号病巣を示した範囲に一致して脳血流の著しい低下が示された。

2-1 頭部CT横断像

頭部　正常像

頭部CT横断像　50代女性

延髄を通る断面

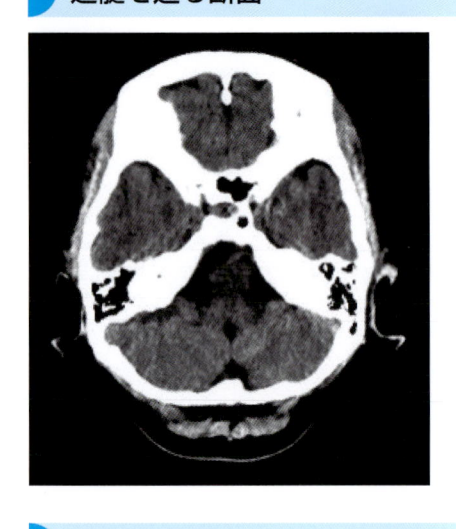

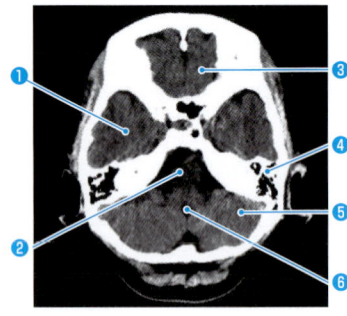

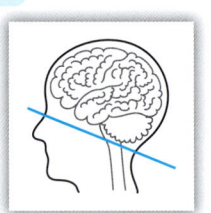

❶ 側頭葉　❻ 第4脳室
❷ 延髄
❸ 前頭葉
❹ 乳突蜂巣
❺ 小脳半球

橋を通る断面

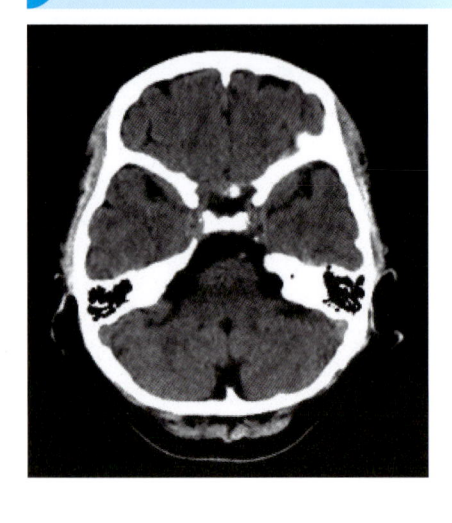

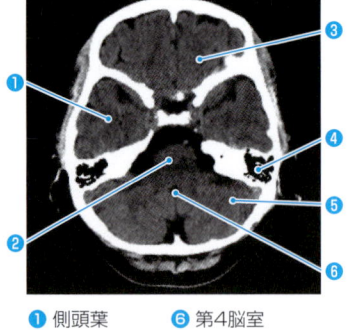

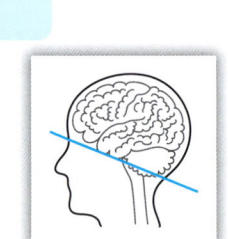

❶ 側頭葉　❻ 第4脳室
❷ 橋
❸ 前頭葉
❹ 乳突蜂巣
❺ 小脳半球

● 2-1. 頭部CT横断像

小脳脚を通る断面

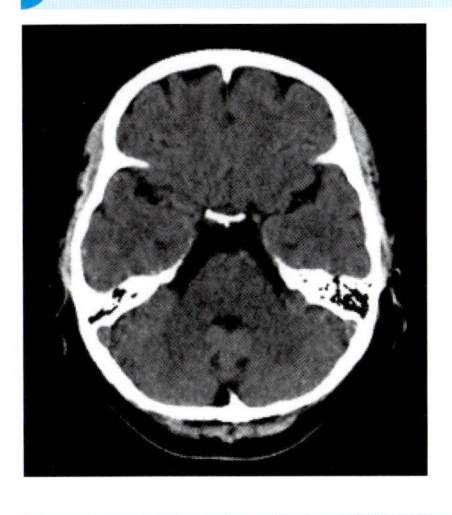

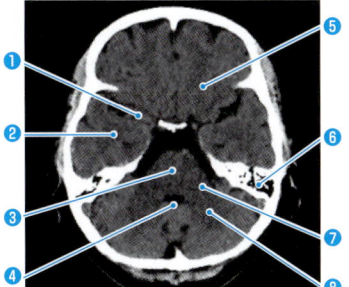

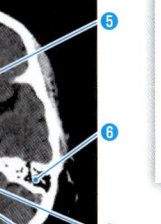

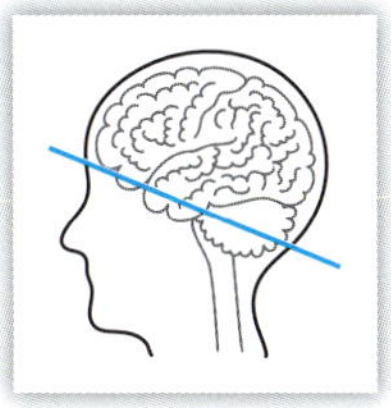

❶ 中大脳動脈　❻ 乳突蜂巣
❷ 側頭葉　　　❼ 小脳脚
❸ 橋　　　　　❽ 小脳半球
❹ 第4脳室
❺ 前頭葉

海馬を通る断面

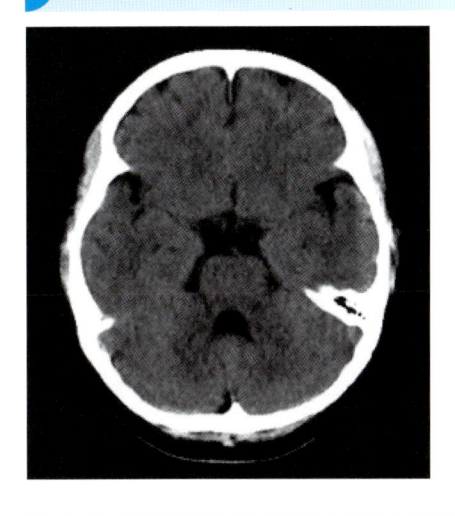

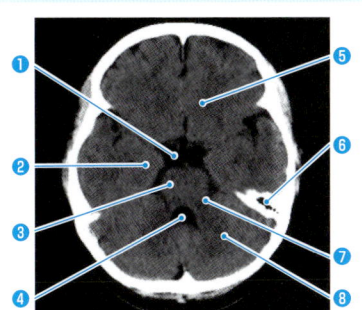

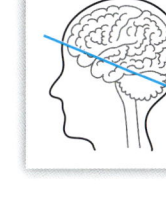

❶ 脳底槽　　　❻ 乳突蜂巣
❷ 海馬　　　　❼ 小脳脚
❸ 中脳　　　　❽ 小脳半球
❹ 第4脳室
❺ 前頭葉

中脳を通る断面

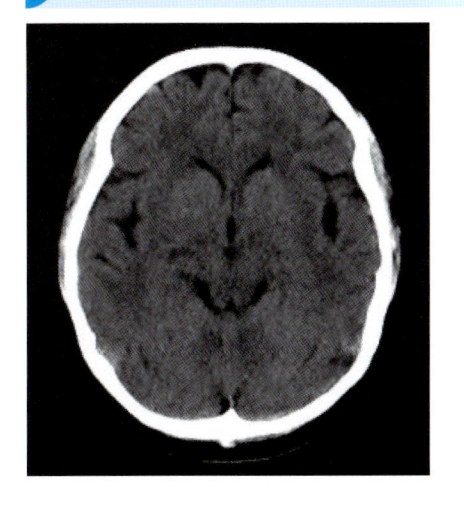

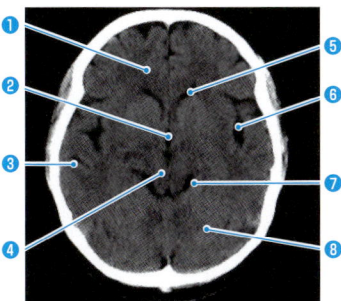

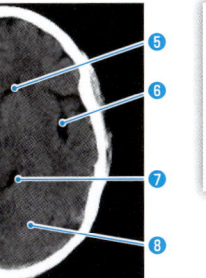

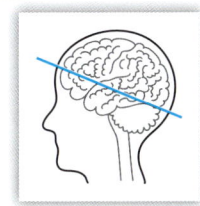

❶ 前頭葉　　　❻ シルビウス溝
❷ 第3脳室　　 ❼ 四丘体槽
❸ 側頭葉　　　❽ 小脳半球
❹ 中脳
❺ 側脳室前角

中脳・基底核を通る断面

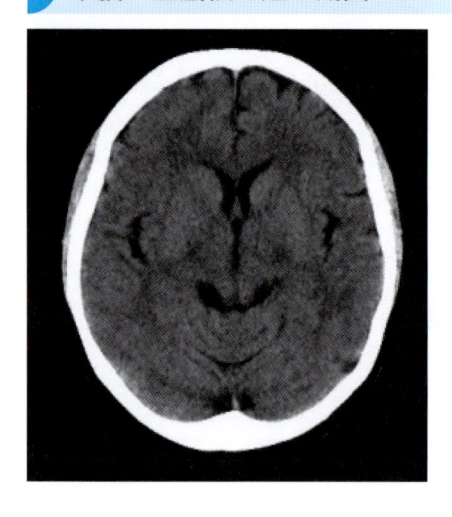

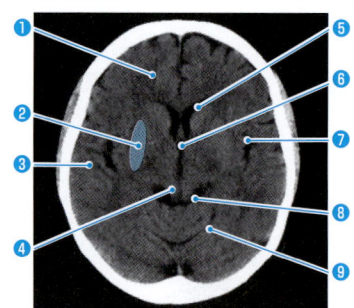

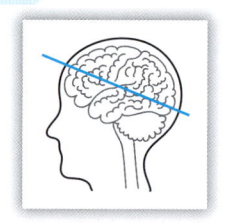

❶ 前頭葉
❷ レンズ核
❸ 側頭葉
❹ 中脳
❺ 側脳室前角
❻ 第3脳室
❼ シルビウス溝
❽ 四丘体槽
❾ 小脳半球

視床を通る断面

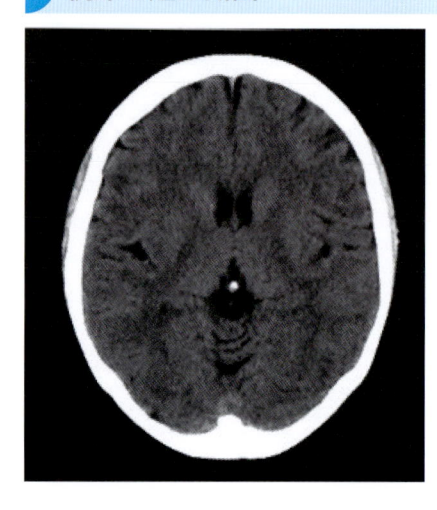

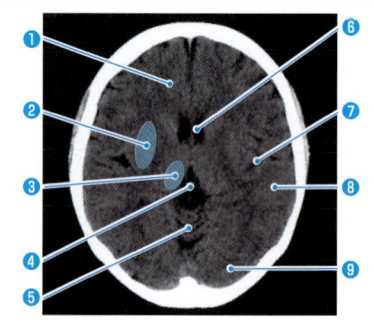

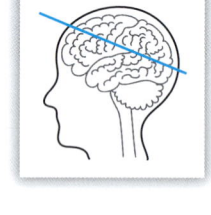

❶ 前頭葉
❷ レンズ核
❸ 視床
❹ 松果体
❺ 小脳虫部
❻ 側脳室前角
❼ シルビウス溝
❽ 側頭葉
❾ 後頭葉

放線冠を通る断面

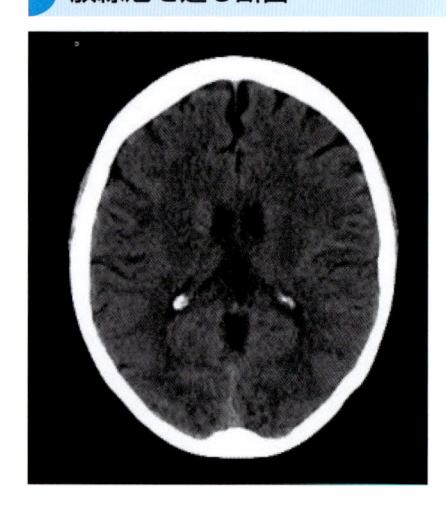

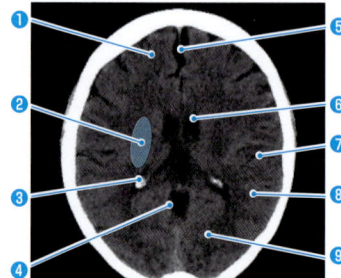

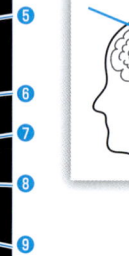

❶ 前頭葉
❷ 放線冠
❸ 側脳室三角部
❹ 直静脈洞
❺ 大脳縦裂
❻ 側脳室前角
❼ シルビウス溝
❽ 側頭葉
❾ 後頭葉

● 2-1. 頭部CT横断像

側脳室体部を通る断面

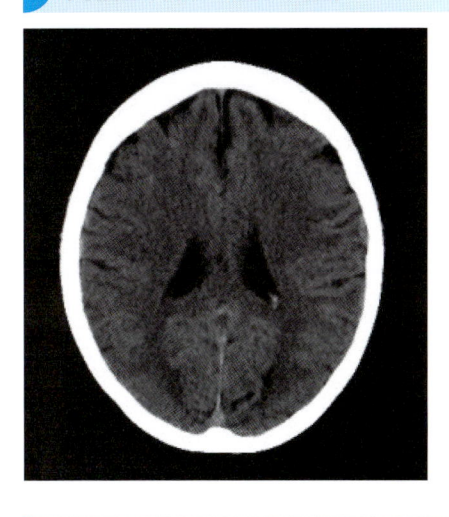

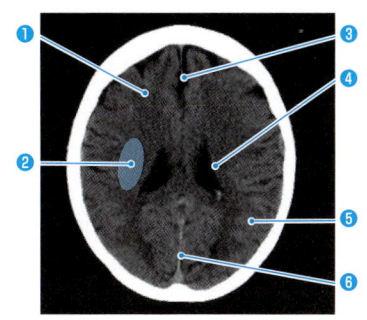

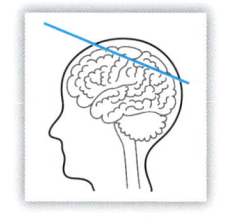

❶ 前頭葉　　❻ 大脳鎌
❷ 放線冠
❸ 大脳縦裂
❹ 側脳室体部
❺ 頭頂葉

半卵円中心を通る断面

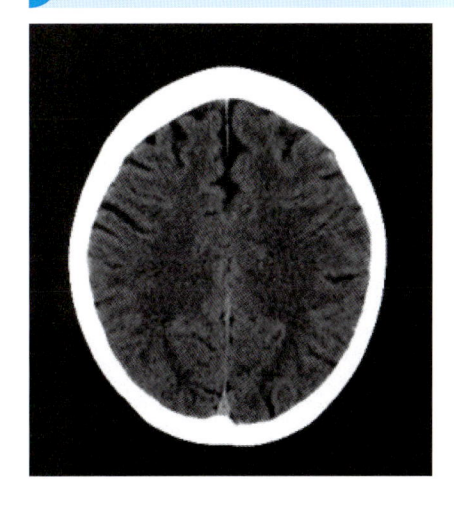

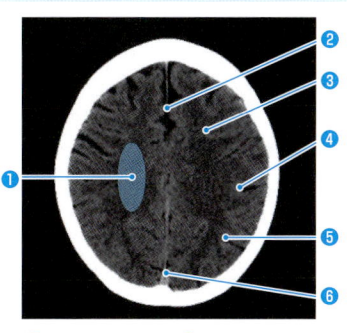

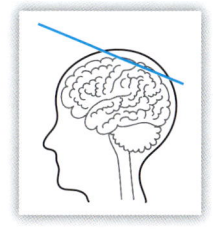

❶ 半卵円中心　❻ 大脳鎌
❷ 大脳縦裂
❸ 前頭葉
❹ 中心溝
❺ 頭頂葉

2-2 頭部MRI T1強調横断像

頭部　正常像

頭部MRI T1強調横断像　40代女性

延髄を通る断面

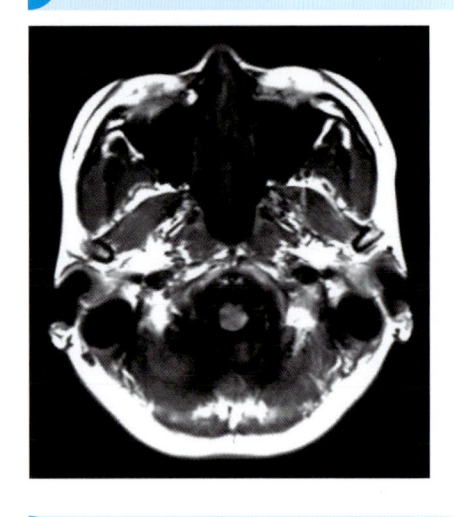

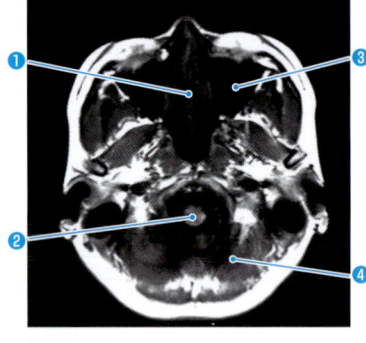

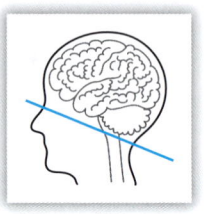

❶ 鼻中隔
❷ 延髄
❸ 上顎洞
❹ 小脳半球

延髄と第4脳室を通る断面

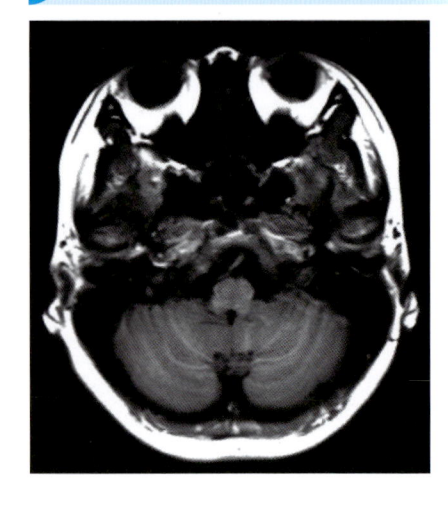

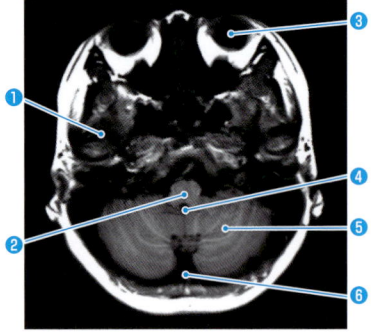

❶ 側頭葉　　❺ 小脳半球
❷ 延髄　　　❻ 内後頭稜
❸ 眼球
❹ 第4脳室

● 2-2. 頭部MRI T1強調横断像

小脳脚を通る断面

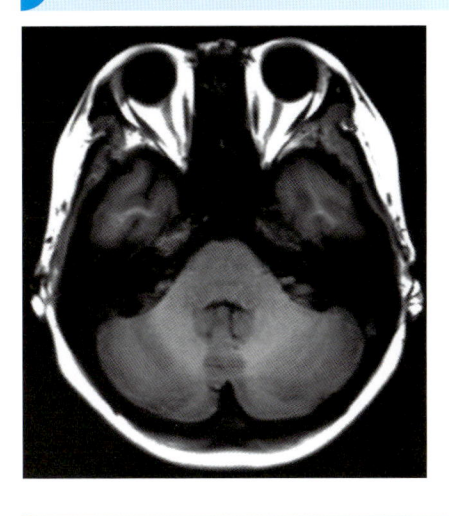

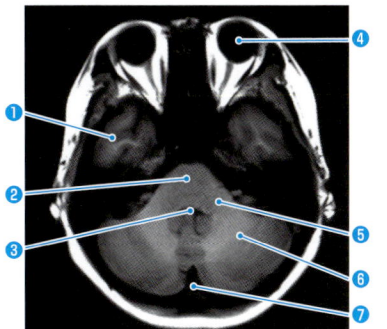

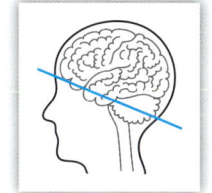

1. 側頭葉
2. 橋
3. 第4脳室
4. 眼球
5. 小脳脚
6. 小脳半球
7. 内後頭稜

海馬を通る断面

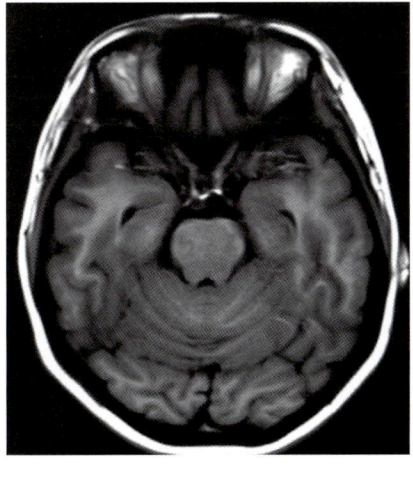

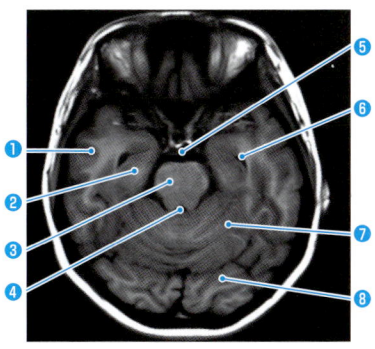

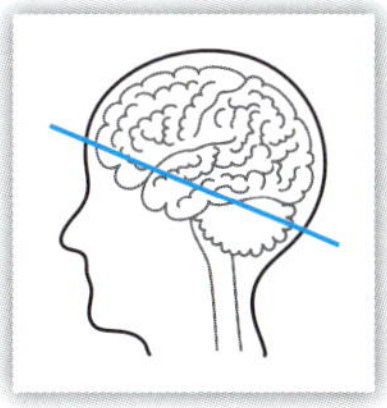

1. 側頭葉
2. 海馬
3. 橋
4. 第4脳室
5. 脳底槽
6. 側頭葉下角
7. 小脳半球
8. 後頭葉

中脳を通る断面

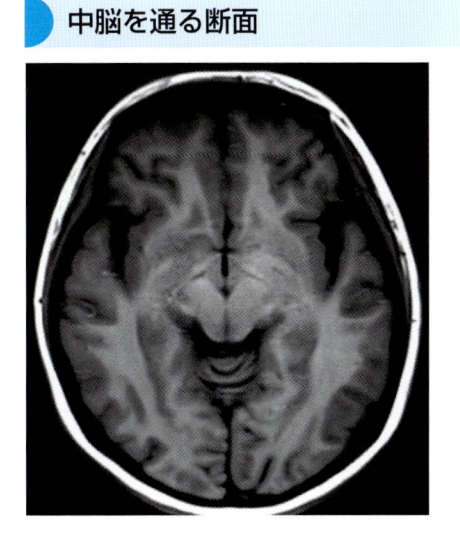

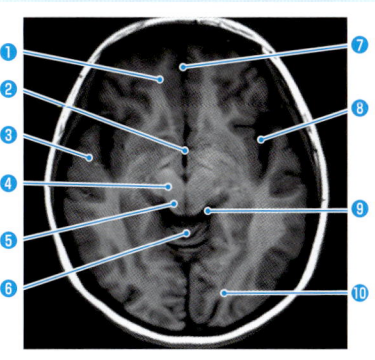

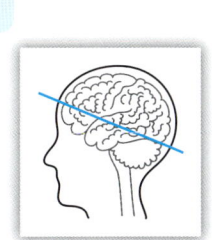

1. 前頭葉
2. 第3脳室
3. 側頭葉
4. 大脳脚
5. 中脳
6. 小脳山頂
7. 大脳縦裂
8. シルビウス溝
9. 四丘体槽
10. 後頭葉

視床・基底核を通る断面

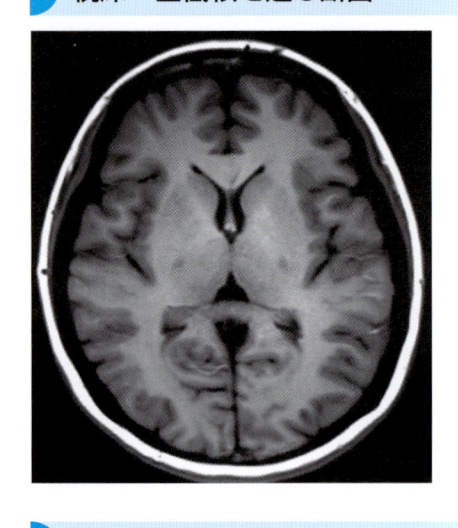

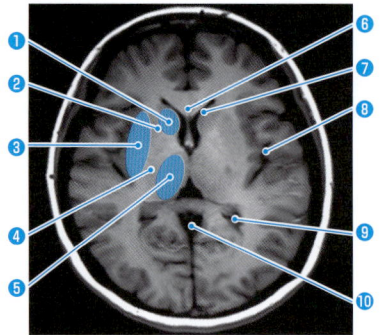

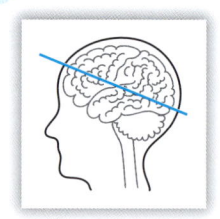

❶ 尾状核頭部　❺ 視床　❾ 側脳室三角部
❷ 内包前脚　❻ 脳梁　❿ ガレン静脈槽
❸ レンズ核　❼ 側脳室前角
❹ 内包後脚　❽ シルビウス溝

側脳室体部を通る断面

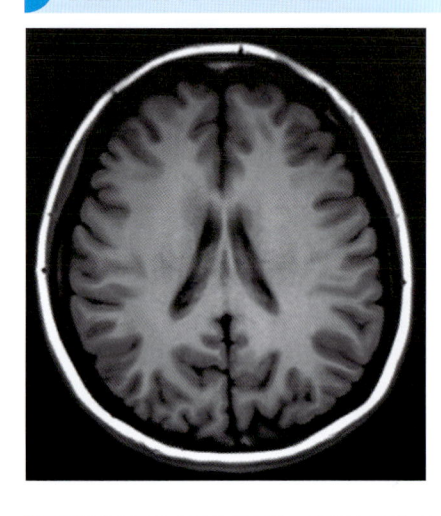

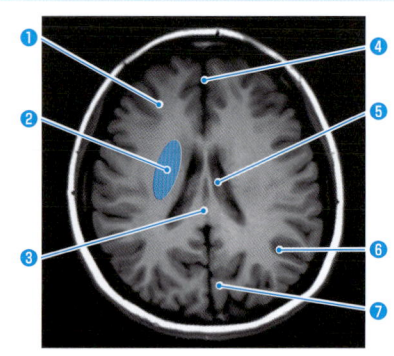

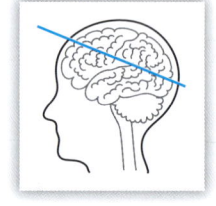

❶ 前頭葉　❺ 側脳室体部
❷ 放線冠　❻ 頭頂葉
❸ 脳梁膨大部　❼ 後頭葉
❹ 大脳縦裂

帯状回を通る断面

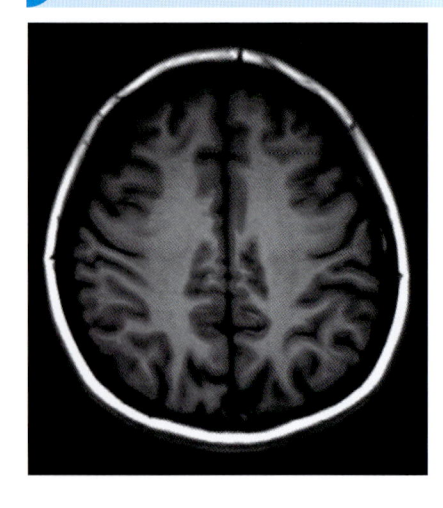

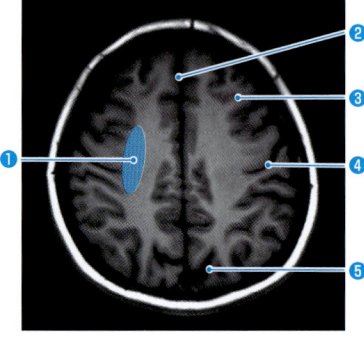

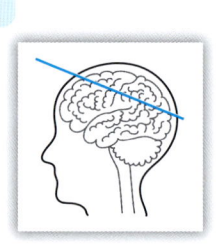

❶ 半卵円中心　❺ 頭頂葉
❷ 大脳縦裂
❸ 前頭葉
❹ 中心溝

● 2-2. 頭部MRI T1強調横断像

半卵円中心を通る断面

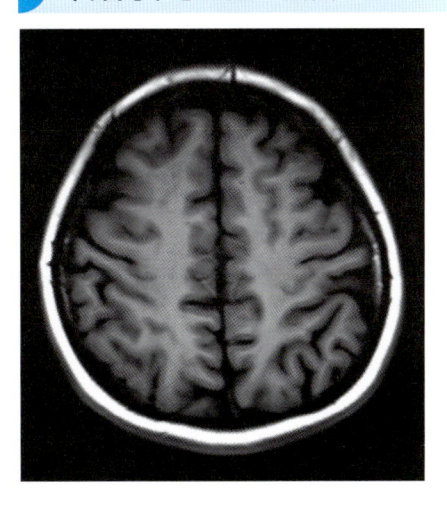

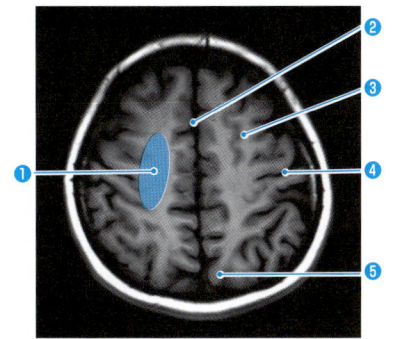

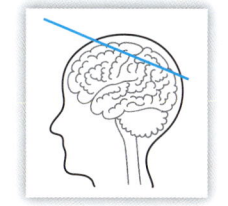

❶ 半卵円中心　❺ 頭頂葉
❷ 大脳縦裂
❸ 前頭葉
❹ 中心溝

中心溝を通る断面

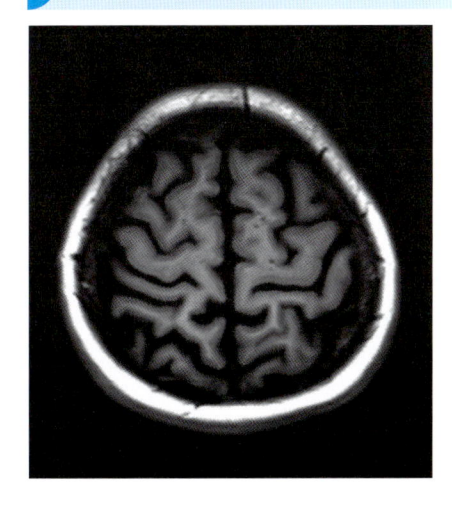

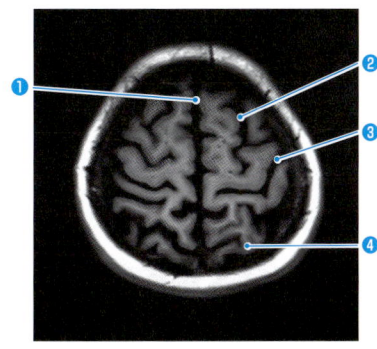

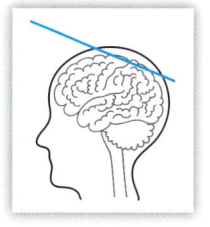

❶ 大脳縦裂
❷ 前頭葉
❸ 中心溝
❹ 頭頂葉

2-3 頭部MRI拡散強調像

頭部　正常像

頭部MRI拡散強調横断像　50代女性

延髄を通る断面

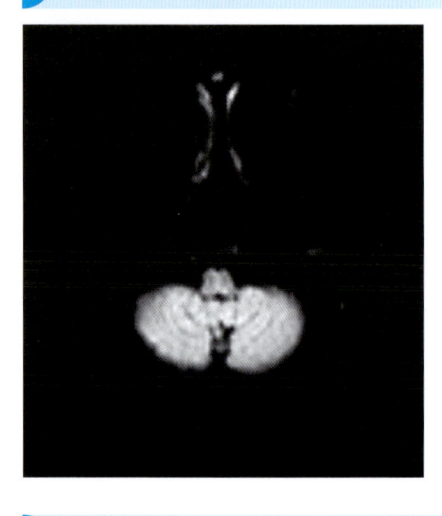

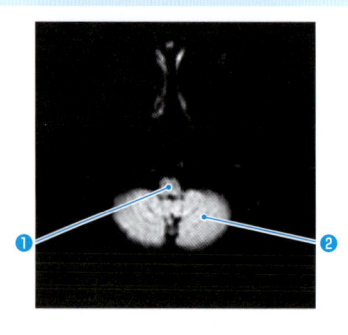

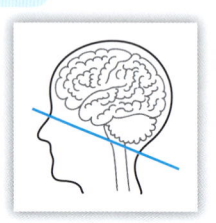

❶ 延髄
❷ 小脳半球

小脳脚を通る断面

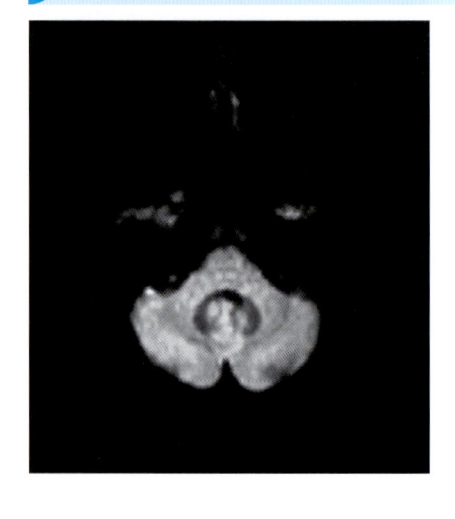

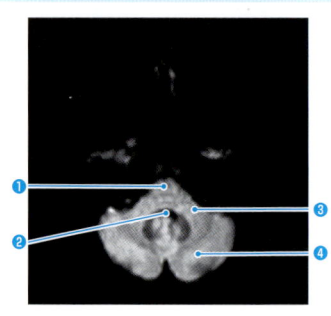

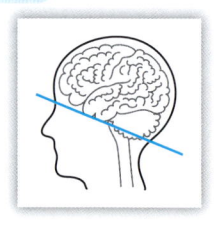

❶ 橋
❷ 第4脳室
❸ 小脳脚
❹ 小脳半球

● 2-3. 頭部MRI拡散強調像

橋を通る断面

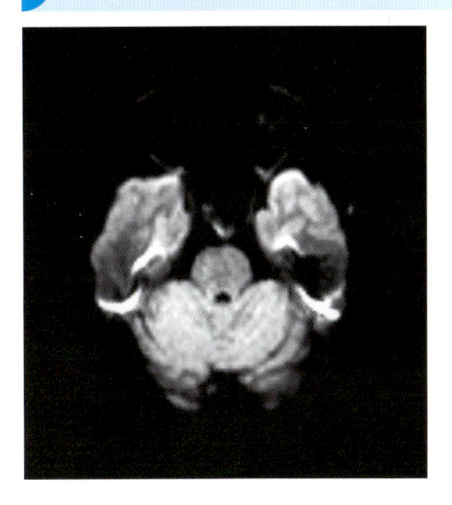

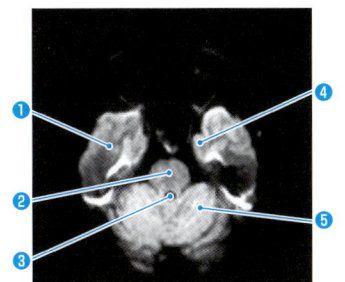

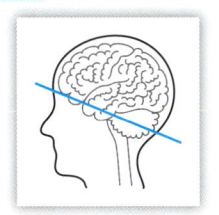

1. 側頭葉
2. 橋
3. 第4脳室
4. 海馬
5. 小脳半球

中脳を通る断面

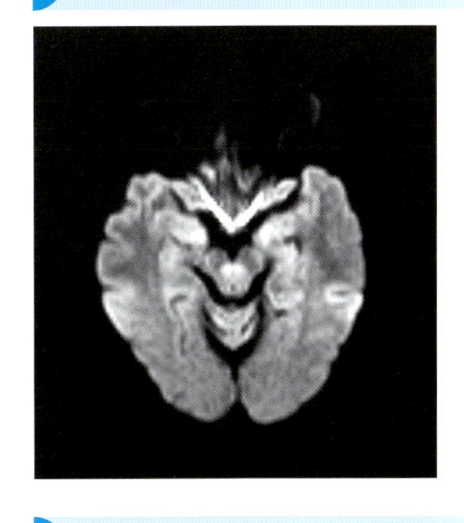

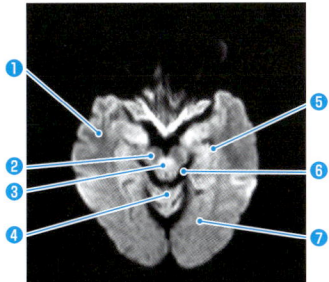

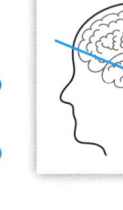

1. 側頭葉
2. 大脳脚
3. 中脳
4. 小脳山頂
5. 側脳室下角
6. 四丘体槽
7. 後頭葉

視床を通る断面

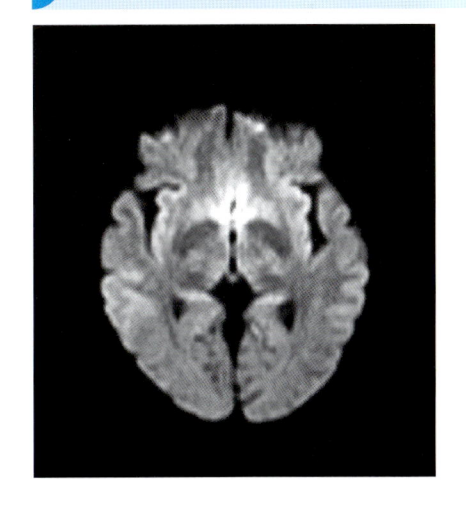

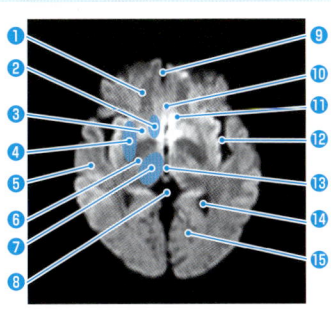

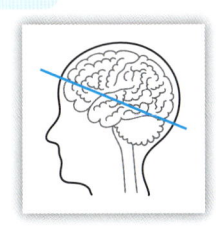

1. 前頭葉
2. 尾状核頭部
3. 内包前脚
4. レンズ核
5. 側頭葉
6. 内包後脚
7. 視床
8. ガレン静脈槽
9. 大脳縦裂
10. 脳梁
11. 側脳室前角
12. シルビウス溝
13. 第3脳室
14. 側脳室三角部
15. 後頭葉

視床・被殻を通る断面

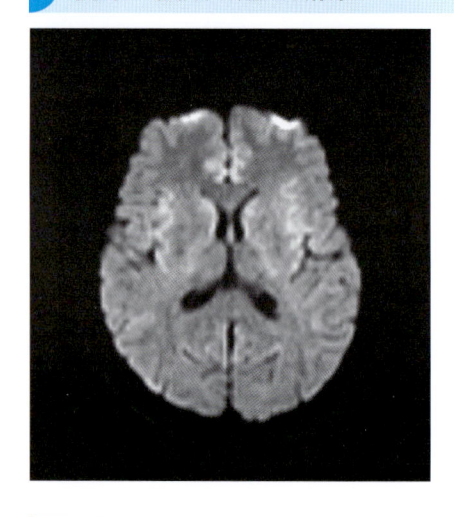

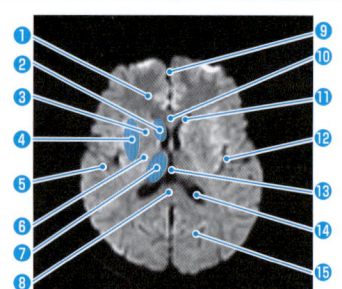

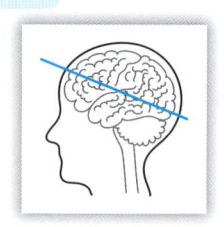

❶ 前頭葉
❷ 尾状核頭部
❸ 内包前脚
❹ レンズ核
❺ 側頭葉
❻ 内包後脚
❼ 視床
❽ 脳梁膨大部
❾ 大脳縦裂
❿ 脳梁
⓫ 側脳室前角
⓬ シルビウス溝
⓭ 第3脳室
⓮ 側脳室三角部
⓯ 後頭葉

放線冠を通る断面

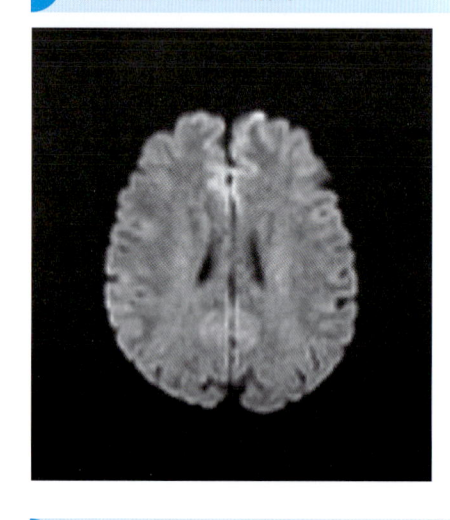

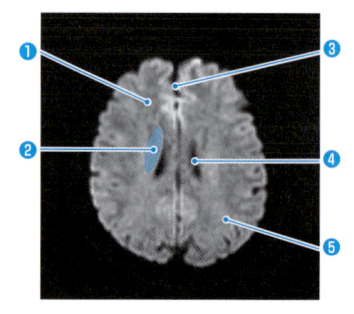

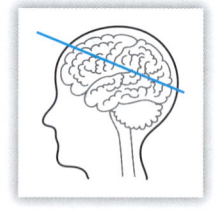

❶ 前頭葉
❷ 放線冠
❸ 大脳縦裂体
❹ 側脳室体部
❺ 頭頂葉

帯状回を通る断面

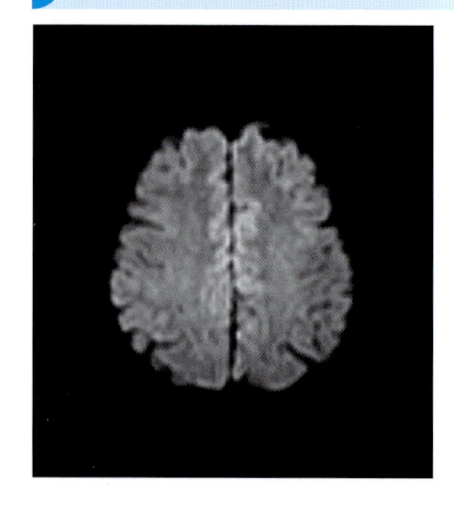

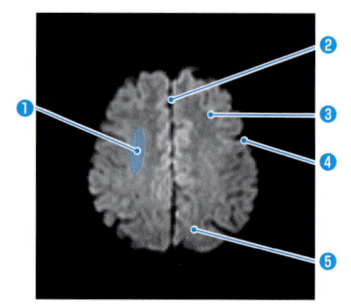

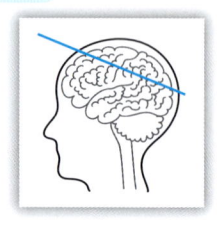

❶ 半卵円中心
❷ 大脳縦裂
❸ 前頭葉
❹ 中心溝
❺ 頭頂葉

● 2-3. 頭部MRI拡散強調像

中心溝を通る断面

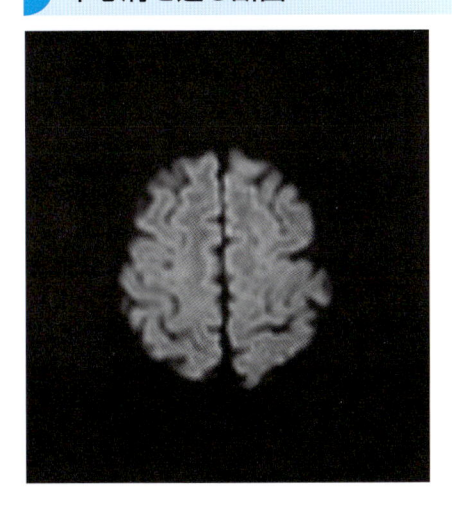

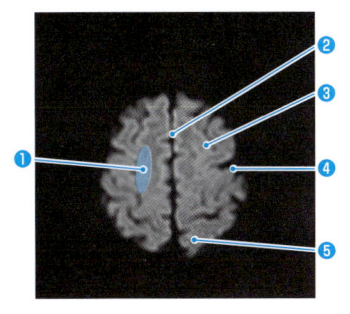

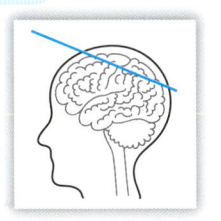

❶ 半卵円中心
❷ 大脳縦裂
❸ 前頭葉
❹ 中心溝
❺ 頭頂葉

頭頂葉皮質を通る断面

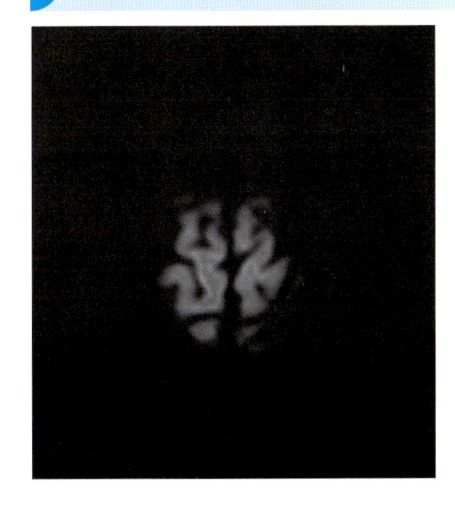

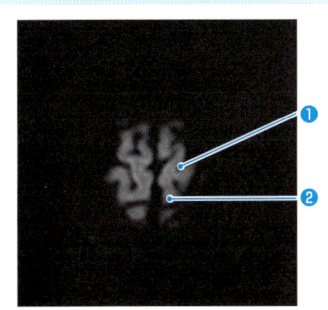

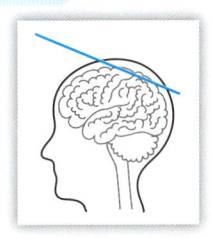

❶ 中心溝
❷ 頭頂葉

53

2-4 頭部MRI T2強調冠状断像

頭部　正常像

頭部MRI T2強調冠状断像　50代女性

蝶形骨洞を通る断面

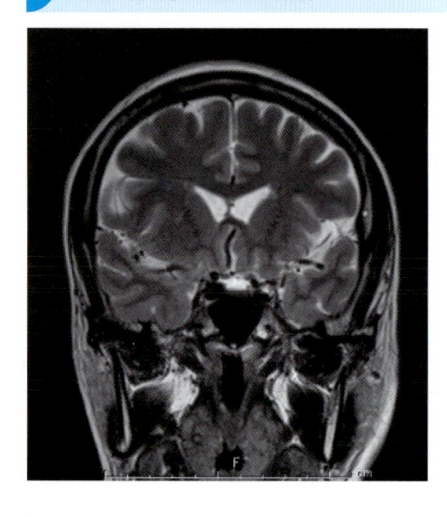

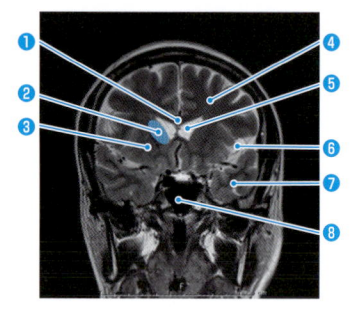

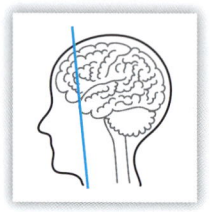

❶ 脳梁
❷ 尾状核頭部
❸ 内包前脚
❹ 前頭葉
❺ 側脳室体部
❻ シルビウス溝
❼ 側頭葉
❽ 蝶形骨洞

視神経交叉を通る断面

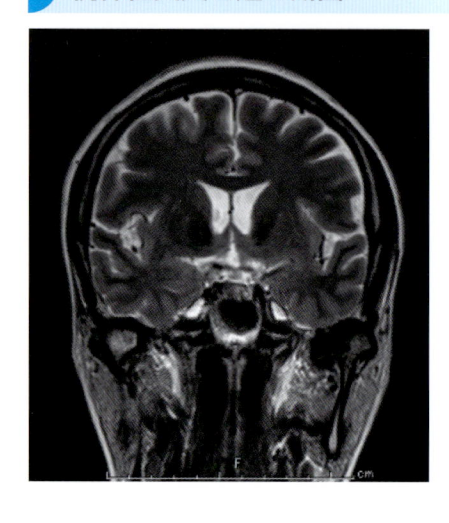

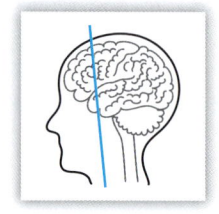

❶ 脳梁
❷ 尾状核頭部
❸ レンズ核
❹ 前頭葉
❺ 側脳室体部
❻ シルビウス溝
❼ 側頭葉
❽ 蝶形骨洞

● 2-4. 頭部MRI T2強調冠状断像

脳底動脈を通る断面

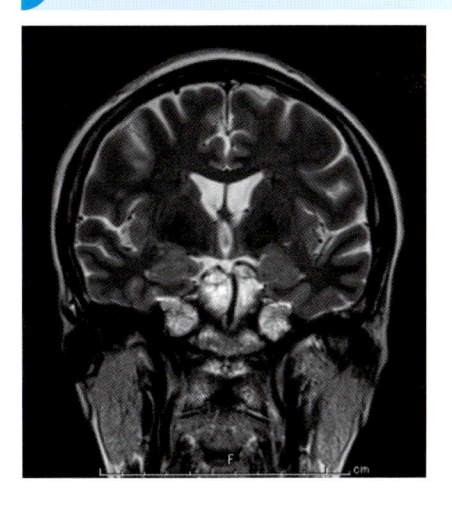

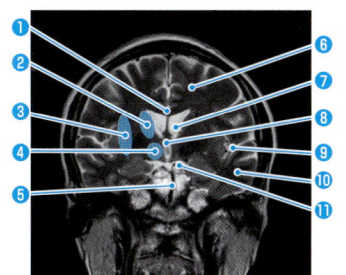

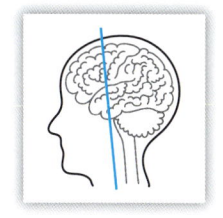

❶ 脳梁
❷ 尾状核頭部
❸ レンズ核
❹ 視床
❺ 脳底動脈
❻ 前頭葉
❼ 側脳室体部
❽ 第3脳室
❾ シルビウス溝
❿ 側頭葉
⓫ 後大脳動脈

中脳を通る断面

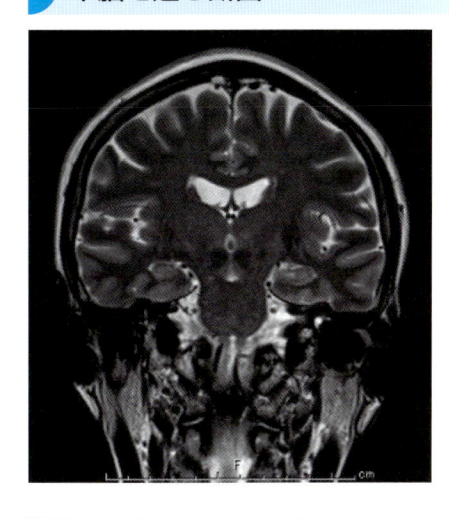

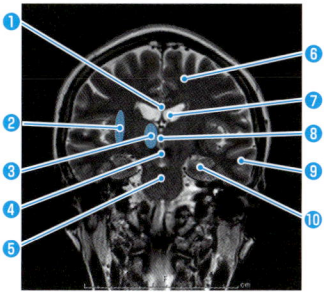

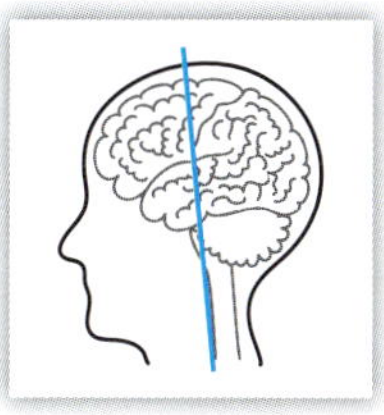

❶ 脳梁
❷ レンズ核
❸ 視床
❹ 中脳
❺ 橋
❻ 前頭葉
❼ 側脳室体部
❽ 第3脳室
❾ 側頭葉
❿ 海馬

中小脳脚を通る断面

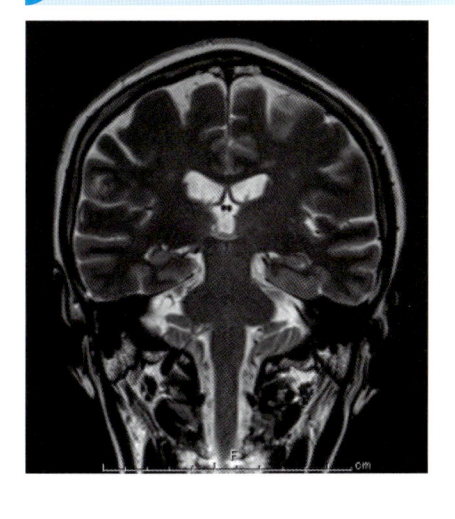

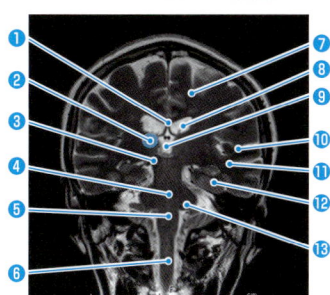

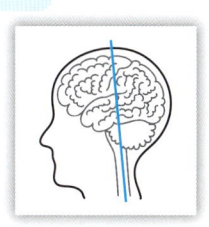

❶ 脳梁
❷ 視床
❸ 大脳脚
❹ 橋
❺ 延髄
❻ 頸髄
❼ 前頭葉
❽ 側脳室体部
❾ 第3脳室
❿ シルビウス溝
⓫ 側頭葉
⓬ 海馬
⓭ 中小脳脚

小脳半球を通る断面

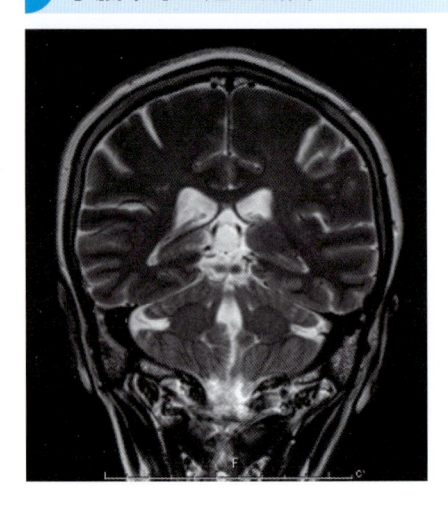

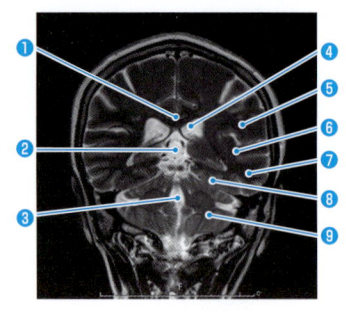

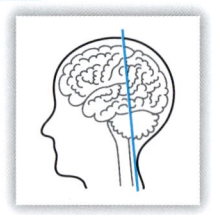

❶ 脳梁
❷ 四丘体槽
❸ 第4脳室
❹ 側脳室体部
❺ 頭頂葉
❻ シルビウス溝
❼ 側頭葉
❽ 海馬
❾ 小脳半球

3-1 脳梗塞

頭部　代表的疾患とリハ上の注意

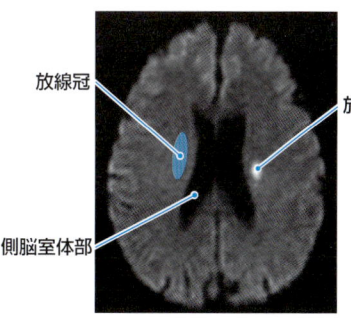

放線冠梗塞

錐体路すなわち皮質脊髄路が側脳室体部の外側を通過する部位を放線冠とよぶ。放線冠の損傷は、病側と反対側の片麻痺や半身の感覚鈍麻、麻痺性構音障害などの症状を呈する。中大脳動脈穿通枝の閉塞による放線冠梗塞急性期の頭部MRI拡散強調画像を提示する。放線冠の限局性の梗塞巣は高信号域（白）として捉えられる。

臨床所見

- 放線冠には錐体路と視床皮質路が通るので、放線冠の脳梗塞では、病巣と反対側の不全片麻痺と半身の感覚鈍麻、麻痺性構音障害などの症状を呈する。ラクナ梗塞のように病巣が小さいときには、機能予後は比較的良好である。
- 急性期に意識障害を呈することはまれで、運動麻痺で発症することがほとんどである。
- 内包には体性局在があり、内包膝から内包後脚に向かって、顔面、上肢、下肢の順に錐体路が配列しているので、前方の損傷では顔面・舌筋麻痺型、中央部の損傷では上肢麻痺優位型、後方の損傷では下肢麻痺優位型の片麻痺および感覚障害が出現する。大きな病巣では、脱落症状は重症になり、回復も芳しくない。

■ 放線冠　corona radiata
■ 錐体路　pyramidal tract

ラクナ梗塞
放線冠や基底核などの大脳深部や脳幹を灌流する、穿通枝とよばれる細い動脈の閉塞に起因する直径15mm以下の小さな脳梗塞で、不全片麻痺や半身の感覚障害を生じるが、比較的予後良好である。多発性ラクナ梗塞は、血管性認知症の原因となる。

リハ上の代表的検査

- 運動麻痺検査（Fugl-Meyer Assessment, Motricity Index, Brunnstrom stage, MMT），感覚検査，筋緊張検査，協調運動検査（SARAなど），構音障害検査など．
- 歩行機能検査，上肢能力検査，バランス検査，体幹機能検査など．
- ADL，IADL検査，健康関連QOL，脳卒中特異的QOLなど．

リハ介入時の注意

- 放線冠の損傷による運動麻痺は，随伴する感覚障害も軽症なことが多いので早期から，積極的に歩行練習などを行う．
- ラクナ梗塞で，放線冠がかかわるADL獲得のタイプとしては，大きく3つに分かれる[*1]．
- 1. 純粋運動性不全麻痺：上・下肢・体幹の片麻痺，構音障害が主体である．そのため，表出された運動麻痺に対して，積極的に運動促通手技などを用いる．物理療法（神経電気刺激，筋電誘発電気刺激など）の活用や，CI療法，促通反復法なども考慮する．
- 2. 運動失調性不全片麻痺：軽い片麻痺に加えて小脳性運動失調を呈する．筋力強化や重錘バンドの利用，神経筋促通法（PNF）などを用いる．バランスディスクなどの不安定板上の練習や動的バランスの改善を図る．
- 3. 感覚運動性脳卒中：片麻痺に加えて感覚障害を呈する．運動麻痺に対する介入は1.同様だが，感覚障害に対して視覚代償や重錘負荷での固有感覚入力を強化する．

*1 場合によっては，dysarthria-clumsyhand syndromeを入れ4タイプとすることもある．構音障害と一側手・手指巧緻性低下が主体である．
- CI療法　constraint induced movement therapy

※ラクナ梗塞＝放射線梗塞ではないので注意．

- p.57〜p.72にかけて脳梗塞・脳出血損傷部位別のリハ上の代表的検査，介入時の注意事項を記載している．基本的に，脳卒中は損傷部位にある程度左右されるが，出血や壊死の範囲などで大きく異なるので留意されたい．
- 脳卒中の一般的な検査はほとんど行う必要がある．本稿に記載したものは，その損傷部位に特徴的なものを優先した．

● 3-1. 脳梗塞

中大脳動脈域梗塞（MCA域）／＊内頸動脈閉塞（IC閉塞）

■ 中大脳動脈　middle cerebral artery；MCA

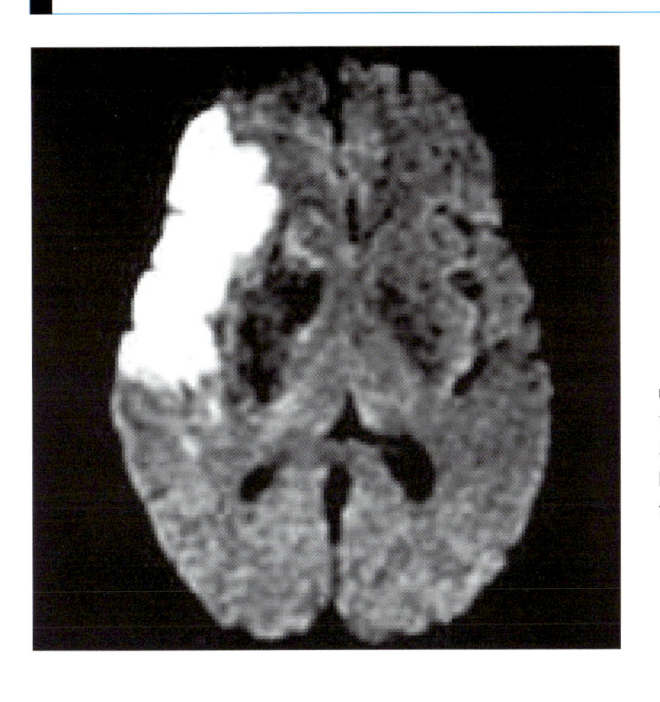

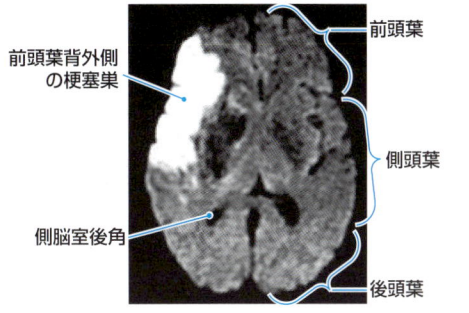

前頭葉背外側の梗塞巣
前頭葉
側頭葉
側脳室後角
後頭葉

中大脳動脈は前頭葉，側頭葉，頭頂葉の広範囲を灌流する。中大脳動脈皮質枝梗塞は背外側の脳梗塞を生じる（図）。中大脳動脈閉塞による脳梗塞の急性期の頭部MRI拡散強調画像を提示する。側頭葉から前頭葉背外側の梗塞巣は高信号域（白）として捉えられる。

臨床所見

- 中大脳動脈は，前頭葉，側頭葉，頭頂葉の広い範囲を灌流する。中大脳動脈皮質枝は背外側を灌流し，中大脳動脈水平部から分岐する穿通枝は基底核，内包，放線冠などの深部を灌流する。
- 中大脳動脈の閉塞により，病巣と反対側の運動麻痺や感覚障害，麻痺性構音障害が出現する。さらに損傷部位によって，同名性半盲も出現する。左中大脳動脈皮質枝の閉塞により失語や失読失書，ゲルストマン症候群などを呈し，右中大脳動脈皮質枝の閉塞では左半側空間無視や構成失行などを生じることが多い。
- 内頸動脈閉塞は，その末梢にある中大脳動脈灌流域と前大脳動脈灌流域に広範な梗塞巣を生じることが多いが，側副循環が潤沢な場合には軽症で経過することもある。

ゲルストマン症候群
左角回の損傷により，手指失認，左右失認，失算，失書の4症状を呈する。実際には，4つすべて出現することはまれ。

リハ上の代表的検査

- 左中大脳動脈の閉塞により失語や失読・失書などの症状を呈するときには，標準失語症検査（SLTA）などを実施する。また，右中大脳動脈閉塞により左半側空間無視や構成障害を呈するときには，線分二等分検査，線分抹消検査，BIT行動無視検査（Behavioral Inattention Test）などが有用である。

> **リハ介入時の注意**

- 左中大脳動脈閉塞により失語や失読・失書を呈する場合には言語訓練も併せて行う。また右中大脳動脈閉塞により左半側空間無視を呈する場合には、視空間のみならず、患者自身の患側、すなわち左上下肢に対する無視や不注意も存在し、リハに支障をきたす。

延髄外側部梗塞

延髄外側部の梗塞巣

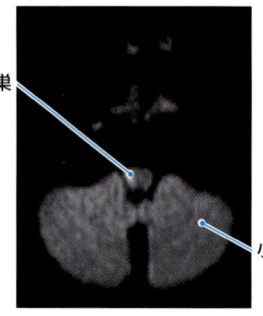

小脳半球

延髄は骨に囲まれた小さな構造であるために頭部CTでは、骨によるアーチファクトの影響で小病変を捉えることは難しい。ワレンベルグ症候群を呈した延髄外側部梗塞急性期の頭部MRI拡散強調画像を提示する。延髄の梗塞巣は限局性の高信号（白）として捉えられる。

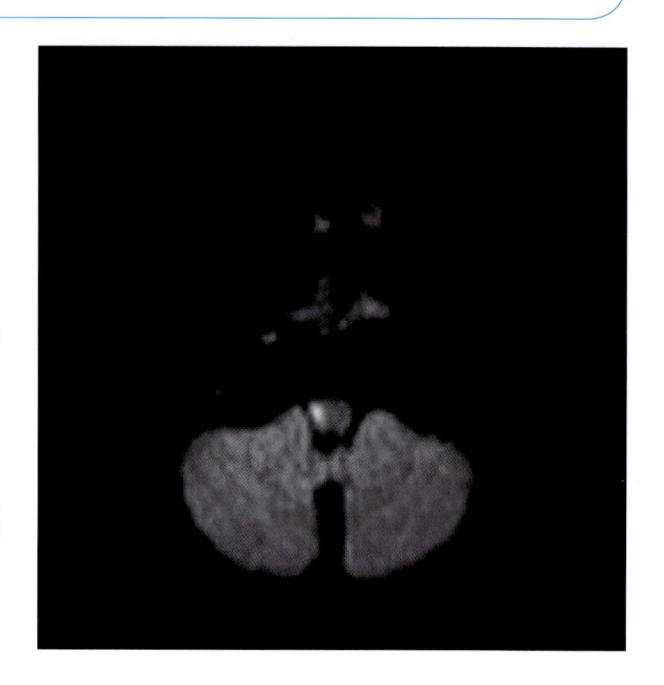

> **臨床所見**

- 延髄梗塞の重症例では、急性期に悪心・嘔吐、めまいに加えて意識障害を呈することがある。
- 椎骨動脈、あるいは椎骨動脈から分岐する後下小脳動脈の閉塞により延髄外側部の脳梗塞を生じ、ワレンベルグ症候群（延髄外側症候群）を呈する。ワレンベルグ症候群は、急性期には、悪心・嘔吐、回転性めまい、歩行不安定などの症状を呈する。神経学的には、病巣側の小脳性運動失調、ホルネル症候群、顔面の温痛覚障害、味覚障害、球麻痺（構音障害、嚥下障害、嗄声）、病巣と反対側の頸から下にかけて温痛覚障害などを呈する。
- latropulsion（歩行時病巣側への斜め突進現象；立ち上がり時の患側傾斜含む）が現れる。

ワレンベルグ症候群
病巣側の小脳性運動失調、ホルネル症候群、顔面の温痛覚障害、脳神経Ⅷ・Ⅸ・Ⅹの障害による。反対側の頸から下にかけて温痛覚障害（感覚乖離と称する）が生じる。

3-1. 脳梗塞

リハ上の代表的検査

- 脳神経検査，嚥下検査，筋緊張検査，協調運動障害検査，感覚検査（温度，痛覚）．
- 歩行（latropulsion），入浴・家事動作評価，構音障害（軟口蓋など）評価．

リハ介入時の注意

- latropulsionに関しては予後良好で，体性感覚（位置覚，触圧覚）の情報量を多くする．歩行では，膝屈曲位でのモンキー歩行などが有効．横歩きやタンデム歩行などを行う．
- 温度や痛覚がわからないので入浴・炊事時の火傷やケガに注意．また，しびれが後遺することがあり，心理サポートが必要である．
- latropulsionを呈するケースは，自覚的視覚的垂直判断（視覚入力系）が不良で，もともと延髄に関与する前庭機能（系）の障害と併せ，姿勢保持には代表的3入力系の残る体性感覚（系）が重要となる．
- 立位などで硬度識別課題を用い，足底から入力される感覚情報を強く意識させる．要するに床の硬さを確かめるため体重をかけたり，接地と同時に下肢を強く踏ん張るよう指示する．その際，下肢伸展のタイミングのズレを指摘，本人にも自覚を促し，膝折れなどを軽減させる．
- 応用歩行としては，タンデム歩行や横向き，回復しつつあれば8の字のタンデム歩行，交叉性の横歩きを実行する．

> **latropulsion**
> 側方への突進現象をさし，不随意的に一側に身体が倒れ込んでいこうとする状態．ある意味，pusher現象もこのメカニズムであるとされるが，延髄外側例は，介入方針が異なるので注意する．

脳底動脈閉塞

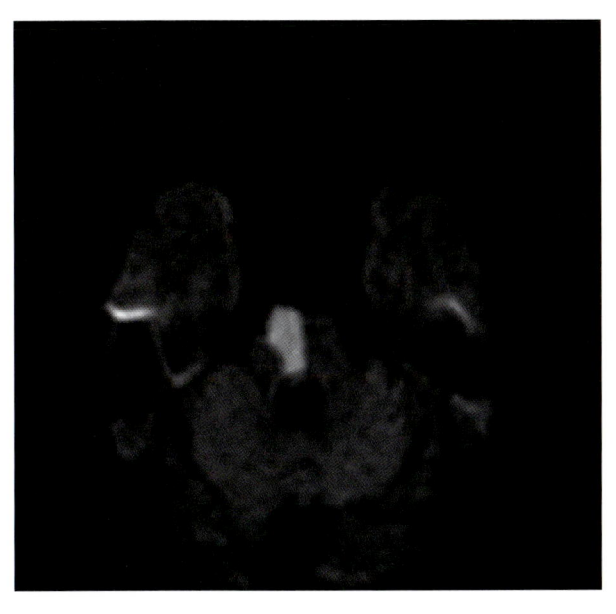

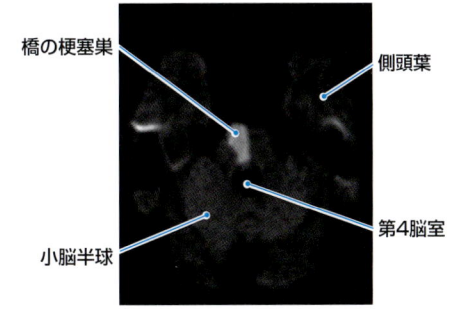

脳底動脈は，脳幹や小脳を灌流するので，脳底動脈閉塞は，脳幹に梗塞巣を生じることが多いが，重症例では脳幹から小脳半球にかけて比較的広範な梗塞巣を生じる．脳底動脈閉塞症急性期の頭部MRI拡散強調画像を提示する．橋の梗塞巣は，限局性の高信号（白）として捉えられる．

（ラベル: 橋の梗塞巣，側頭葉，小脳半球，第4脳室）

臨床所見

- 脳底動脈は，脳幹（橋），小脳，内耳などを灌流するために，脳底動脈閉塞症は，重症で予後不良である。急性期には，悪心・嘔吐，回転性めまいに加えて意識障害を呈し，重症例では，四肢麻痺，球麻痺，除脳硬直，瞳孔異常，眼球運動障害，発熱，血圧上昇などの症状を呈し，死亡率は40〜80％とされる。
- 橋底部が広範囲に障害されると，眼球運動とまばたきのみしかできない「閉じ込め症候群（Locked-in syndrome）」が出現する。
- 脳底動脈の最上部が閉塞する脳幹に加えて視床や後大脳動脈灌流域に損傷がおよび，脳底動脈先端症候群（top of basilar syndrome）を呈する。傾眠，幻覚，半盲，バリント症候群[*2]，変形視，せん妄，視覚失認，感覚障害，運動麻痺，眼球運動障害，瞳孔異常など多彩な脱落症状を呈する。

リハ上の代表的検査

- 総合的な評価が必要である。特に運動障害は四肢・顔面にでるので，全体的にみる。

リハ介入時の注意

- 閉じ込め症候群は，意識清明で精神症状はあまり呈さない。意思疎通手段を環境制御装置などで整える。
- 脳底動脈先端症候群で幻覚やせん妄が出現したときには，行動心理症状に対する対応をとる。この症状は，明確な運動麻痺を伴わないため，ときどき精神病や認知症と混同される。あくまで脳梗塞であるため，突発することが前提であり，徐々に進行するアルツハイマー病や統合失調症とは異なる。
- 脳底動脈は，上小脳動脈，前下小脳動脈，橋動脈に分枝するため，原則，小脳失調，注視麻痺，ホルネル回転性めまいなどの「小脳損傷」と，運動麻痺，脳神経症状，小脳失調，感覚障害などの「橋損傷」の症状を呈する。詳細は「小脳出血・橋出血」（p.66〜68）で述べる。

[*2] バリント症候群は，後頭葉梗塞（p.65）で説明する。

● 3-1. 脳梗塞

前頭葉（前大脳動脈域）梗塞

■ 前大脳動脈　anterior cerebral artery；ACA

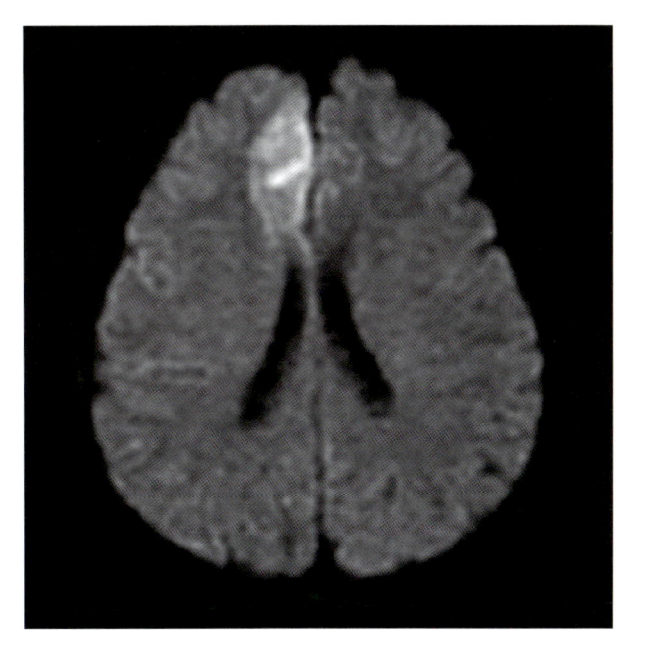

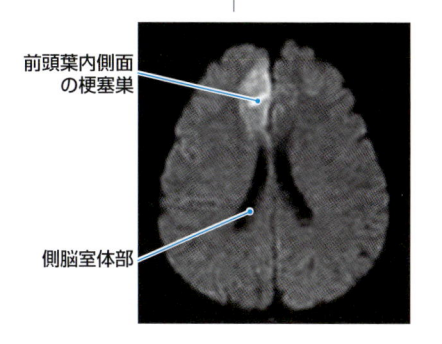

前頭葉内側面の梗塞巣

側脳室体部

前大脳動脈は，大脳縦裂に沿って走行し，前頭葉前部の背外側の一部と内側面の広い範囲を灌流する。前大脳動脈の閉塞により，前頭葉内側面に脳梗塞を生じる。前大脳動脈閉塞による脳梗塞の急性期の頭部MRI拡散強調画像を提示する。前頭葉内側面の梗塞巣は高信号域（白）として捉えられる。

臨床所見

- 前大脳動脈は，前頭前野（前頭連合野）背外側と内側面，補足運動野（前補足運動野，固有補足運動野），および前部帯状回，脳梁の一部などを灌流する。
- 前頭前野は，作動記憶（ワーキングメモリー），動機付け，意思決定，実行機能，反応の抑制などの機能を担っており，前部帯状回は，選択的注意，集中力，エラー検出，動機付け，情動反応の調節などの機能を担っている。前大脳動脈閉塞によるの脳梗塞では，意欲発動性低下，脱抑制，注意障害，人格変化，社会適応行動障害，実行機能障害，さらには下肢に優位の運動麻痺など症状を呈する。
- 前大脳動脈閉塞による脳梁の梗塞で「他人の手症候群」（alien hand syndrome）を呈することがある。

他人の手症候群
明確な定義がなく，1. 非視覚下で触った際，自分の手でないと認識する「非所属感」と，2. 自分の意思ではなく行為を行う「自動的運動」の障害。3. 上記の1.と2.の混合を示すとされる。
※意思に反して起こり，抑制することができない「anarchic hand」や「道具の強迫的使用」，右手と左手で異なる動作をする「拮抗失行」もこれらに属するとされる。

リハ上の代表的検査

- 遂行機能障害はBehavioral Assessment of the Dysexecutive Syndrom（BADS），Trail Making Test（TMT），Wisconsin Card Sorting Test（WCST）など。社会適応障害評価（Adaptive Behavior Scale；ABS適応行動尺度など）や行動全般の観察も忘れてはいけない。特に看護師や家族との情報交換は密に行う。
- 高次運動野（運動前野，補足運動野，帯状皮質運動野）は動作観察などで判断する。
- 一次運動野は，運動麻痺の検査。失語は標準失語症検査などを実行する。

リハ介入時の注意

- 多種多様な症状を呈するので，これらの機能を十分把握しておく。
- 症状を自覚できるかが鍵。目標を立て実行し，失敗例，成功例を収集し必ずフィードバックをかける。また，「可能な動作」か「困難な動作」か振り分ける作業を行い，自らゴールを設定させ，スケジュールを組ませる。課題解決に繋げ自覚を促す。
- 本人だけでなく家族にも理解を促す。そこで，家人にも行動記録を評価してもらう。
- 軽症例は二重課題を実施する（運動／認知課題を組み合わせる）。
- 抵抗症が存在する場合，他動的に運動させたり動作を介助すると，運動を停止させたり抵抗するため，「自発運動」を原則誘導する。
- 注意が逸れやすいため，明確な焦点化を図る。たとえば両手を台の上に置いて立ち上がる動作の際，手の位置を重点的に指示するなどである。
- 動作のプログラミングを構成できないので，一度一連の動作を介助してでも実行させる必要がある。動作分解し後で連結することは，困難なことが多い。
- 動作の開始や切り替えのタイミングが不良になるため，外的刺激の「キュー」を与える。パーキンソン病と同様で，目印や掛け声が鍵となる。

後頭葉（後大脳動脈域）梗塞

■ 後大脳動脈　posterior cerebral artery；PCA

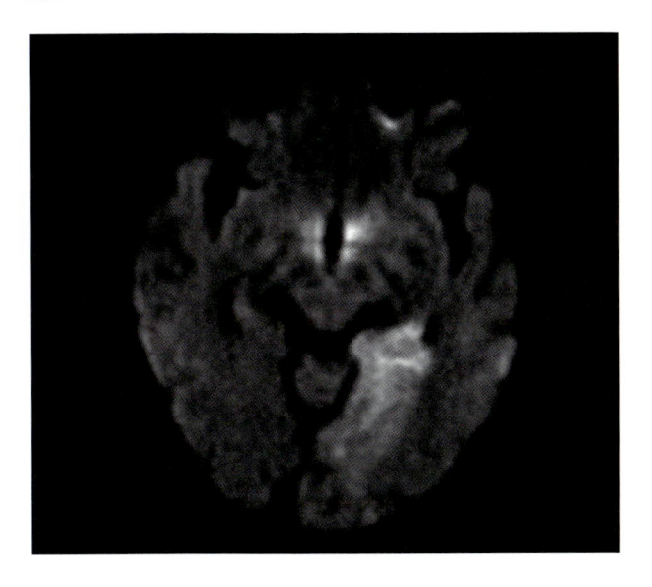

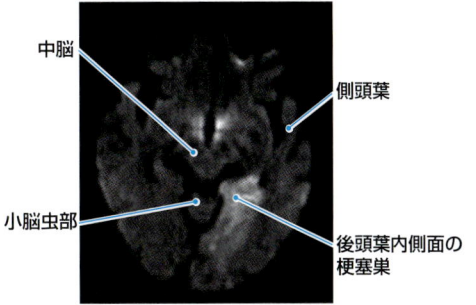

中脳
側頭葉
小脳虫部
後頭葉内側面の梗塞巣

後大脳動脈は，側頭葉内側面や後頭葉内側面を灌流するので，後大脳動脈の閉塞により側頭葉内側面から後頭葉内側面に脳梗塞を生じる。後大脳動脈閉塞による脳梗塞の急性期の頭部MRI拡散強調画像を提示する。側頭葉内側面から後頭葉内側面の梗塞巣は高信号域（白）として捉えられる。

臨床所見

- 後大脳動脈は，側頭葉内側面や後頭葉内側面を灌流するので，一側後大脳動脈閉塞により，病巣と反対側の同名性半盲を呈する。左後大脳動脈の閉塞により左後頭葉と脳梁膨大部の脳梗塞を生じると純粋失読を呈する。両側の後大脳動脈の閉塞で，両側の側頭葉・後頭葉下面に脳梗塞を起こすと相貌失認や地誌的失見当を呈する。
- 両側後頭葉背外側の損傷で，物体失認を呈することがある。両側後大脳動脈の閉塞により皮質盲を呈するときに，視力障害を積極的に否認する症状（病態失認）をアントン徴候とよぶ。

リハ上の代表的検査

- 視野検査，失語症検査など。
- 半盲の場合，半側無視や消去現象と区別しておく必要がある。

リハ介入時の注意

- 視野障害に関して代償が効くか確認する。
- 視覚の代償は3つの戦略を考慮する。1つは眼球の対側への代償，次に頭部回旋（眉間中心）による代償，3つ目は体幹（躯幹全体）の回旋によるものである。
- 代償によって物体の身体（自己），空間把握が自覚できれば半側性無視と区別でき，介入の方法が選択しやすくなる。

物体失認，相貌失認，色彩失認，視覚性運動盲，バリント症候群などは後頭葉単独の障害ではなく，頭頂連合野や側頭連合野の障害を伴ったときに出現する。

3-2 脳出血

頭部　代表的疾患とリハ上の注意

小脳出血

前頭葉　ペンタゴン　側頭葉　橋　第4脳室　小脳半球の血腫

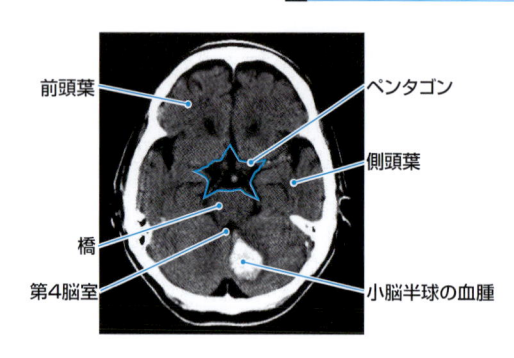

小脳出血急性期急性期の頭部CT画像を提示する。小脳半球に限局した血腫は，高吸収域（白）として捉えることができる。

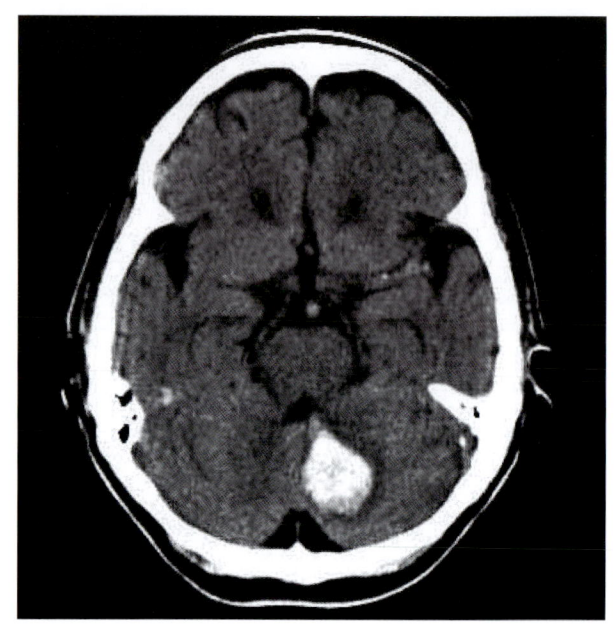

臨床所見

- 小脳出血は，めまい，悪心・嘔吐，意識障害，言語障害，運動失調などの症状で発症し，慢性期には，四肢の運動失調，躯幹失調，断綴性言語，筋緊張低下などの神経脱落症状に加えて，注意散漫，記憶障害，視空間認知障害，学習障害などの高次脳機能障害を呈することがある。
- 小脳は前頭連合野と線維連絡があり，情動障害，人格変化，脱抑制などの小脳認知情動症候群を呈することがある。
- 運動前野と線維連絡の障害では身体における空間座標軸変換の障害が起きる。

■ 小脳認知情動症候群
cerebellar cognitive affective syndrome；CCAS

リハ上の代表的検査

- 協調運動障害検査が主体となる。1.空間的測定障害（指鼻テスト，踵膝テストなど），2.時間的測定障害（鼻指鼻テストなど），3.運動分解（指鼻テストなど），4.反復拮抗運動不能（膝打ちテスト，フットパット），5.振戦（指鼻テストなど），6.共同運動障害（起き上がり，大腿体幹連合屈曲など）の6つの要素をみる。客観的にみたいときは，簡便な評価方法として，Scale for the Assessment and Rating of Ataxia（SARA）を勧める。
- バランス検査は，片脚立ち位やBerg Balance Scale，Functional reach，TUG，重心動揺検査を行う。
- そのほか，筋力，筋緊張，構音障害，呼吸機能，運動耐容能をみる。
- ADL，IADLはFIMなど。
- 認知機能障害が疑われるときは，BADS（「前大脳動脈（前頭葉梗塞）」p.63参照）やストループテストなどを評価する。

リハ介入時の注意

- 運動失調に関する介入方法（筋力強化，重錘負荷，バランス強化など）。
- 運動学習（誤差学習），フィードバック・フィードフォワードを念頭に置く。
- 大脳小脳連関（運動ループ，認知ループ）を考慮する。認知ループでは，主として前頭葉（前頭前野）機能の障害が多く，チームや家人も巻き込み包括的介入を心がける（「前頭葉（前大脳動脈域）梗塞」p.63参照）。
- 協調運動障害は，時間調節，空間調節，強度調節の3要素が重要で，これらが正しく感覚情報に基づいて円滑かつ効率的に連動しているかをみながら介入する。

■ 橋出血　pontine hemorrhage

橋出血

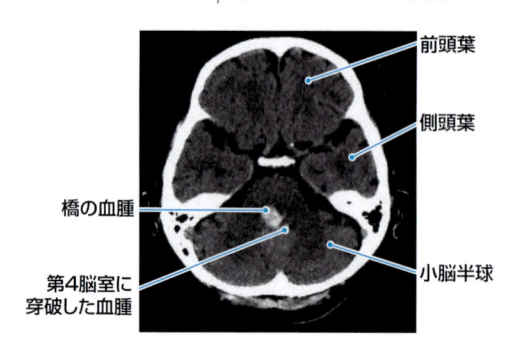

前頭葉
側頭葉
橋の血腫
第4脳室に穿破した血腫
小脳半球

橋出血急性期急性期の頭部CT画像を提示する。橋に限局した血腫は，高吸収域（白）として捉えることができる。

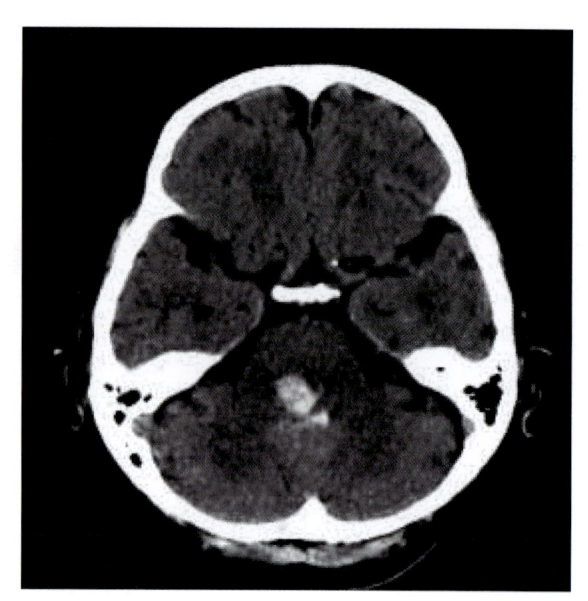

> ### 臨床所見

- 橋出血は脳出血全体の約10％に過ぎないが，死亡率が高い。突然の意識障害，悪心・嘔吐，めまいなどの症状で発症し，眼球の正中位固定，眼球浮き運動などの眼球運動障害，運動失調，運動麻痺などの神経症状を呈するが，重症例では昏睡，呼吸障害，除脳硬直，などを呈する。
- 被蓋底部の血腫では病巣と反対側の感覚障害と交代性片麻痺が出現する。

> ### リハ上の代表的検査

- 協調運動障害検査，平衡機能検査，眼球運動検査，運動麻痺，感覚検査，脳神経検査など。

> ### リハ介入時の注意

- バランス障害に関しては，協調運動，平衡機能のほか眼球運動との関連を考慮する。
- 大脳小脳連関を考慮する。
- 眼球運動不良のため，素早い寝返り，ストレート気味の起き上がりや自動車乗車での景色の流れに対応できないことがあるので注意する。
- 橋出血では中心部で狭い部分に錐体路が走行しており両側障害（片麻痺）の可能性が高いので，必ず介入（評価含む）は全身をみる。

● 3-2. 脳出血

視床出血

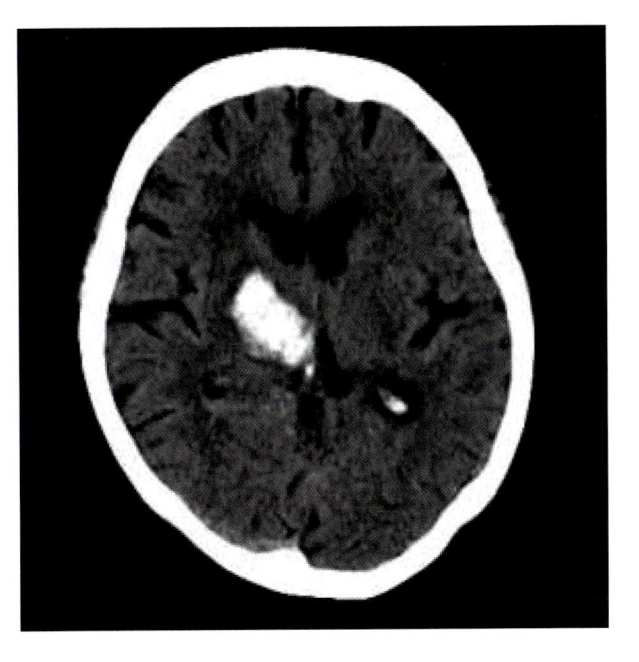

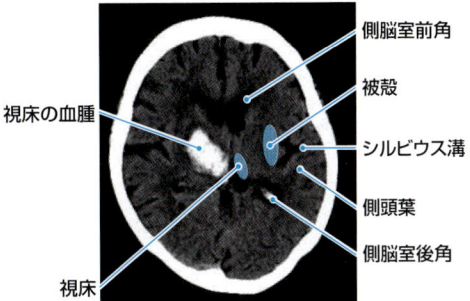

■ 視床出血　thalamic hemorrhage

側脳室前角
被殻
視床の血腫
シルビウス溝
側頭葉
側脳室後角
視床

視床出血急性期急性期の頭部CT画像を提示する。視床の限局した血腫は高吸収域（白）として捉えることができる。

臨床所見

- 視床は前核，内側核，腹側核などから構成される複合体で，嗅覚以外のあらゆる感覚情報（体性感覚，痛覚，視覚，聴覚，味覚など）を大脳皮質に送る中継核で，大脳皮質連合野（前頭連合野，頭頂連合野など）や基底核，小脳，辺縁系，脳幹などと線維連絡を有するためにさまざまな症状を呈する（図1）。
- 視床出血は，脳出血の約25％を占め，半身のしびれ感，頭痛，悪心・嘔吐，片麻痺など症状で発症し，病巣と反対側の半身の表在感覚鈍麻やしびれ感，片麻痺，麻痺性構音障害，運動失調などの神経脱落症状を後遺する。視床出血によって生じる半身の強いしびれ感や疼痛を「視床痛」とよび，手指の変形は「視床手」とよばれる。偽性アテトーゼや無意識下で障害側上肢が奇妙な肢位に固定される偽ジストニアなどの不随意運動などがみられることもある。
- 左視床出血では，軽症の失語や記憶障害を呈することがあり，一方，右視床出血では左半側空間無視や構成障害を呈することがある。姿勢定位にも関与しpusher現象も出現する。

図1 4つの並列回路（大脳皮質-基底核ループ）

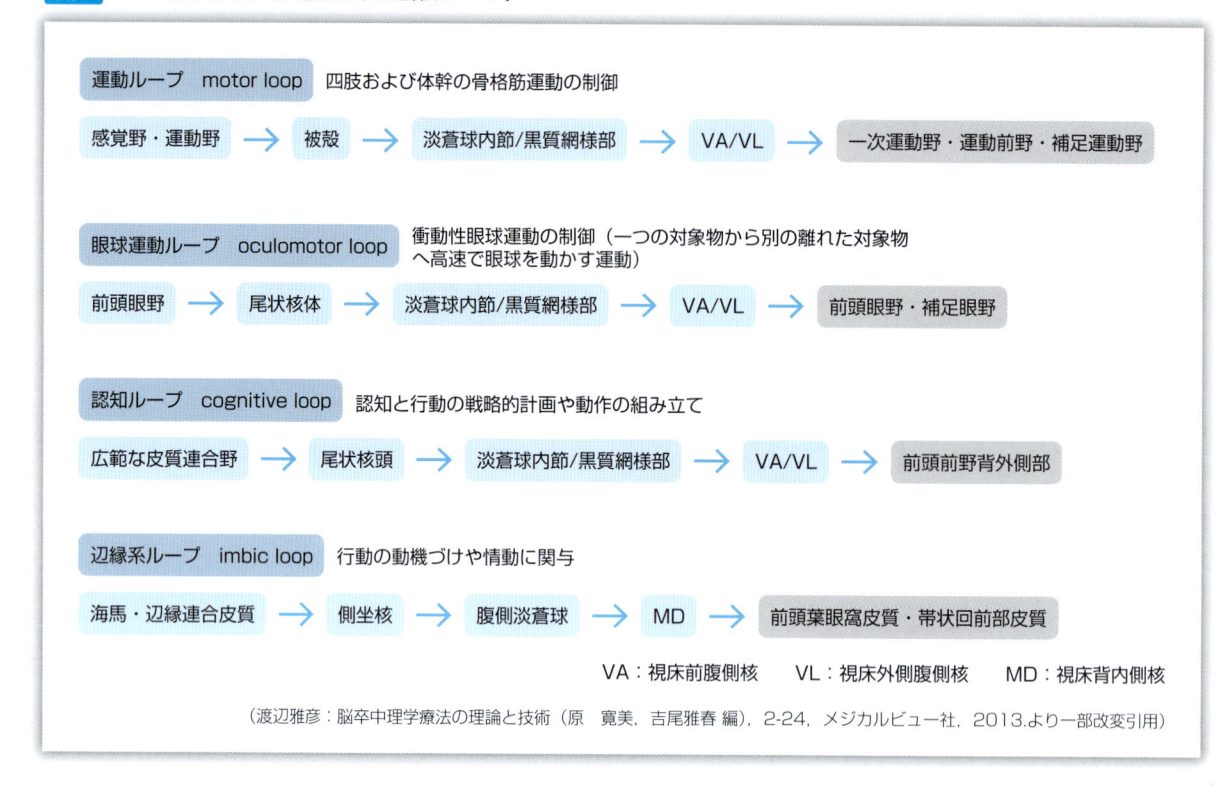

| 運動ループ　motor loop | 四肢および体幹の骨格筋運動の制御 |

感覚野・運動野 → 被殻 → 淡蒼球内節/黒質網様部 → VA/VL → 一次運動野・運動前野・補足運動野

| 眼球運動ループ　oculomotor loop | 衝動性眼球運動の制御（一つの対象物から別の離れた対象物へ高速で眼球を動かす運動） |

前頭眼野 → 尾状核体 → 淡蒼球内節/黒質網様部 → VA/VL → 前頭眼野・補足眼野

| 認知ループ　cognitive loop | 認知と行動の戦略的計画や動作の組み立て |

広範な皮質連合野 → 尾状核頭 → 淡蒼球内節/黒質網様部 → VA/VL → 前頭前野背外側部

| 辺縁系ループ　limbic loop | 行動の動機づけや情動に関与 |

海馬・辺縁連合皮質 → 側坐核 → 腹側淡蒼球 → MD → 前頭葉眼窩皮質・帯状回前部皮質

VA：視床前腹側核　　VL：視床外側腹側核　　MD：視床背内側核

（渡辺雅彦：脳卒中理学療法の理論と技術（原　寛美，吉尾雅春 編），2-24，メジカルビュー社，2013.より一部改変引用）

リハ上の代表的検査

- 前述の通り，多様な症状を示すので，包括的な視点で評価する．視床後方外側部に血腫があるときには感覚障害を生じることが多いので詳細な感覚障害の検査は必要である．協調運動障害検査，高次脳機能障害の検査，動作・行動観察，意識，MMSE，pusher現象評価などを行うようにする．

リハ介入時の注意

- 運動療法時に，異常知覚や中枢性の痛み（視床痛）の出現は，トレーニング遂行自体の阻害因子となる．疼痛を増悪させる外的刺激に留意し，抑うつ的になることもあるため，心理的サポートも大切である．
- 運動トレーニング自体は感覚障害に対して，視覚代償や重錘負荷など外部感覚入力で環境適応的に介入する方法と，むしろ視覚などを遮断して行う練習が効果的とされる．また，単一感覚モダリティの刺激だけでなく異種感覚統合機能を念頭に置くとよい．
- 遂行機能障害のほか，半側無視，失語，失行など高次脳機能障害への介入が必要になることがある．
- 頭頂連合野との関連で姿勢の空間定位（pusher現象や重心側方偏位）への介入も大事である．

被殻出血

被殻出血 putaminal hemorrhage

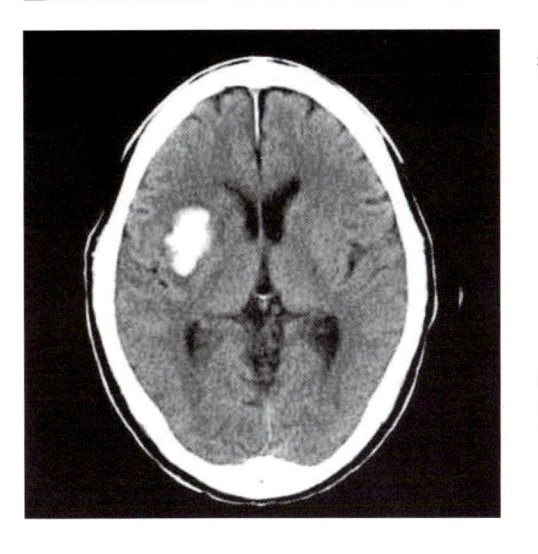

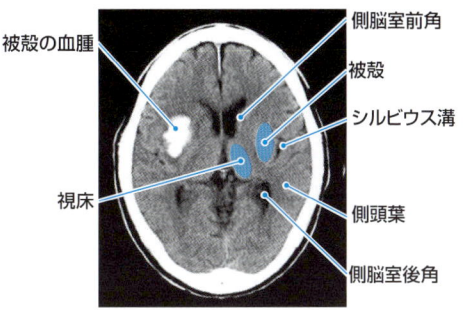

被殻出血急性期急性期の頭部CT画像を提示する。被殻に限局した血腫は高吸収域（白）として捉えることができる。

臨床所見

- 被殻出血は，最も頻度の高い脳出血で，頭痛，悪心・嘔吐，片麻痺，言語障害，意識障害などで発症し，血腫の大きい重症例は脳ヘルニアを起こす。血腫が内包へと進展すると，病巣と反対側の運動麻痺と半身の感覚鈍麻を呈する。急性期は弛緩性麻痺を呈するが，慢性期に移行すると痙性片麻痺に移行することが多い。
- 右半球病巣では左半側空間無視や病態失認を呈し，左半球病巣では高率に失語を呈する。

リハ上の代表的検査

- 運動麻痺の評価，筋緊張（Ashworth尺度改訂版），反射検査，感覚障害の評価，失語や半側空間無視などの高次脳機能障害検査など。

リハ介入時の注意

- 大脳基底核は大脳皮質との4つのループがあり[1]，被殻は運動ループに属する（図1）。一次運動野から始まるループは運動の実行，補足運動野や運動前野からは運動のプログラミングに関与する。運動の制御や円滑性，筋収縮の連合に関与するため，それらを念頭に入れて行う。
- 運動麻痺の回復では筋緊張や共同運動障害の程度に常に留意してリハビリテーションを行う。
- 痙縮が著明な場合，下肢装具の使用も麻痺の程度と同様に検討する。

文献

1) 渡辺雅彦：脳卒中理学療法の理論と技術（原 寛美，吉尾雅春 編），2-24，メジカルビュー社，2013

尾状核出血

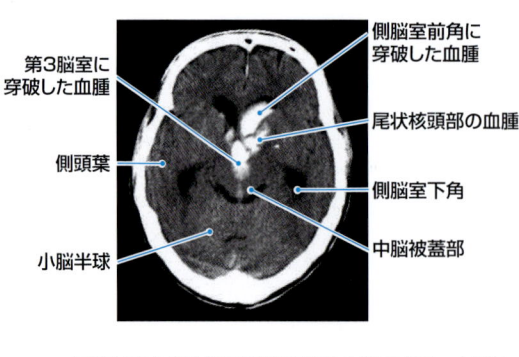

第3脳室に穿破した血腫
側頭葉
小脳半球
側脳室前角に穿破した血腫
尾状核頭部の血腫
側脳室下角
中脳被蓋部

尾状核出血急性期の頭部CT画像を提示する。血腫は，側脳室に穿破し第三脳室にまで進展しており，高吸収域（白）として捉えることができる。

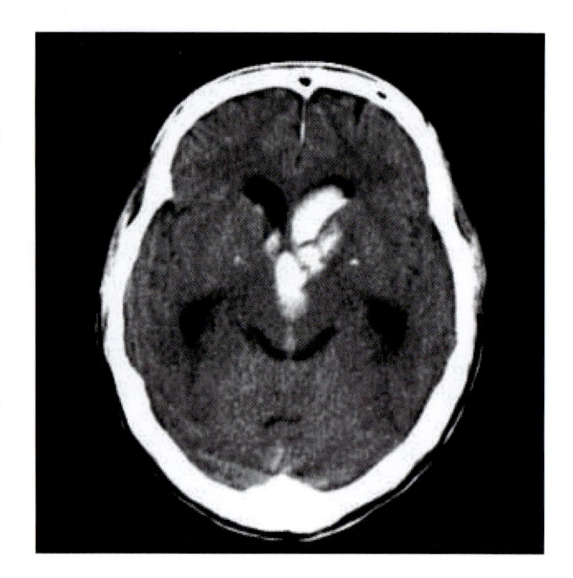

臨床所見

- 尾状核出血は，頭痛，悪心・嘔吐，眼球偏位，意識障害などで発症することが多く，慢性期には，不全片麻痺，眼球運動障害や認知機能障害などを呈する。
- 尾状核は前頭葉との関わりが非常に強いので（図1），遂行機能障害，セット転換障害，手続き記憶の障害，ワーキングメモリ低下，情動障害などを生じることがある。

リハ上の代表的検査

- 眼球運動の評価，遂行機能障害評価，筋緊張検査，動作観察（不随意運動動作拙劣さ），記憶検査など。

リハ介入時の注意

- 尾状核損傷では運動麻痺はさほど重症例が少ないとされるが，大脳皮質とのループがあり[1]，眼球運動・背外側前頭皮質・眼窩前頭皮質・（辺縁系）ループに属する（図1）。そのため認知機能障害に関しては常に念頭に置く必要がある。
- 動作拙劣さが存在し，高次運動野の障害が考えられるため，明確な指示（目印やキュー）を与える。
- 脱抑制や易怒的行動，反対に発動性低下などがあるため，チーム全体で管理する。
- 不随意運動が目立つときは，動作を能動的に先行させるとエラーが少なくなる。

3-3 くも膜下出血

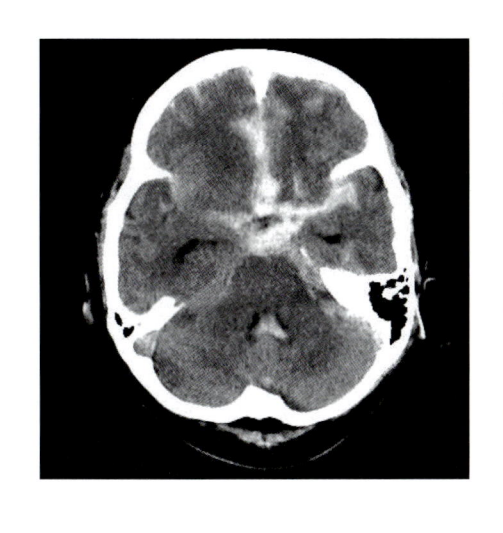

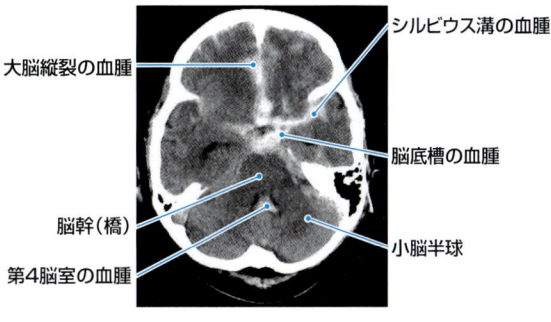

頭部　代表的疾患とリハ上の注意

くも膜下出血急性期の頭部CT画像を提示する。脳底槽にヒトデ型（星型）の血腫を認め，第4脳室にも進展している。血液成分は高吸収域（白）として捉えることができる。

■ くも膜下出血　subarachnoid hemorrhage；SAH
脳動脈瘤の破裂によりくも膜下腔に出血する病態で，激しい頭痛や悪心・嘔吐，意識障害で発症し，髄膜刺激症状を呈する。死亡率が20〜30％と高いが，脳内血腫や血管攣縮を合併しない場合は後遺症も軽く，mRS：0-2の症例も40〜50％みられる。

臨床所見

- 根治手術後にけいれんや正常圧水頭症を併発することがあり，夜間せん妄も生じやすい。
- 脳血管攣縮により脳虚血症状（続発性脳梗塞）を呈すると，遷延性意識障害や運動麻痺，記憶障害，失語や遂行機能障害などの高次脳機能障害を後遺することもある。

リハ上の代表的検査

- 主として廃用症候群に関する（筋力，柔軟性，体力など）チェック。意識障害，尿失禁，重心後方偏位のチェックなども行う。
- 症候性てんかん，正常圧水頭症，脳血管攣縮などを併発した場合は，遷延性意識障害，運動麻痺，高次脳機能障害など多彩な神経脱落症状を後遺するので，それぞれの病態にあわせた対応が必要である。

リハ介入時の注意

- 廃用予防・改善が中心だが，痙攣発作，正常圧水頭症の所見，意識変容，覚醒度に注意しながら行う。
- 痙攣は事前の脳波が大事だが，前兆があり，気分高揚感，視野違和感，上肢・顔面のピクツキに注意。
- 水頭症では，覚醒低下や尿失禁，重心後方偏位，発動性低下に注意。

3-4 聴神経腫瘍（聴神経鞘腫）

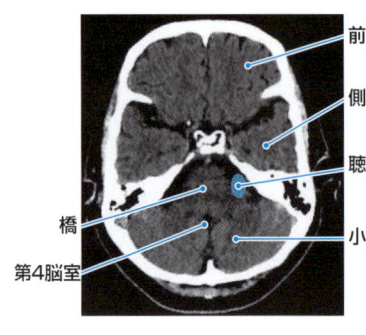

頭部　代表的疾患とリハ上の注意

聴神経腫瘍の頭部CT画像を提示する。小脳橋角部に等吸収域の限局性病変を捉えることができる。

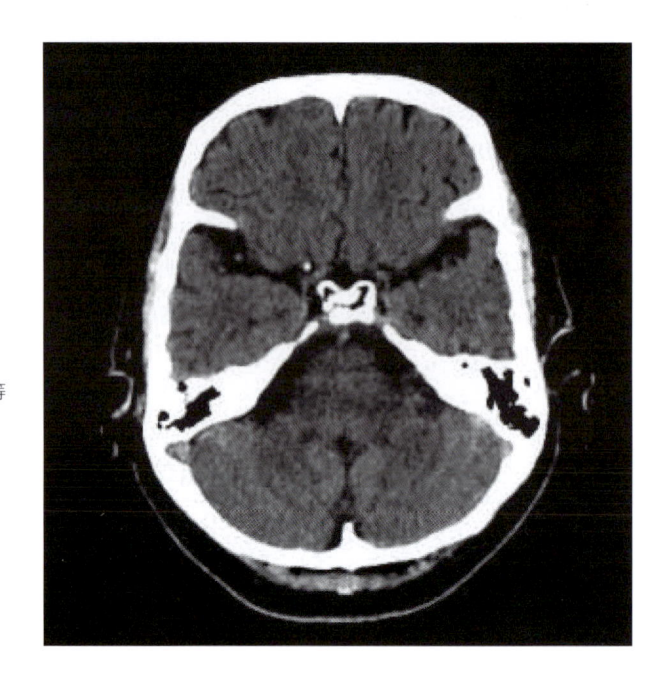

（画像ラベル：前頭葉、側頭葉、聴神経腫瘍、小脳半球、橋、第4脳室）

- 聴神経腫瘍　acoustic neurinoma

臨床所見

- 腫瘍による聴神経が損傷され，主要と同側の感音性難聴，耳鳴り，耳閉塞感，めまいなどの症状を呈する症状。
- 近接する顔面神経や三叉神経が圧迫されると，同側の末梢性顔面神経麻痺，顔面痙攣，同側顔面の感覚鈍麻やしびれ感などを呈することがある。

リハ上の代表的検査

- 脳神経検査，特に聴力検査や顔面神経（柳原法など），三叉神経の検査。

リハ介入時の注意

- 腫瘍による圧迫や手術で顔面神経の損傷を余儀なくされたとき，回復のための運動療法，バイオフィードバック療法など介入を行う。

柳原法
顔面麻痺の40点法ともいわれ，安静，額のしわよせ，軽閉眼，強閉眼，片目つぶり，鼻翼動かし，頬をふくらます，口笛，「イ」の口，口を「へ」の字の10項目を，正常4点，部分麻痺2点，高度麻痺0点として評価する。

3-5 多系統萎縮症（オリーブ橋小脳萎縮症/OPCA/MSA-C）

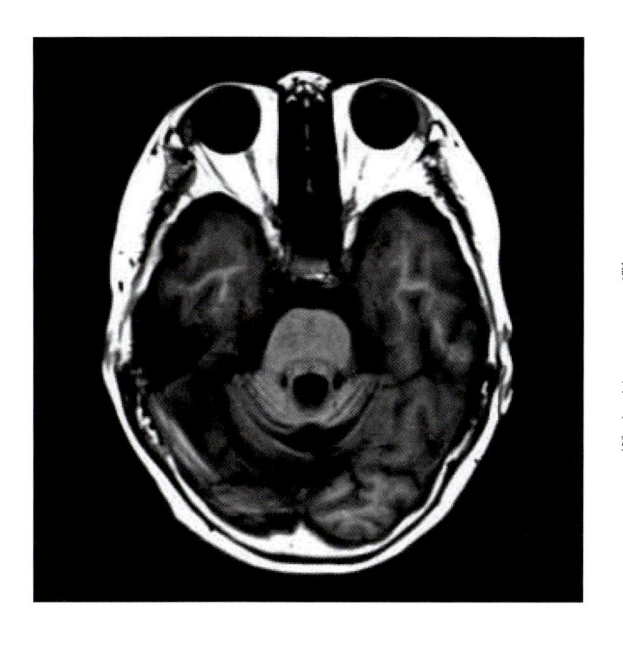

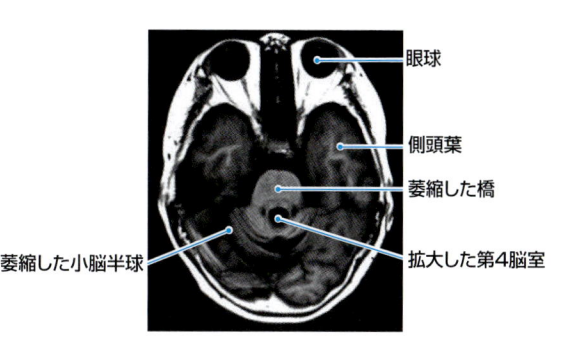

頭部　代表的疾患とリハ上の注意

眼球
側頭葉
萎縮した橋
萎縮した小脳半球
拡大した第4脳室

オリーブ橋小脳萎縮症の頭部MRI T1強調画像を提示する．小脳半球，小脳虫部と脳幹の著しい萎縮を認め，第4脳室の拡大も観察される．

臨床所見

- 多系統萎縮症は，運動失調を主徴とするオリーブ橋小脳萎縮症，パーキンソニズムを主徴とする線条体黒質変性症，そして起立性低血圧や排尿障害などの自律神経障害を呈するシャイ・ドレーカー症候群に分類され，中年期に発症し進行性の経過をたどる．

- 多系統萎縮症　multisystem atrophy；MSA
- オリーブ橋小脳萎縮症 olivopontocerebellar atrophy；OPCA
- 線条体黒質変性症 striatenigral degeneration；SND
- シャイ・ドレーカー症候群 Shy-Drager syndrome

リハ上の代表的検査

- 協調運動障害検査（SARAなど）．バランス評価，筋力・体力評価，筋緊張，呼吸（臥位と座位の変化をみる）検査．ADL，IADL，QOL評価．
- 血圧チェック，パーキンソニズムの評価．

リハ介入時の注意

- バランス強化，動作練習が主体．筋力強化やPNF，重錘の工夫など行う．呼吸器機能の維持練習，嚥下のチェックも行う．
- 進行性疾患なので，その能力（時期）に合わせ，自助具や装具，福祉用具，環境整備が必要である．
- 転倒しやすいので保護帽やヒッププロテクタなどを用意することも考慮する．

3-6 多発性硬化症

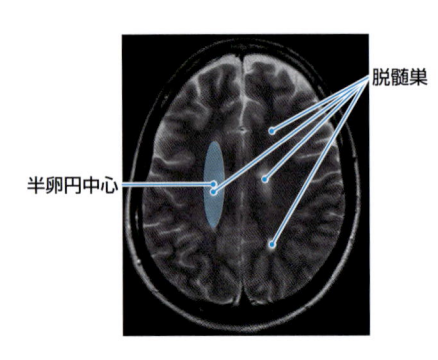

頭部　代表的疾患とリハ上の注意

多発性硬化症の頭部MRI FLAIR画像を提示する。半卵円中心に限局性の脱髄巣が散在する。脱髄巣は高信号（白）として捉えられる。

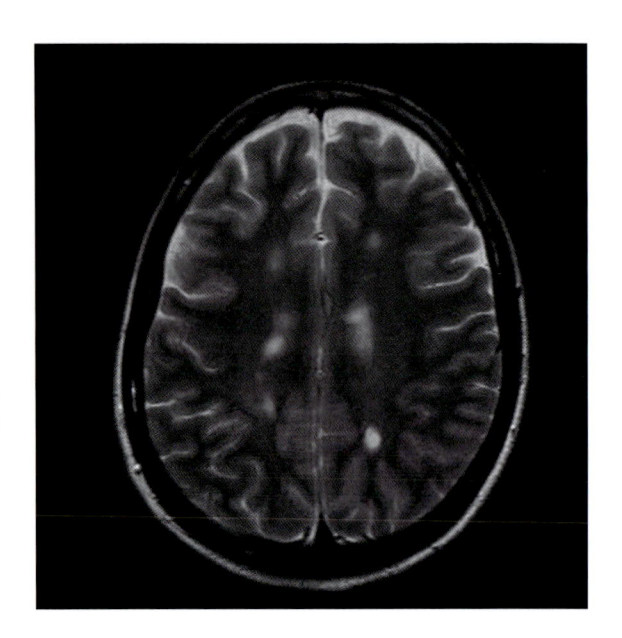

■ 多発性硬化症　multiple sclerosis；MS
中枢神経系の慢性炎症性脱髄疾患で，時間的・空間的に病変が多発するのが特徴である。主たる神経症状は，視力障害，複視，小脳失調，四肢の麻痺（単麻痺，対麻痺，片麻痺），感覚障害，膀胱直腸障害，歩行障害，有痛性強直性痙攣などで，病変部位によって異なる。

臨床所見

- 多発性硬化症に特徴的な症状としてウートフ徴候があり，気温の上昇，熱い風呂，発熱など体温の上昇に伴って神経症状が悪化し，体温の低下により元に戻る。

リハ上の代表的検査

- 協調運動障害検査，運動麻痺，筋力，バランス検査，運動耐用能，可動域（疼痛），視覚異常のチェック，うつ評価，ADL，IADL，QOLチェックなど。
- 日内変動やライフスタイルのチェック。

リハ介入時の注意

- ウートフ徴候を呈することから，高温環境や温熱療法は避けたほうがよい。入浴も慎重に行う。
- 症状が多彩なので，それに合わせてリハビリテーションを行う。また，寛解と増悪を繰り返し進行するので，予後を見極めどの時期にあるのか考えて介入する。
- 易疲労の傾向が強いので，運動負荷量に注意し介入する。

3-7 頭部外傷：びまん性軸索損傷

頭部　代表的疾患とリハ上の注意

側脳室体部
脳梁膨大部の
びまん性軸索損傷

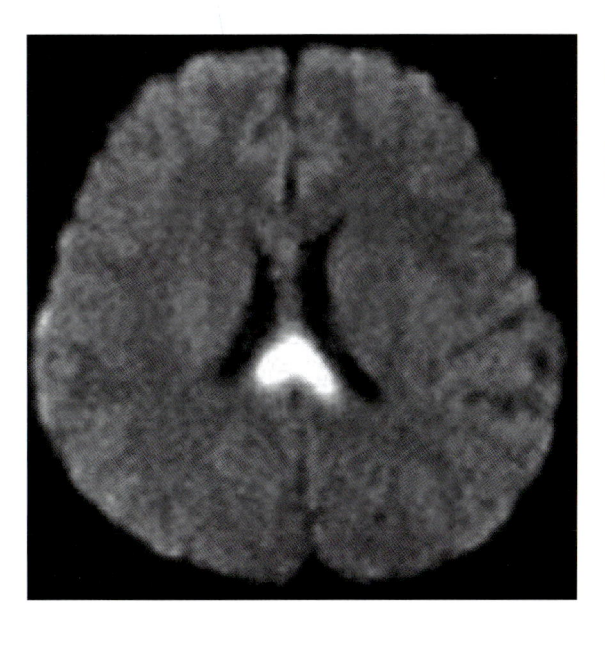

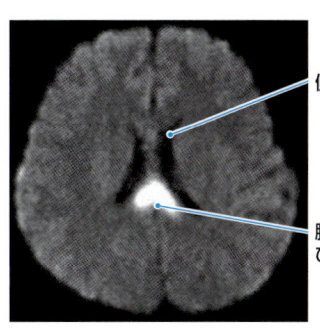

びまん性軸索損傷の頭部MRI拡散強調画像を提示する。脳梁膨大部のびまん性軸索損傷を高信号域（白）として捉えることができる。

臨床所見

- びまん性軸索損傷とは，頭部外傷後に意識障害を呈するにもかかわらず，頭部CTやMRIで明らかな血腫や脳挫傷を認めない病態で，強い外力で脳に回転力が生じた結果，軸索が広範囲に断裂し，遷延性意識障害や高次脳機能障害を呈する。
- 高次脳機能障害には，記憶障害，注意障害，遂行機能障害，社会適応行動障害，意欲低下などが含まれる。

■ びまん性軸索損傷　diffuse axonal injury；DAI

リハ上の代表的検査

- 記憶障害検査（前向性健忘，逆行性健忘），注意障害検査（標準注意障害検査；CAT），遂行機能障害検査（BADSなど）などを行う。

リハ介入時の注意

- 記憶障害を呈する症例が多いため，ノートに書き留める（常時身につけて行う）習慣付けを図り，フィードバックさせる。ノートは病識の理解にも役立つ。
- 本人および家人に症状（遂行機能障害や社会適応障害，注意障害など）を理解してもらい，社会生活に適応できるよう促す。特に対人関係構築に留意する。

3-8 正常圧水頭症

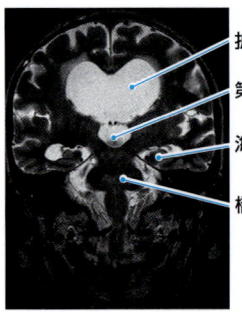

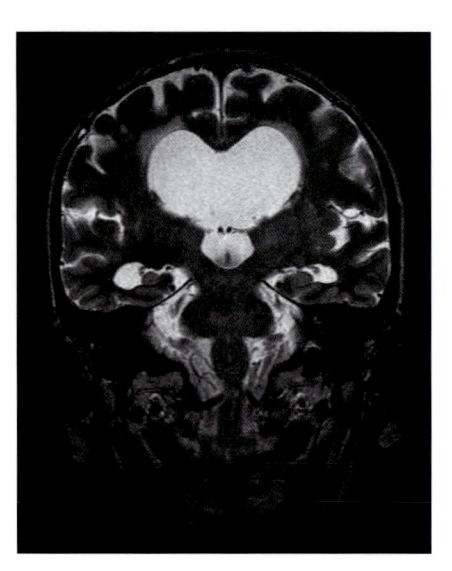

頭部 代表的疾患とリハ上の注意

特発性正常圧水頭症の頭部MRI T2強調画像冠状断を提示する。側脳室の著明な拡大を認める。

（ラベル：拡大した側脳室、第3脳室、海馬、橋）

- 正常圧水頭症 normal pressure hydrocephalus；NPH

臨床所見

- 正常圧水頭症とは，前頭葉機能障害を主徴とする認知機能低下，歩行障害（すり足，ワイドベース，すくみ足，重心後方偏位），切迫性尿失禁などの症状を呈し，画像上著明な脳室拡大を認めるにも拘わらず，脳脊髄液圧が比較的低く，髄液短絡術（シャント手術）を行うと症状が著明に改善する状態で，くも膜下出血や頭部外傷に起因する場合は続発性正常圧水頭症とよばれ，原因不明の場合は特発性正常圧水頭症に分類される。

リハ上の代表的検査

- 歩行分析，姿勢・動作評価（重心後方偏位など），前頭葉症状の評価（BADSなど）。

リハ介入時の注意

- 前頭葉症状に留意する。
- シャント手術を行うことが比較的多いが，L-Pシャントは早期から座位，立位を積極的に行う。V-Pシャントは肢位やねじれでシャントトラブルのないよう注意する。
- 立ち上がり時の重心前方移動などに留意し介入する。

胸部，骨・関節

- **胸部** ……………………………………… 80
  - 正常像 ………………………………… 82
  - 代表的疾患とリハ上の注意 ………… 100

- **骨・関節** …………………………… 126
  - 正常像 ………………………………… 126
  - 代表的疾患とリハ上の注意 ………… 144

1 胸部 X線写真の原理とチェックポイント

X線写真の原理

　X線写真は影絵である。X線管球から対象物へとX線を照射し，その影絵を検出器に映し出す。

X線写真の濃度

　人体は，①金属（カルシウム），②水，③脂肪，④ガスの順にX線の吸収率が高い。そのため，人体を透過して検出器に映し出される影絵は，X線吸収率に対応して濃度の差を示す（図1）。

図1 X線写真の濃度

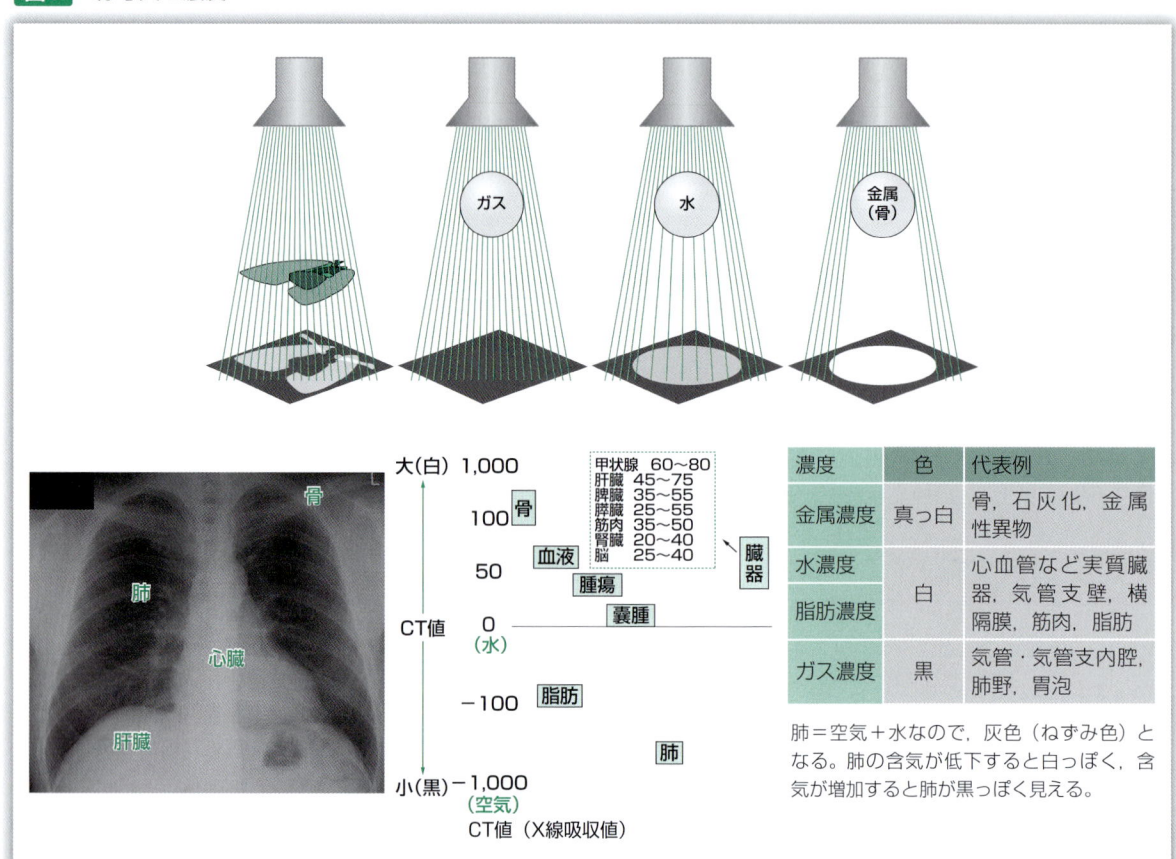

濃度	色	代表例
金属濃度	真っ白	骨，石灰化，金属性異物
水濃度	白	心血管など実質臓器，気管支壁，横隔膜，筋肉，脂肪
脂肪濃度		
ガス濃度	黒	気管・気管支内腔，肺野，胃泡

肺＝空気＋水なので，灰色（ねずみ色）となる。肺の含気が低下すると白っぽく，含気が増加すると肺が黒っぽく見える。

臓器CT値:
- 甲状腺 60〜80
- 肝臓 45〜75
- 脾臓 35〜55
- 膵臓 25〜55
- 筋肉 35〜50
- 腎臓 20〜40
- 脳 25〜40

CT値（X線吸収値）:
- 大(白) 1,000 骨
- 100
- 50 血液
- 0 (水) 腫瘍／嚢腫
- -100 脂肪
- 小(黒) -1,000 (空気) 肺

X線写真の撮影方向

正面像（図2a）

矢状方向からX線撮影することをいう。後方から前方に入射するP-A view（背腹像）と，前方から後方に入射するA-P view（腹背像）がある。胸部正面像は，一般には背腹像をさす。フィルムに近いものほど拡大は少なく，像は鮮明となる。

側面像（図2b）

フィルムが身体の右側に接した状態で撮影する右側面像と，左側にフィルムが接した左側面像とがある。側面像では，正面像で認めた病変の前後の位置関係が明らかになったり，正面像では重なりのため指摘できなかった病変を確認できる。

図3 X線写真の撮影方向

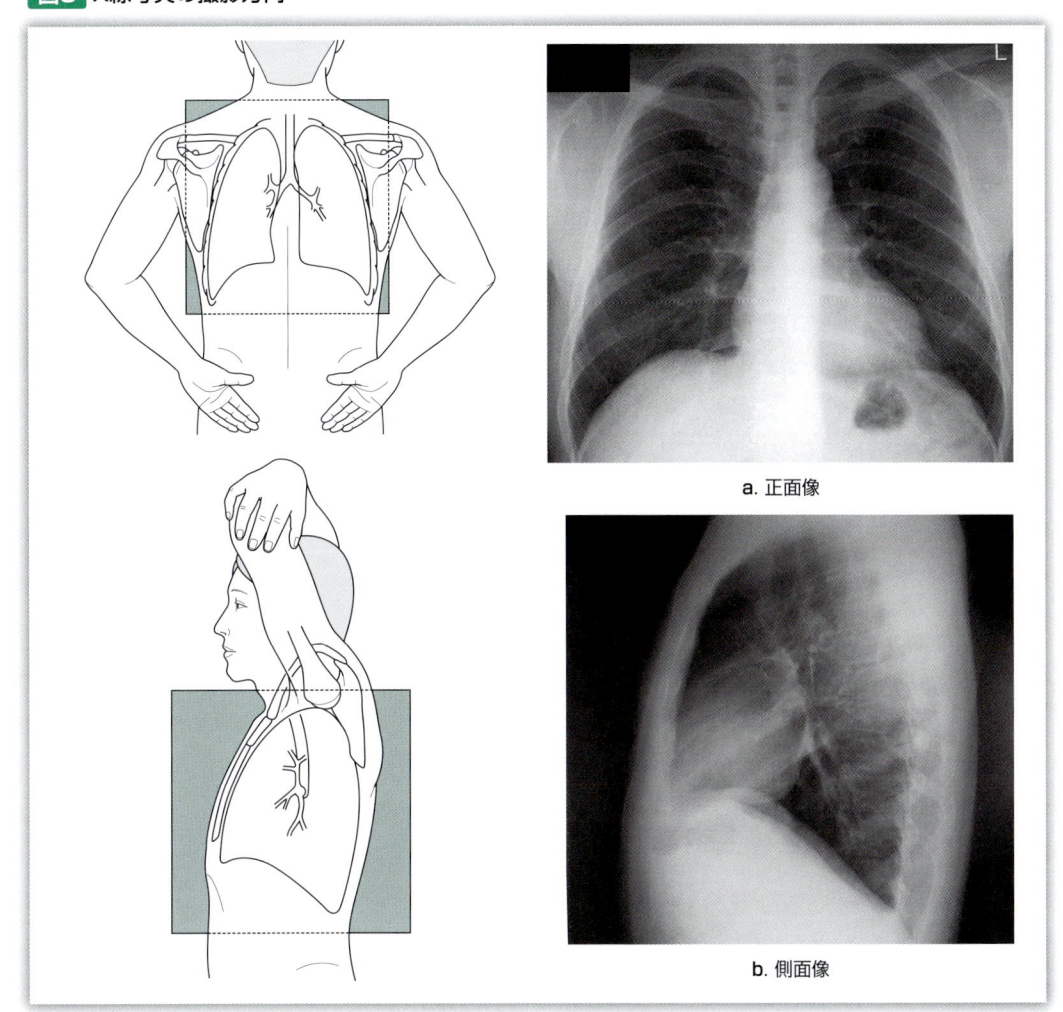

a. 正面像

b. 側面像

2-1 胸部X線撮影法

胸部　正常像

正面像（frontal view）（図1）

P-A像（postero-anterior）
- 通常の正面像で，管球の高さは第5胸椎。

A-P像（antero-posterior）
- 乳幼児，重症患者，起立不能の患者にて撮影。
- 肩甲骨が肺野に投影されたり，心臓が拡大して見えることに注意。

図1 胸部X線正面像（正常）

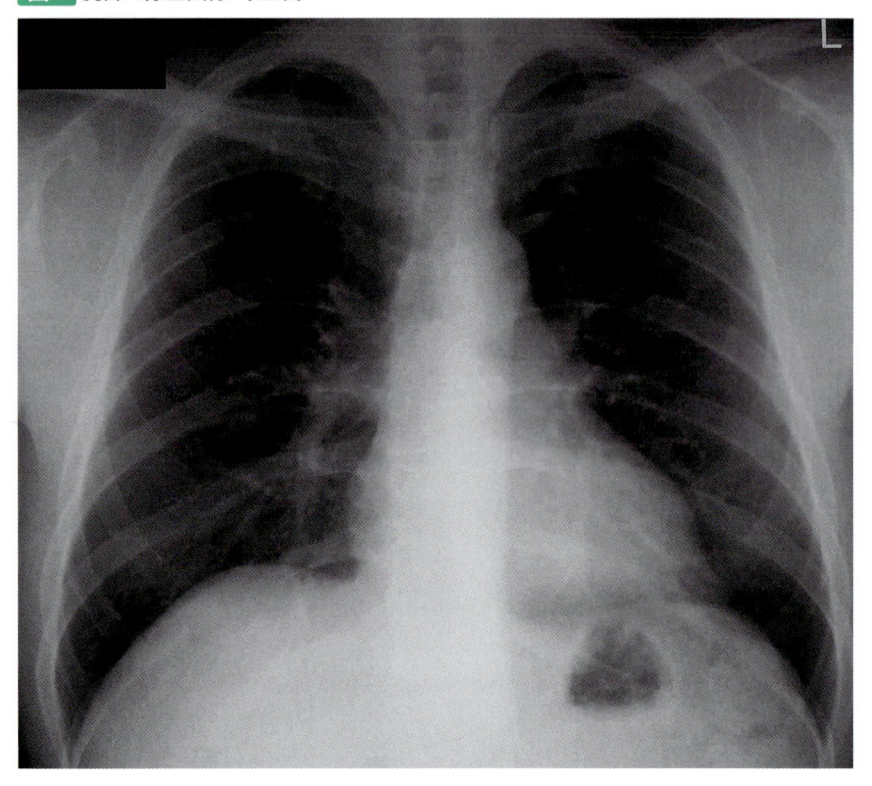

側面像（lateral view）

- 正面像で見えにくい心臓や横隔膜に隠された病巣の発見に有用。
- 中葉や舌区，また縦隔の病変の解析にも優れる。

左側面像（left lateral，図2）
- 通常の側面像は心陰影の拡大をできるだけ回避するため，左側胸部をフィルムにつけて撮影。

右側面像（right lateral）
- 病巣が右に存在するときに，右側胸部をフィルムにつけて撮影。

図2 左側面像（正常）

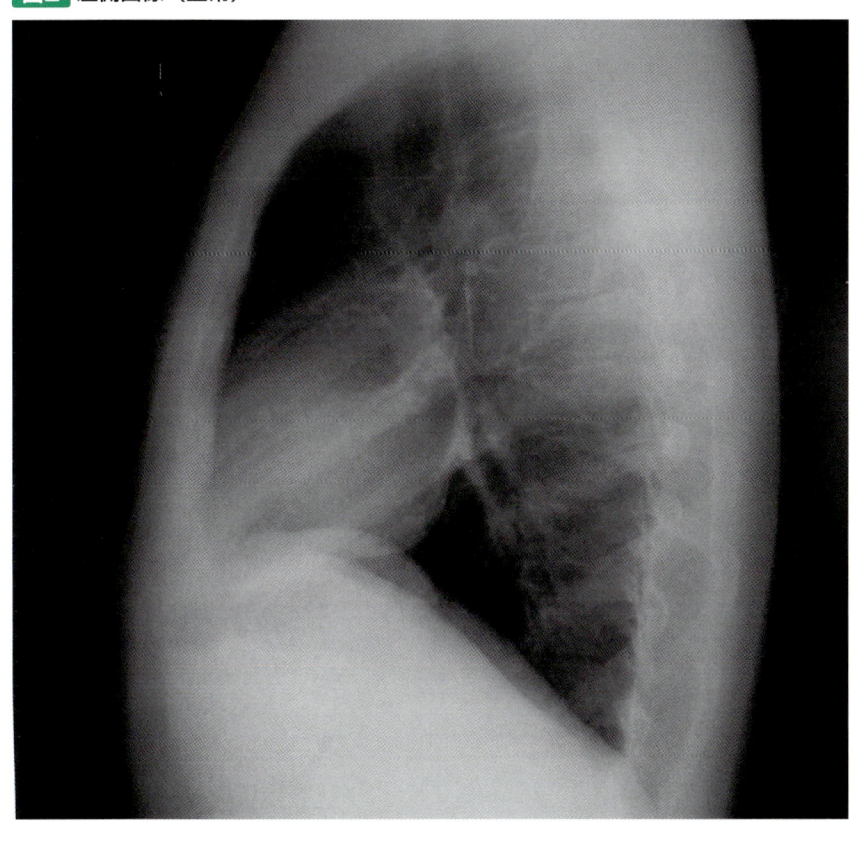

斜位像（oblique view）

- 側面像では重なってしまう両側性の病変の区別が可能。
- 肺葉の重なりが最も少なく，病変部位の特定に有用。
- 横隔膜に覆われる肺の後下部の病変の検出にも優れる。

第1斜位（right oblique，図3）

- フィルムに対し右半身を斜め前にして撮影（fencing position）。
- 心陰影は滴状を呈する。フィルム上，右肺は後方，左肺は前方に回転移動し，右肺の後方部分，左肺の前方部分の病変の解析に有用。

第2斜位（left oblique，図4）

- フィルムに対し左半身を斜め前にして撮影（boxing position）。
- 心陰影はだるま状を呈する。
- フィルム上，右肺は前方，左肺は後方に回転移動し，第1斜位とは逆に右肺の前方部分，左肺の後方部分の病変の解析に有用。

図3 第1斜位（正常）

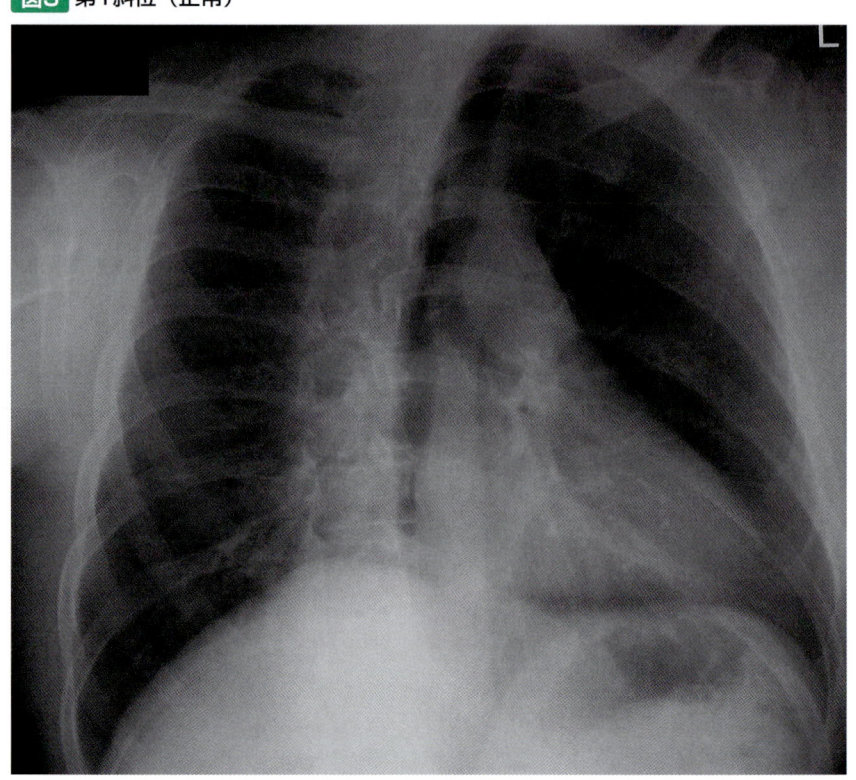

図4 第2斜位（正常）

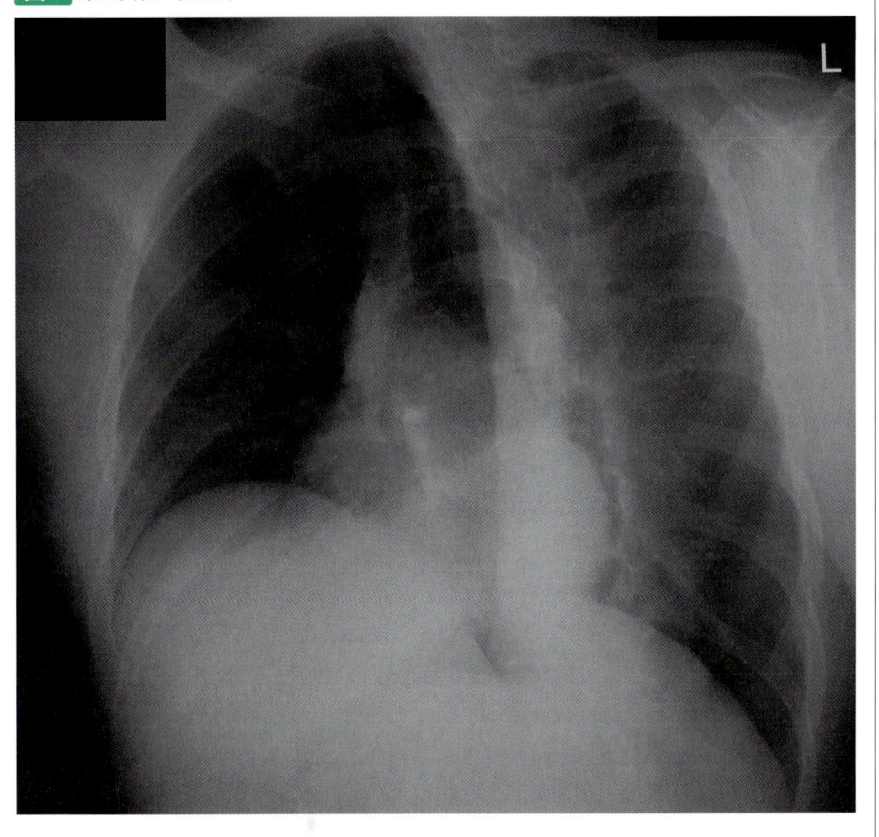

側臥位正面像（decubitus view，図5）

- 少量の胸水の存在の証明，立位正面像との比較で，空洞内のair-fluid levelや結節状陰影が移動することにより，滲出液やアスペルギルス症の菌球の存在などを確認する際に有用。
- 右側臥位正面像（right lateral decubitus）
- 左側臥位正面像（left lateral decubitus）

前彎位像（lordotic view）

- 上体を後方へ反らし，カセット（フィルム）にもたれるような姿勢で背部を付けて撮影する。
- 鎖骨，第I肋骨との重なりを避けることになり，評価が難しい肺尖部の病変の解析に有用であるだけではなく，前後径の小さい右中葉，左舌区をその長軸方向に撮影することになるので，これらの領域の病変の解析にも優れる。

図5 側臥位正面像

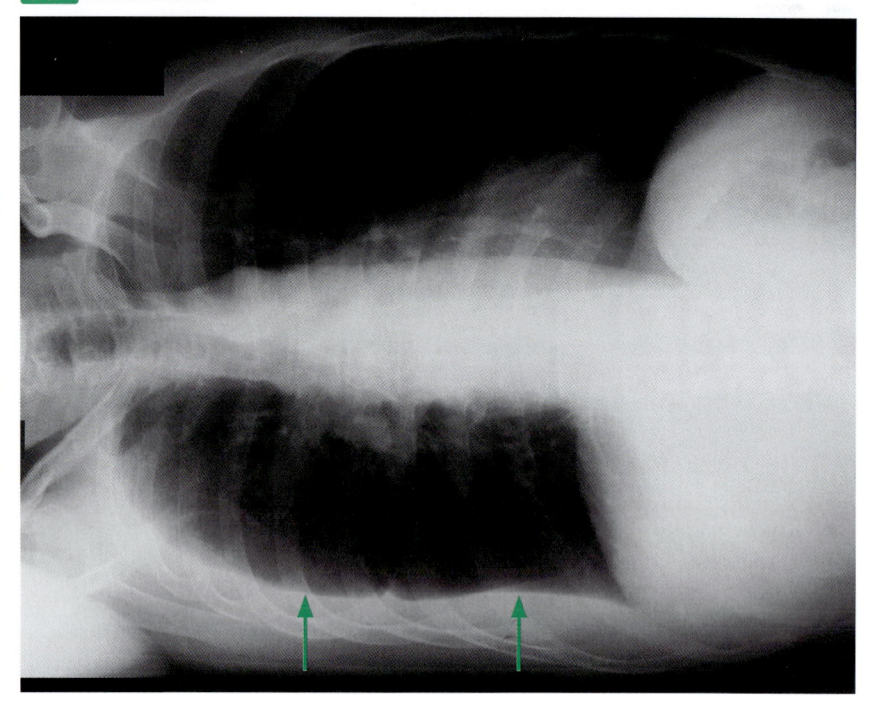

右胸膜腔に貯留した胸水が移動して，ほぼ水平のラインを形成して見える。

expiratory film

- 通常の写真は被検者に最大吸気をさせて撮影するが，最大呼気努力をさせて撮影することにより，軽度の気胸が判明したり，片側の主気管支が腫瘍や異物によって高度の狭窄に陥った場合に，患側のみに気腫性所見（unilateral emphysema）が出現することにより，診断の一助となる。

2-2 正面写真の読影

胸部　正常像

　正常像，正常変異像を十分理解したうえで，骨，軟部組織，胸膜，縦隔，肺と系統的に見落としのないように読影することが重要である。

肋骨（図1・2）

- 背部の肋骨は第10肋骨までは肺野と，第11肋骨以下は横隔膜と重なって投影される。
- 下部肋軟骨の石灰化が認められる場合には明らかな性差があり，男性では凹状（marginal calcification），女性では凸状（central calcification）を呈する。
- 背部の肋骨の走行が水平で，前方では急峻に斜行している場合は漏斗胸である可能性が高い。
- 骨折，融解（癌転移）を見落とさない。
- 肋間腔が左右対称か否かに注目し，非対称で，一側の肋間腔が狭小化している場合は無気肺の存在を疑い，横隔膜挙上，気管や縦隔の偏位などの肺の容積減少を支持するほかの所見の有無について検討する。

図1　胸部X線正面像

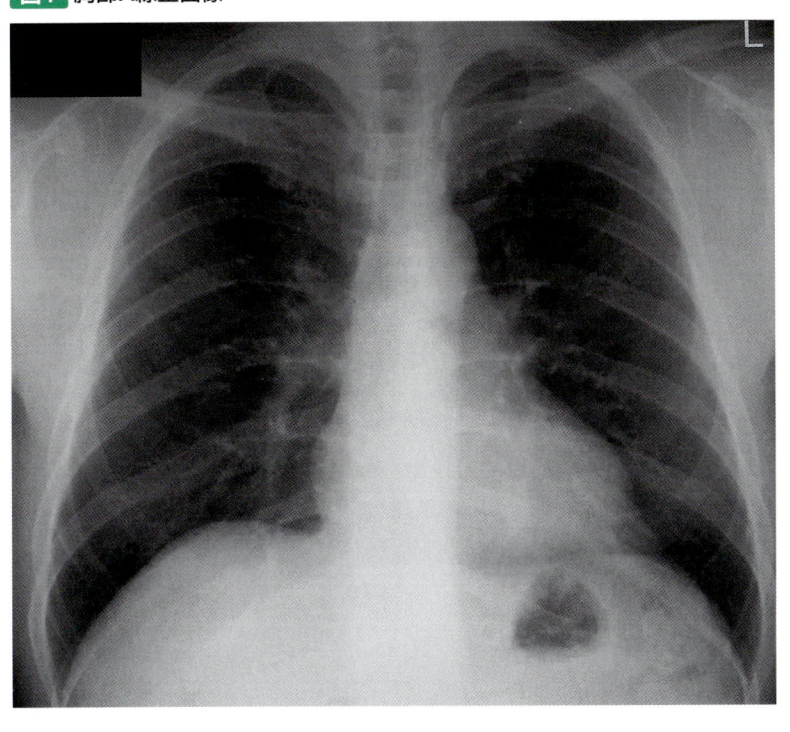

胸椎（図1・2）

- 第5胸椎までは読影可能であるが，第6胸椎以下は縦隔陰影との重なりで不明瞭になってしまう。
- 上部胸椎の横突起は肋骨尖端の上方に，下部胸椎の横突起は下方に投影される。

横隔膜（図1・3）

- 十分な吸気位で撮影された場合，ドーム状を呈する横隔膜の頂点の高さは，通常，第10後肋骨，第6前肋骨となる。その高さに明らかな偏位が認められた際には，下記のような病変などの存在の可能性について検討する。
  - ・上昇：無気肺，肺線維症，横隔神経麻痺，肥満，腹部腫瘤など
  - ・低下：肺気腫など
- 左横隔膜は右に比較し1〜1/2肋間低いが，肝臓の存在とは関係なく，心臓の左心室の存在によるものとされている。
- 心陰影と接する部分以外は，その辺縁をたどることが可能である。
- costophrenic angle（肋骨横隔膜角）は正常では鋭角であるが，鈍角の場合は胸水貯留や胸膜癒着が疑われる。
- cardiophrenic angle（心臓横隔膜角）も通常は鋭角であるが，胸膜癒着や下葉の無気肺，心嚢脂肪の沈着などにより鈍角になったり不鮮明になる。
- 横隔膜陰影の下方にも肺は存在し，正常では横隔膜下方までS^9，S^{10}の血管影をたどることができるが，たどれない場合はS^9，S^{10}領域にwater densityの病変の存在が疑われる。

図2 肋骨・胸椎の構造

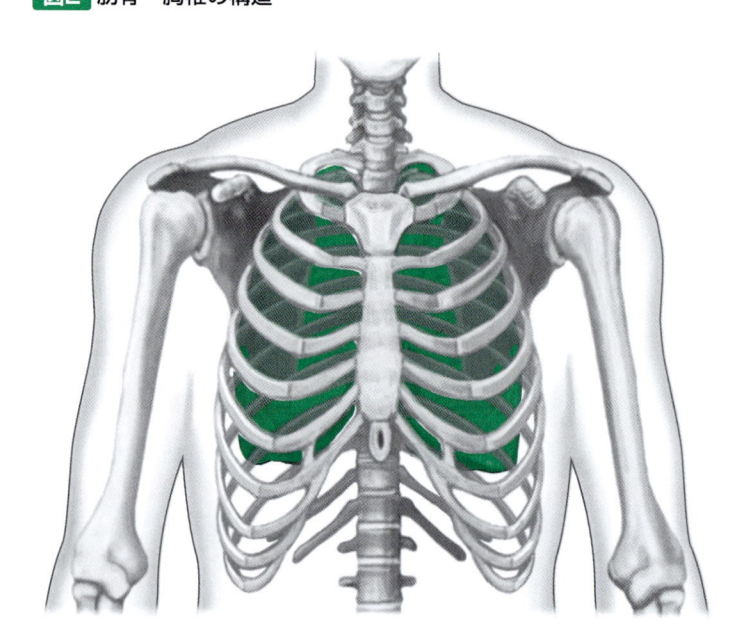

図3 横隔膜

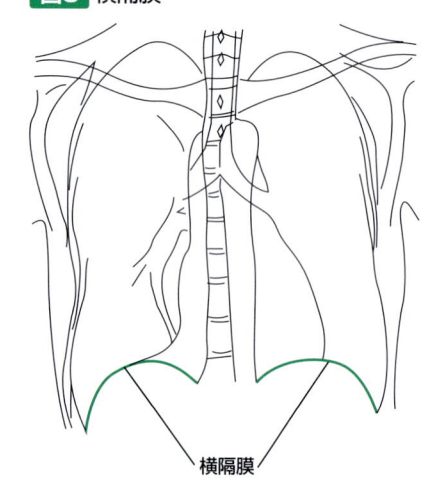

横隔膜

胸膜

- 肥厚，石灰化，癒着が認められる場合は，アスベスト症や陳旧性結核性胸膜炎などを疑う。
- pleural indentation（胸膜陥入像）が認められるときには，その近傍に明らかな腫瘤や結節影が存在しなくても，末梢型の肺腺癌を疑って精査すべきである。
- 胸膜炎やうっ血性心不全では通常は肋骨横隔膜角の鈍化に始まり，メニスカス様に胸水が貯留するが，肺底部と横隔膜の間に貯まって，横隔膜が挙上したかのように見える場合があることに注意すべきである。このような胸水を肺下胸水（subpulmonic pleural effusion）とよぶ。

縦隔

- 中央陰影に相当し種々の臓器や組織で構成されており，単純撮影での内部の解析は困難であるが，その辺縁を形成する陰影は主として心臓と大血管である。
- 縦隔は上縦隔，前縦隔，中縦隔，後縦隔の4区域に区分される（図4）。
  - 上縦隔：胸骨柄下端と第4椎間とを結ぶ線より上の区域（心臓の上方）
  - 前縦隔：胸骨と心臓前縁との間の区域（心臓の前方）
  - 中縦隔：上縦隔，前縦隔，後縦隔に囲まれた区域
  - 後縦隔：心臓後縁と胸椎との間の区域（心臓の後方）
- 心陰影および大動脈のシルエットは通常はよく追えるが（図5），追えない場合は心臓や大動脈に接するwater densityのものが存在するか，胸膜癒着の影響が考えられる。

図4 縦隔

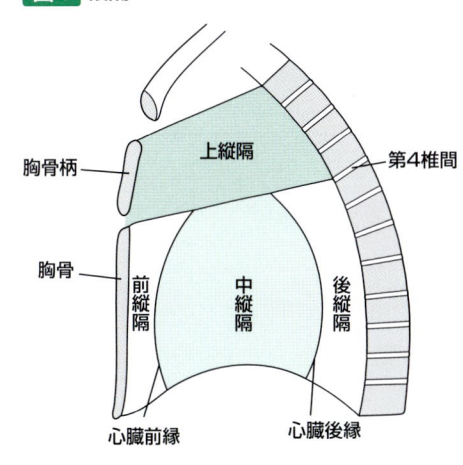

図5 心臓・大血管陰影

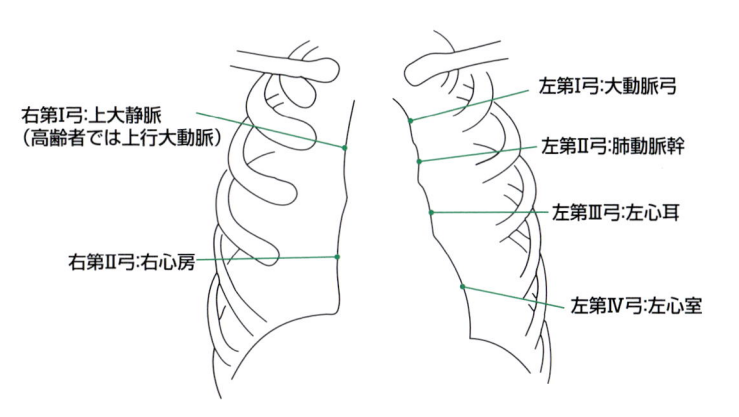

右第I弓：上大静脈（高齢者では上行大動脈）
右第II弓：右心房

左第I弓：大動脈弓
左第II弓：肺動脈幹
左第III弓：左心耳
左第IV弓：左心室

気管，気管支（図6）

気管や気管支の透亮像
- 気管は気管分岐部までその辺縁をたどることが可能であるが，不可能な場合はリンパ節が前後方向で重なりあって存在しているか，気管内病変の存在が疑われる。
  - 右主気管支・右中間気管支幹：正常であればよく認められる
  - 右下幹：肺動脈，肺静脈陰影と重なるため同定困難
  - 左主気管支：前後に大動脈と左肺動脈幹が重なるため見えにくい
  - 左下幹：心陰影と重なり同定不能

気管，気管分岐部の位置
- 気管上部は正中線上にあるが，気管下部から気管分岐部にかけては通常やや右に偏位している。

気管の異常偏位
- 甲状腺腫，動脈瘤，縦隔腫瘍などによる圧排
- 肺の萎縮〜無気肺，胸膜肥厚などによる牽引
- 気管分岐角：約60°
- 正中線となす角度：右 約25°，左 約35°（肺葉の容積の変化の影響を受ける。気管分岐部下リンパ節の腫大では開大する）

図6 気管，気管支

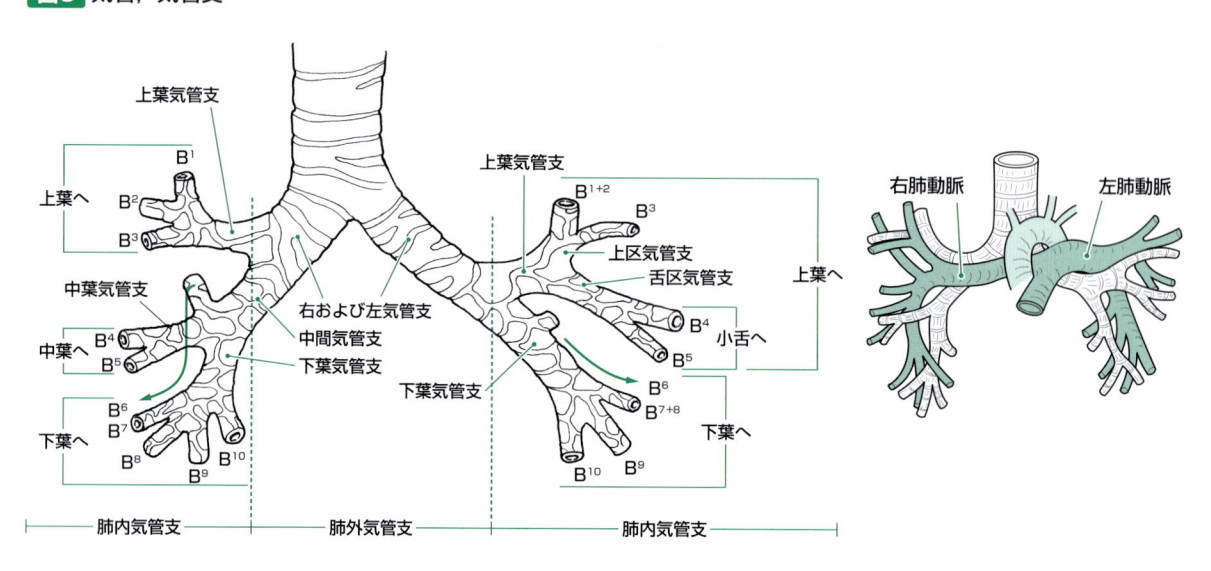

肺門（図7）

- 肺門部は解剖学的には肺根部とよばれ，中央陰影に主気管支や肺動静脈が出入りする部分をさす。
- 肺門陰影は気管支，肺動脈，肺静脈，肺門リンパ節により構成されるが，主たる構成因子は肺動脈であり，正常では肺門リンパ節は寄与しない。

気管支の透亮はどこまで追えるか
- 気管支の透亮は3次気管支まで追うことが可能であるが，それより末梢は随伴する肺動脈影がその広がりの手掛かりを与える。すなわち，区域枝より末梢での肺動脈は，原則として同名気管支の上を随伴して走行するからである。

肺門部の肺動脈と肺静脈
- 肺動脈，肺静脈の太い部分は縦隔に隠れている。
- 肺動脈幹の陰影は左肺動脈が左主気管支を乗り越えて走行するために，右より高くなる。
- 肺静脈は区域間を流れ，次第に太くなり，肺門部では肺動脈と交叉するように走り，心陰影に連続する。

肺門リンパ節腫脹の有無
- 本来X線透過な位置に陰影はないか，血管影として見た場合，濃度が高すぎないか，血管影の突出としては不自然ではないか，肺動脈影とのシルエットはどうかなどについて検討する。

図7 肺門陰影

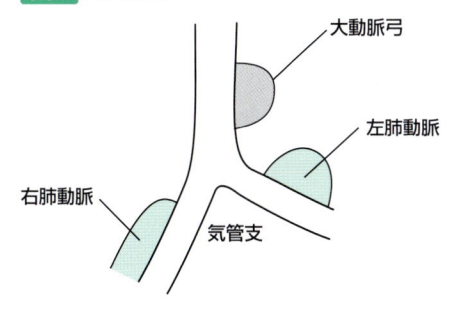

肺野（図8）

■ **肺尖部：鎖骨より上部の肺野**
- 骨影の占める面積が大きく，骨影が重ならない肺野は10％以下，二つ以上の骨が重なっている部分がほぼ50％であり，骨影が重なっている部分は慎重に読影すべきであり，異常が疑われた場合には肺尖撮影や斜位撮影を追加して検討する。

■ **上肺野：肺尖部以下で，第2肋骨前端から横に引いた水平線以上の肺野**
- 肺野に肩甲骨の陰影が投影されないように撮影されているのが理想。
- 第1肋骨肋軟骨の化骨像と陳旧性肺結核などの肺内石灰化巣との鑑別に注意が必要であり，鎖骨と第1肋骨との重なりの部分の読影に注意を払うことも肺尖部の読影と同様である。

■ **中肺野：上肺野以下で，第4肋骨前端から横に引いた水平線以上の肺野**
- 下葉のS^6の領域の病変は肺門陰影と重なるために気付かれない場合が多く，少しでも異常が疑われるときには側面や斜位撮影を追加して検討する。大胸筋陰影や毛髪線が投影されてくることがある。

■ **下肺野：中肺野以下の肺野**
- 心臓や横隔膜の陰影と重なる部分がかなりあるため，その部分に発生した異常影を見落とさないように注意することが大切である。
- 女性の乳房，乳頭影が多くは左右対称性に出現。
- 右下肺野はほかの領域に比べ，肺動脈と肺静脈との交叉が目立つことにより肺紋理が特に複雑に見え，病的陰影と誤認しないように注意深く読影する必要がある。

図8 肺野

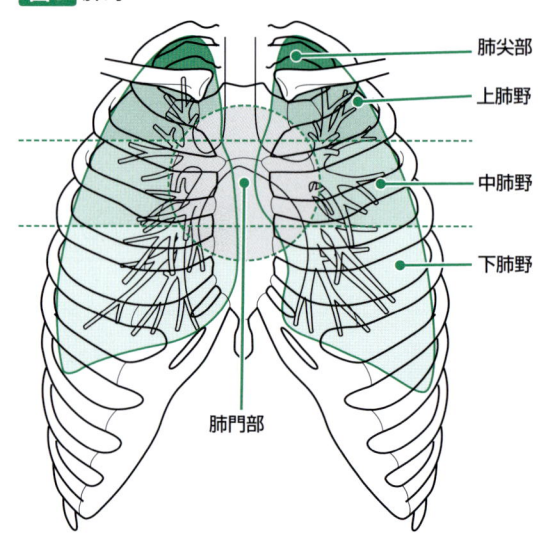

2-3 正常像に現れる各種の陰影
（正常変異：normal variants）

胸部　正常像

　正常像の読影によって異常所見を発見するためには，正常像の理解が必要なことはもちろんであるが，下記に示すような正常変異の把握も大切である。

鎖骨随伴陰影

- 鎖骨の上縁に沿った淡い陰影で肺野外まで延びている。
- 痩せた人や首の細い人で，鎖骨上窩が凹んでいる人に現れやすい。
- ※第2，3肋骨では後側下縁に認められる（肋骨随伴陰影）ことが多い。

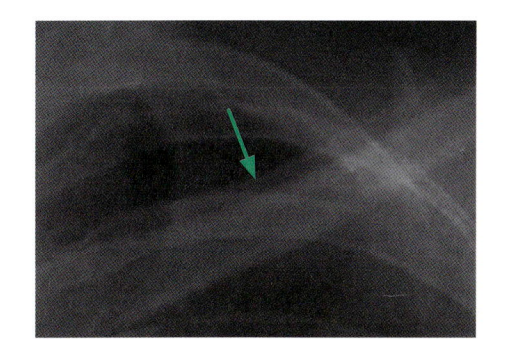

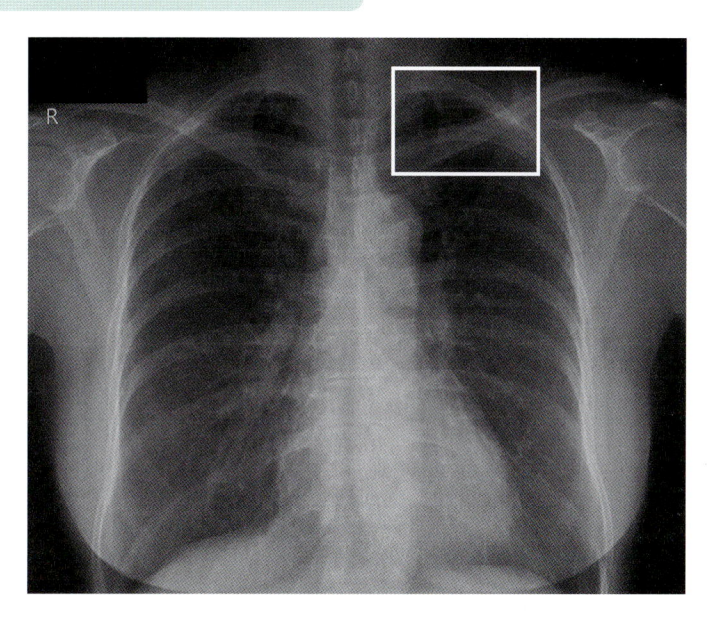

胸鎖乳突筋陰影

- 頸部から鎖骨上縁にかけて認められる。
- 鎖骨随伴陰影に連続していることにより見分けられる。

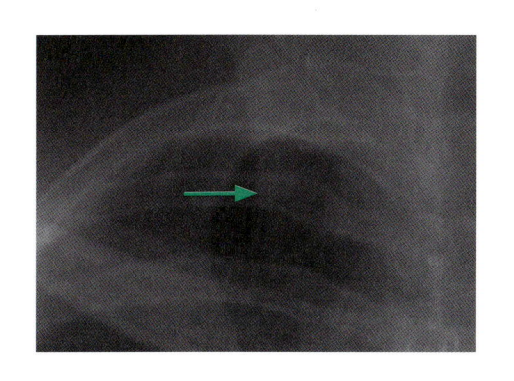

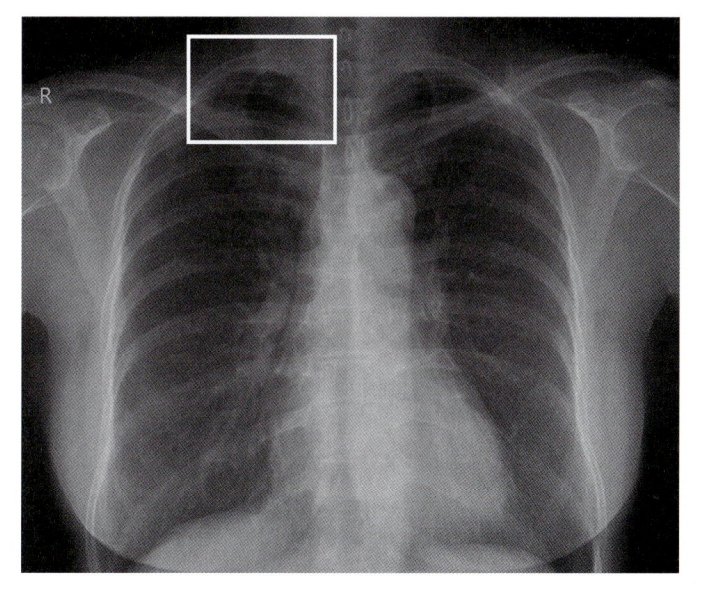

93

第1肋骨肋軟骨の化骨

- 第1肋骨の走行方向で胸骨との中間に認められる。
- 一部が化骨すると斑点状の陰影として現れ，加齢に伴って出現率が高くなり，その部位からしても結核性病変との鑑別が問題となる。

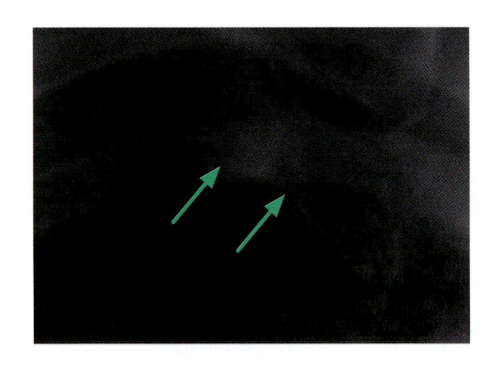

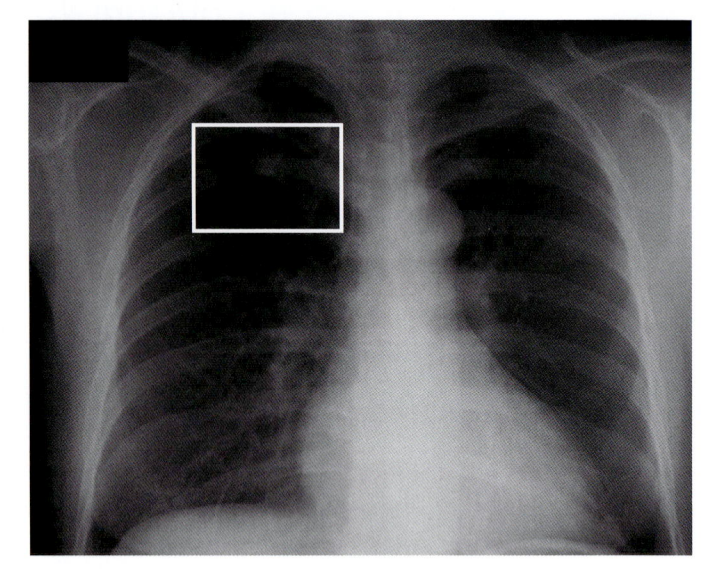

胸骨陰影

- 胸骨上外縁が肺野中に突出して，縦隔の異常を疑われることがある。
- 撮影時の体位が斜位気味になるとこのように見えてくるので，注意を要する（右側に多い）。

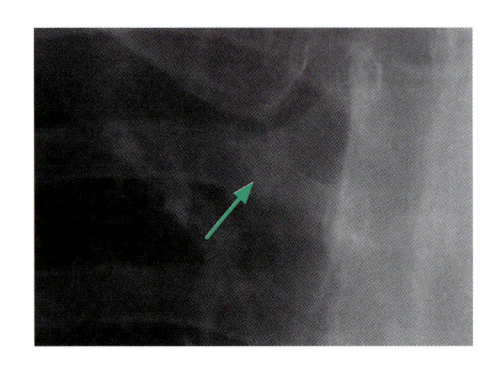

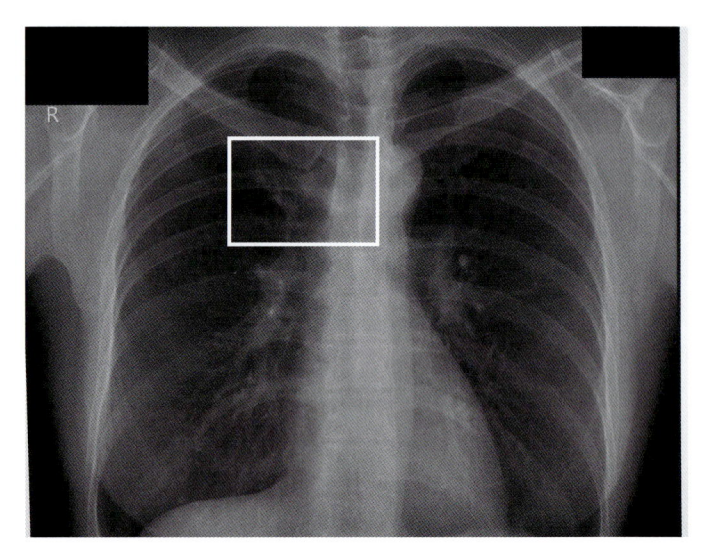

●2-3. 正常像に現れる各種の陰影

肩甲骨陰影

- 上肺野外側にその陰影が認められることがある。
- 肺野の3分の1を超えて投影されている場合は撮影条件が不良と判断される。

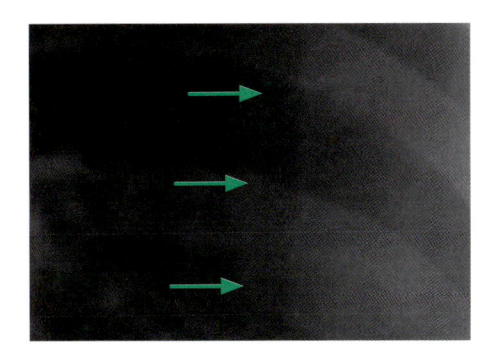

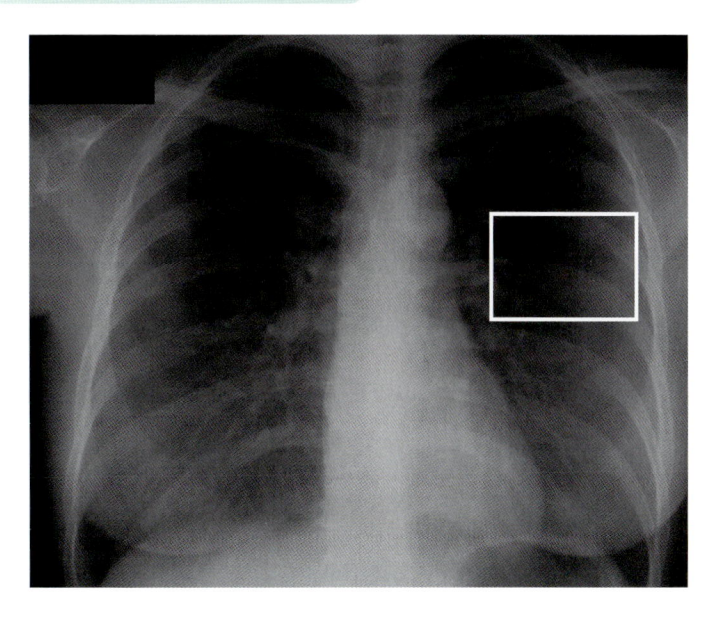

大胸筋陰影

- 中肺野から下肺野にかけて外上方から内下方に走行する帯状の陰影。
- 下方の境界が鮮明で左右対称，肺野外にも陰影が続いていることが多い。
- 男性で筋肉がよく発達した人に現れやすい。

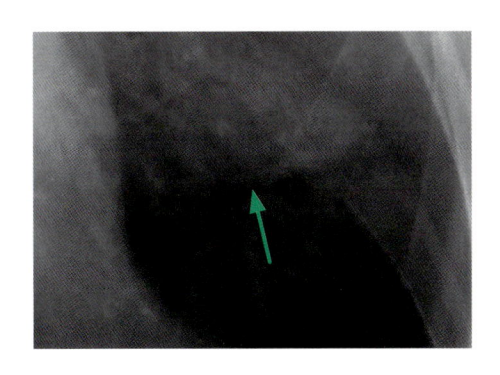

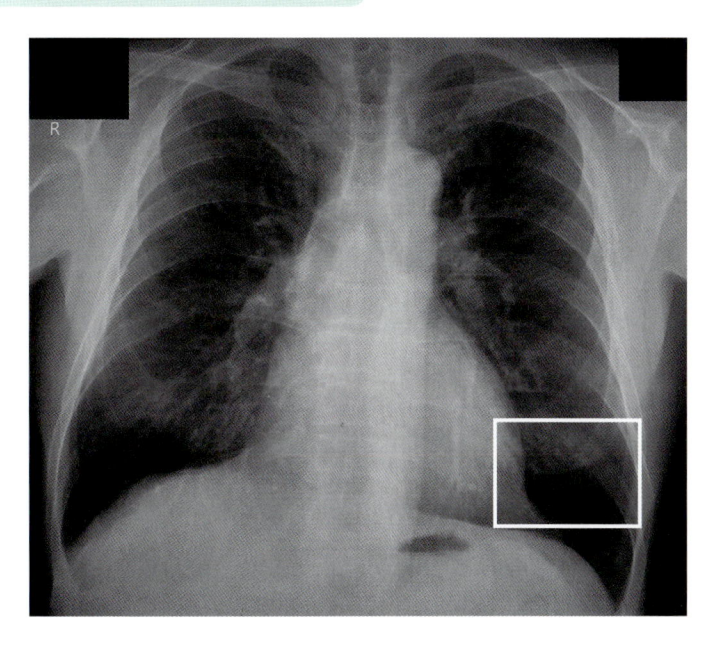

毛髪線

- 右上中葉間胸膜の陰影。
- 葉間胸膜をX線が切線方向に通過することによって生じる。

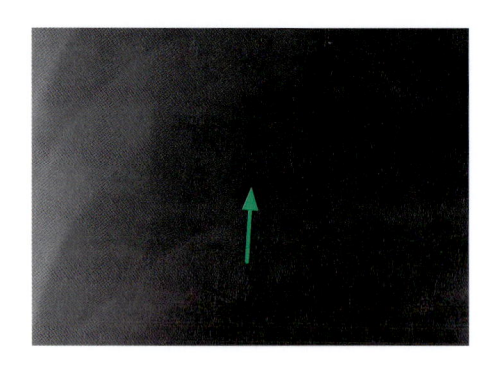

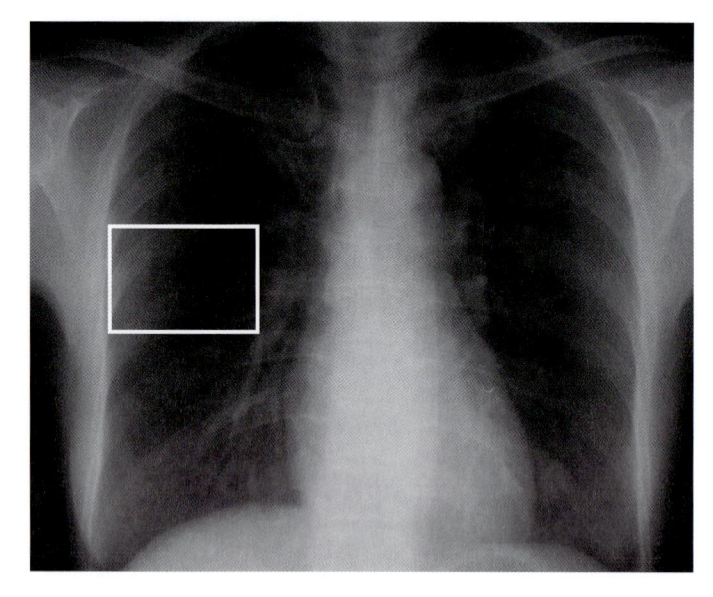

気管支，血管の切線方向撮影像

- B^3，A^3の陰影が現れやすい。
- B^3は輪状影，A^3は小円形陰影を呈し，気管支と肺動脈は並走しているため隣接しており，A^3はB^3の内側，B^3は外側に見える。

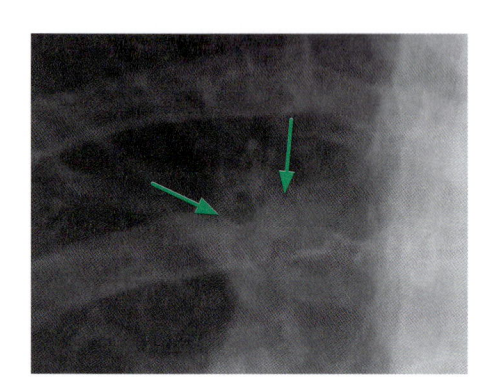

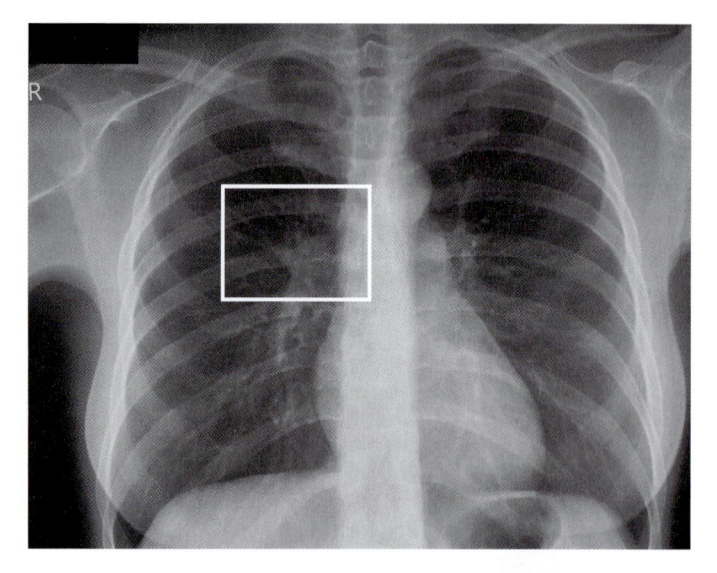

2-3. 正常像に現れる各種の陰影

乳房陰影

- 軟部組織が厚いことによって生じる陰影。
- 多くは左右対称で肺野外まで続き，外方，下方の境界が明瞭である。

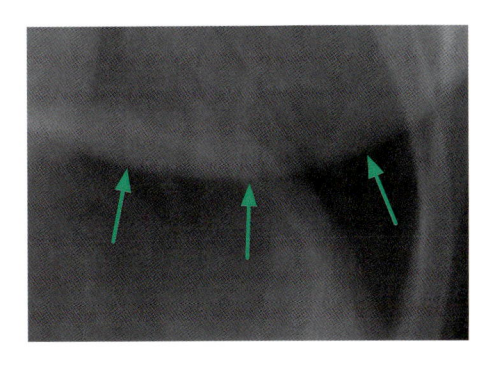

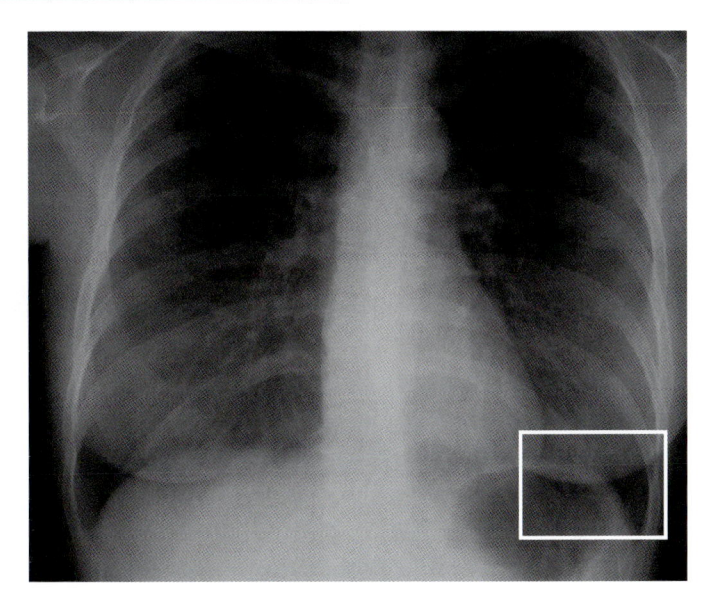

乳頭陰影

- 下肺野に認められる直径0.5～1cmの円形陰影。
- 上内側縁に比べ下外側縁がより明瞭であることが多い。
- ほとんどが女性であるが，大きさは小さくなるものの男性でも認められる場合があること，必ずしも両側性ではないことに注意を要する（疣贅，神経線維腫などの皮膚病変も基本的に同様である）。

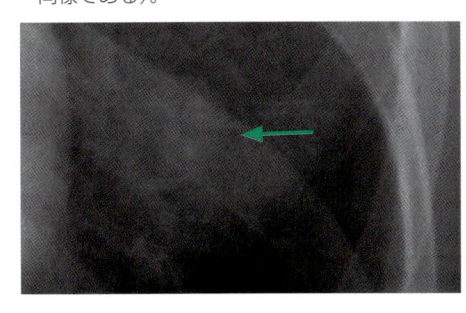

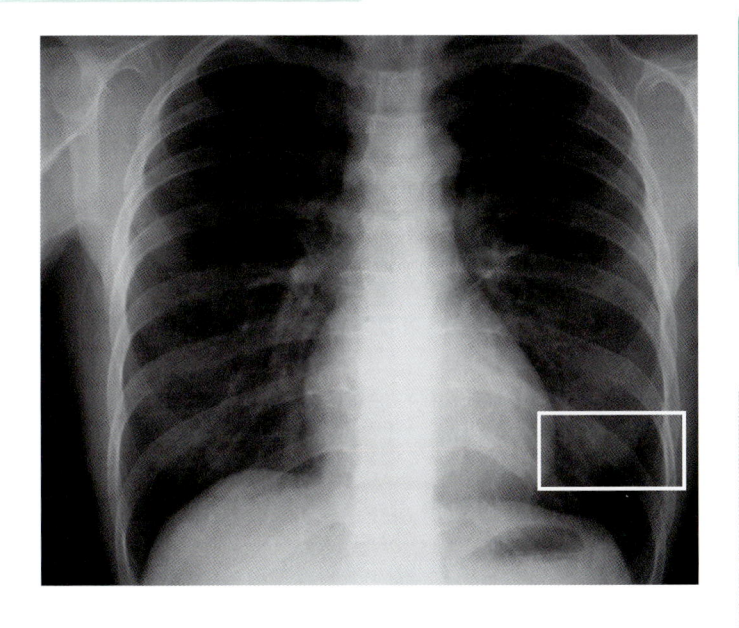

奇静脈葉

- 右肺尖の縦隔側を外上方から内下方に斜走し，下端が涙滴状を呈する陰影を認めることがある。これは奇静脈弓が右上葉内を走行することによる奇静脈葉間裂によるものである。

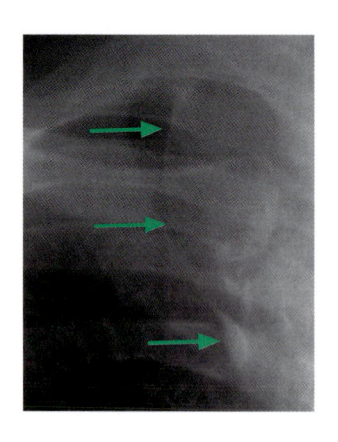

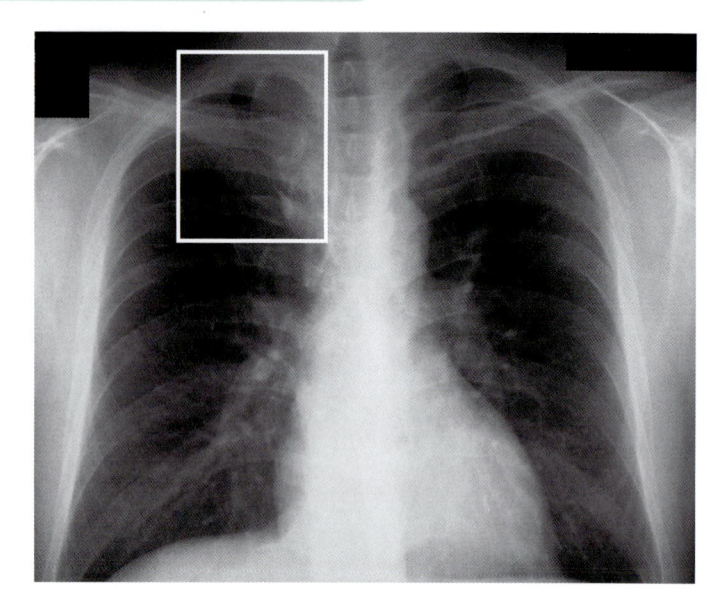

横隔膜弯分割（scalloping）

- 2〜3の凸型を示すことがある。
- 横隔膜筋肉の強い収縮によるもので，強い吸気で生じる。
- 加齢に伴う筋力の低下，筋肉の脆弱性によるものと考えられており，高年齢層に多く，右横隔膜に認められることが多い。

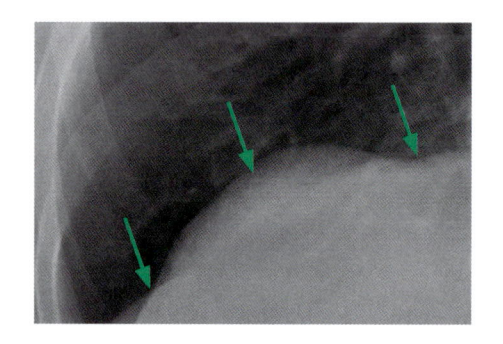

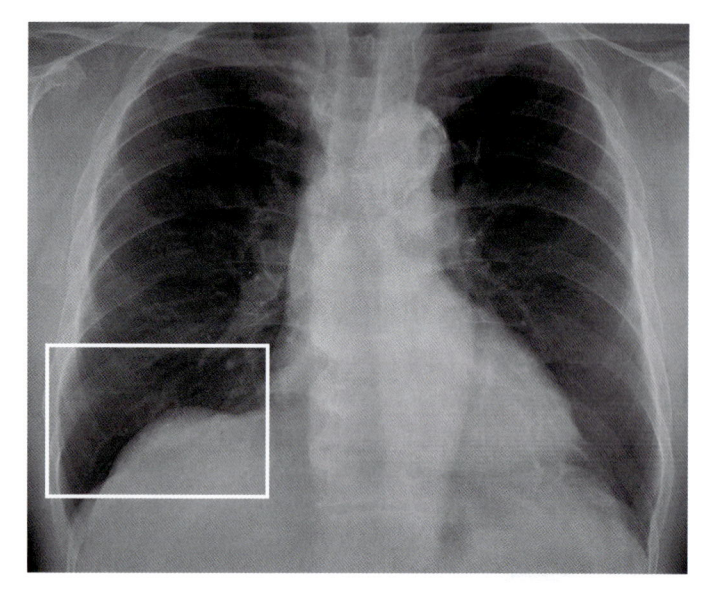

頭髪

- 撮影時に注意すれば問題ないが，うっかりして束ねたお下げ髪をそのままにして撮影すると肺野に投影され，肺内病変と誤認されることがある。

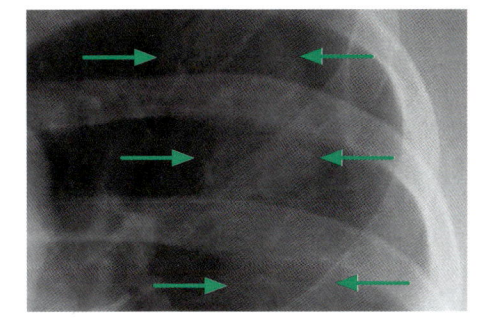

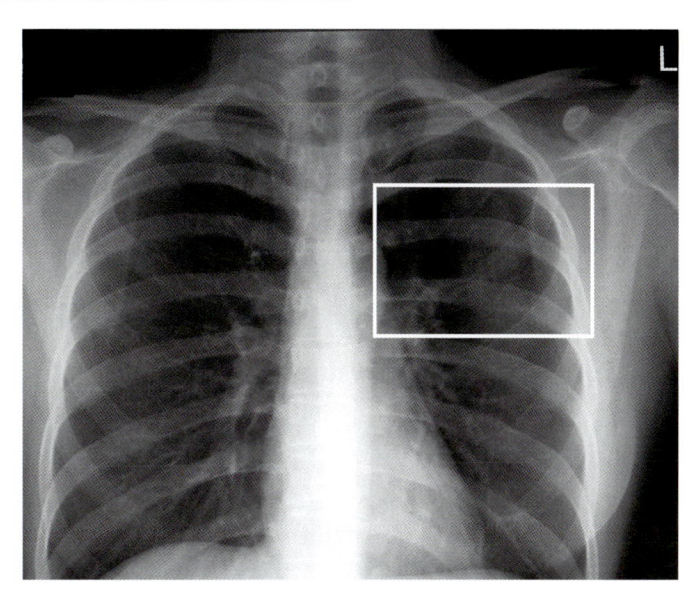

腕頭動脈

- 加齢に伴う動脈硬化により腕頭動脈が延長，蛇行して，肺野に張り出し，上縦隔腫瘍と誤診される場合がある。
- 腕頭動脈が気管の前方に位置するため，気管の偏位を伴わず，鎖骨より上方では陰影が不明瞭になることが鑑別のポイントになる。

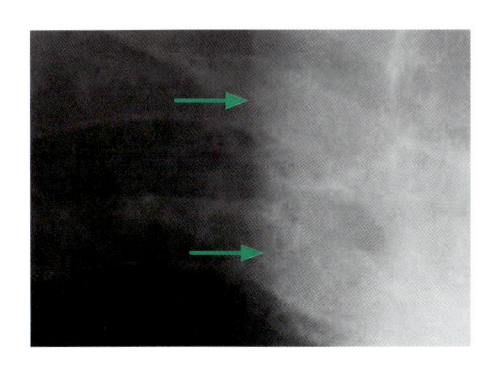

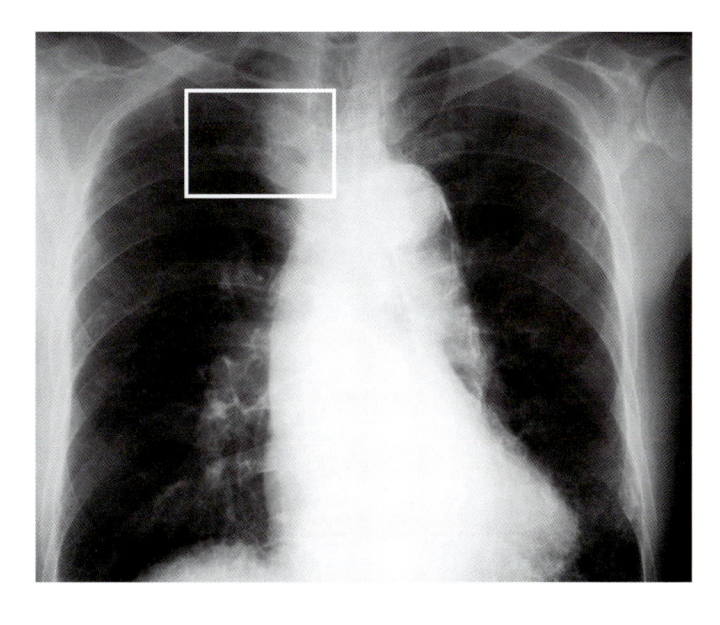

3-1 特発性間質性肺炎

胸部　代表的疾患とリハ上の注意

肺の間質である肺胞壁を病変の主座とする原因不明の炎症性肺疾患で、その経過中に線維化が起こり、ガス交換が障害され、呼吸不全をきたす。乾性咳嗽と労作時の息切れが主たる症状であり、臨床所見、画像所見、病理組織所見により7つのタイプに分類されている。

画像所見

両側肺にびまん性に線状網状陰影が認められるが、病変は多くが肺底区胸膜直下の胸壁側より上内方に向かって広がっていくため、下肺野外側に強い。初期はスリガラス様陰影（❶）として認められるが、進展悪化とともに線状網状影となり、さらに進行すると小輪状ないしは輪状影も認められるようになる（いわゆるhoneycomb lung❷）。また、肺が硬く膨らみ難くなるため容積が減少し、結果として横隔膜が挙上し、見かけ上、心陰影が拡大する。本例は7つのタイプのなかで最も多く、かつ予後も不良である特発性肺線維症である。

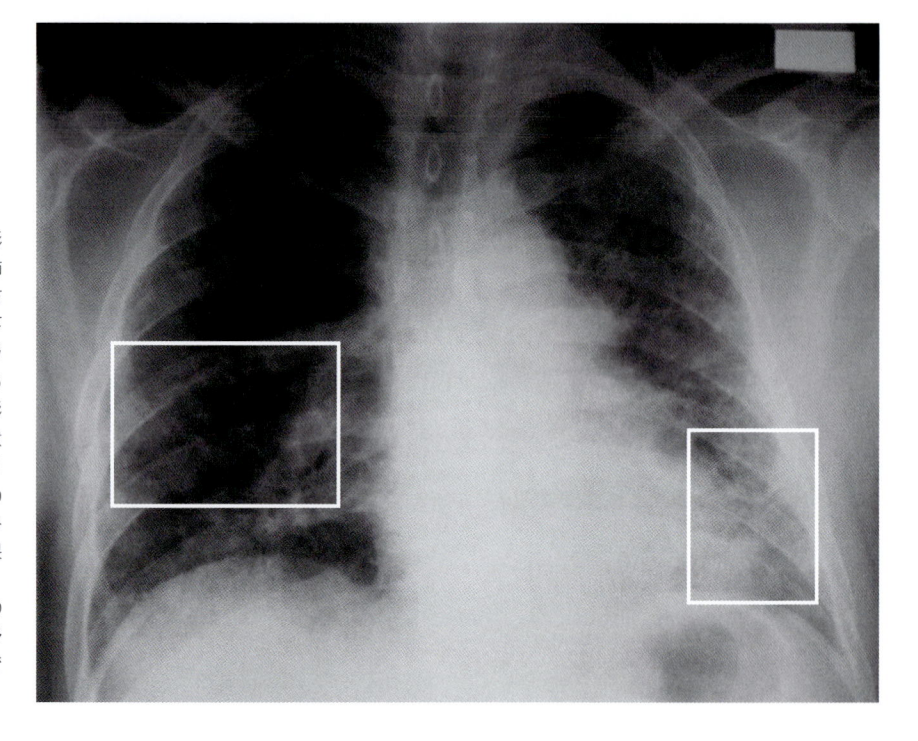

❶ スリガラス様

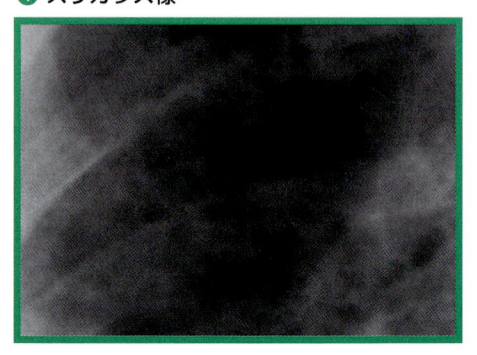

❷ honeycomb lung

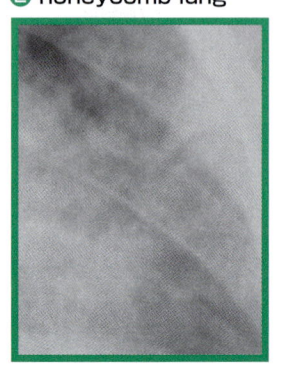

●3-1. 特発性間質性肺炎

疾患の特徴

- 初期の段階では肺胞壁が厚くなり，肺胞の形も不規則になって，肺全体が固くなっている．さらに進行が進むと一部は線維性成分の固まりとなり，その部分は肺として機能しなくなる（図1）．
- 肺実質の硬化によって，全肺気量，肺活量が減少し，肺コンプライアンスの低下が起こり，肺の拡張が障害される．
- 肺の拡張が障害されると，一回換気量が減少するが，分時換気量を維持するために，代償性に呼吸数が増加する．
- 運動によって換気運動が限界に達すると，換気仕事量が増加し運動の継続が困難となる．

- 全肺気量　total lung capacity；TLC
- 肺活量　vital capacity；VC
- 一回換気量　tidal volume；TV

図1 閉塞性肺炎の進行

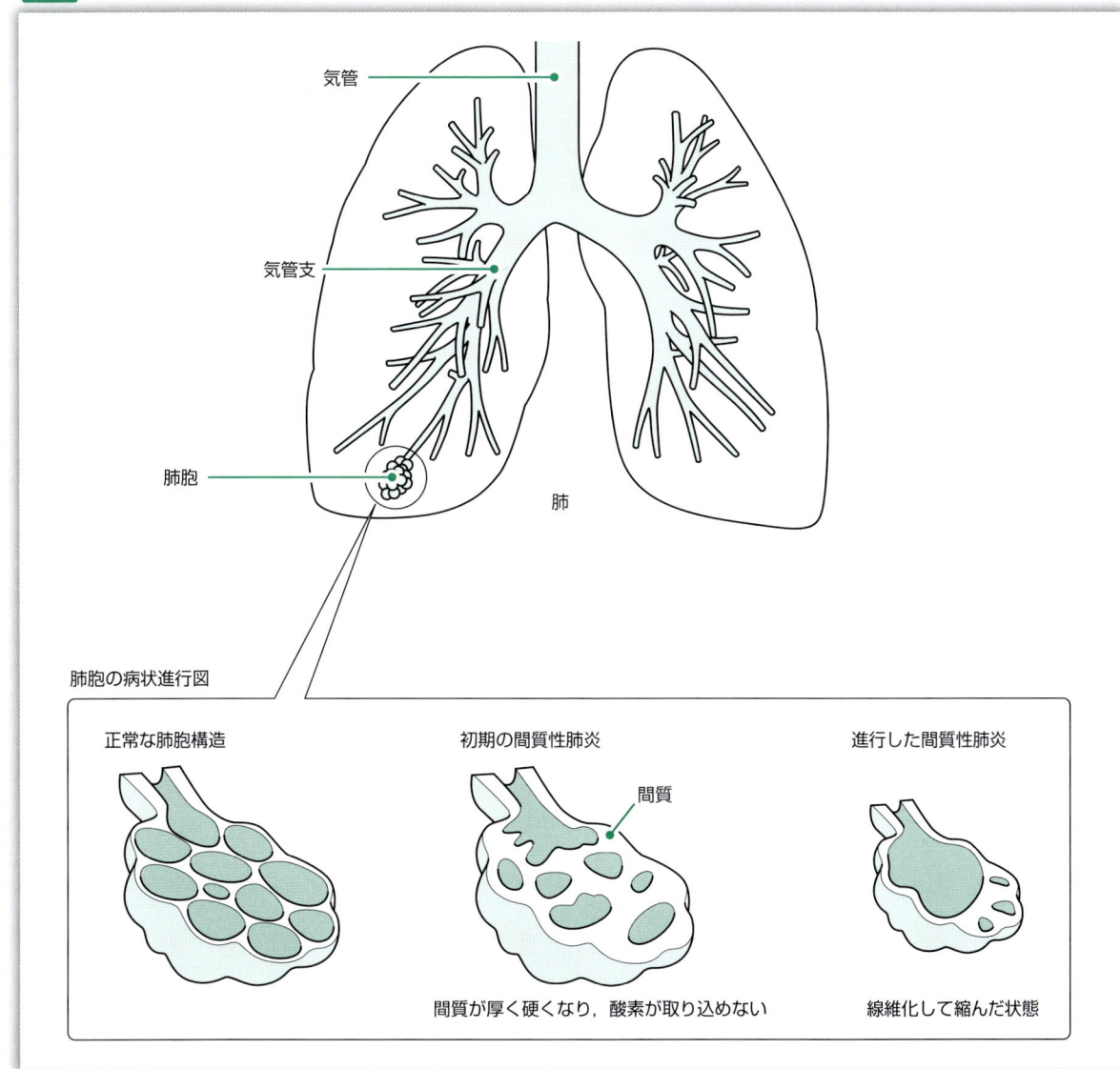

気管
気管支
肺胞
肺

肺胞の病状進行図

正常な肺胞構造　　初期の間質性肺炎　　進行した間質性肺炎

間質

間質が厚く硬くなり，酸素が取り込めない　　線維化して縮んだ状態

リハビリテーション

- 労作に伴い低酸素血症が生じるが，呼吸困難と低酸素血症のそれぞれの程度は必ずしも一致しないことがあるので，注意しなければならない。
- 運動療法では，運動負荷による低酸素血症，呼吸困難，咳嗽などに注意して行う。これらの症状が顕著な場合には，休息を入れて行うインターバルトレーニングを考慮したり，運動を中止したりする必要がある。
- 特に間質性肺炎の進行例では，運動負荷による低酸素血症がいったん起こると快復までに時間がかかる場合が多いので，パルスオキシメータによるSpO_2のモニタリングは不可欠である。
- 歩行時など運動負荷における低酸素血症の程度は，安静にしているときには予測も付かない程度に起こることがある（図2）。よって，低酸素血症をきたしやすい患者では，SpO_2 90％を維持するようにあらかじめ酸素投与を行って運動負荷を行うことを考慮すべきである。

図2 歩行時の酸素飽和度の低下

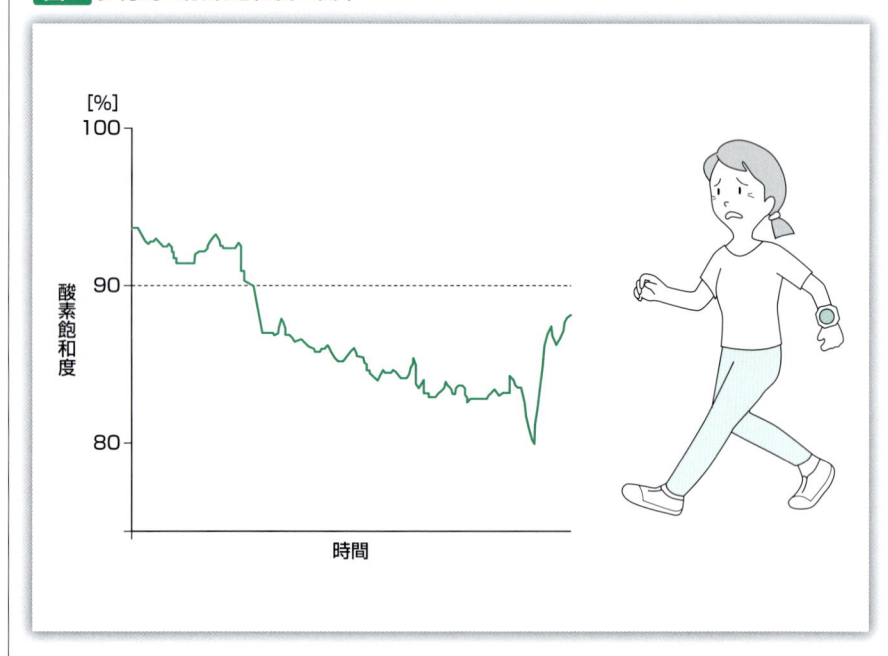

3-2 慢性閉塞性肺疾患 (COPD)

胸部 代表的疾患とリハ上の注意

タバコの煙がその主なものであるが，有害物質を長期にわたって吸入することによって引き起こされる肺の炎症性疾患で，非可逆的な気流閉塞を特徴とする。気流閉塞は末梢気道病変と気腫性病変によって生じ，進行性で，臨床的には労作時の呼吸困難，慢性の咳嗽や喀痰で特徴付けられる。

画像所見

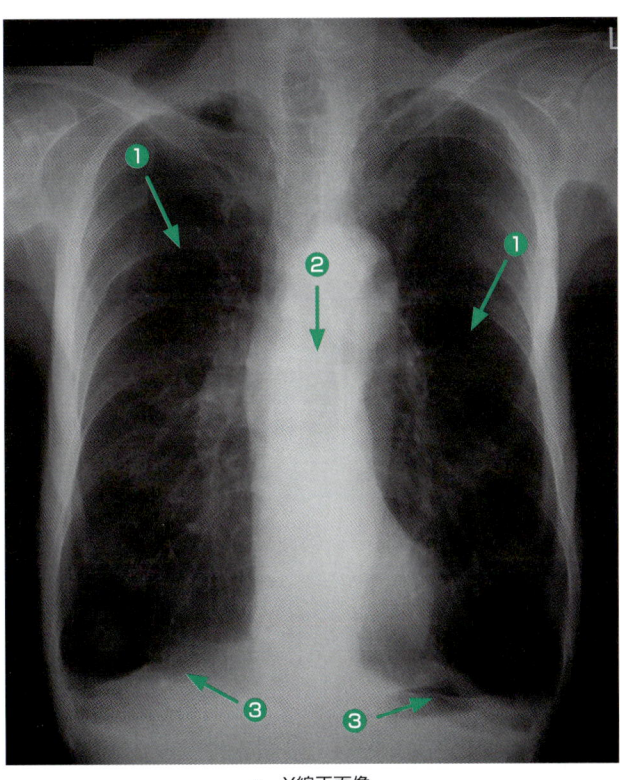

a. X線正面像
b. X線側面像 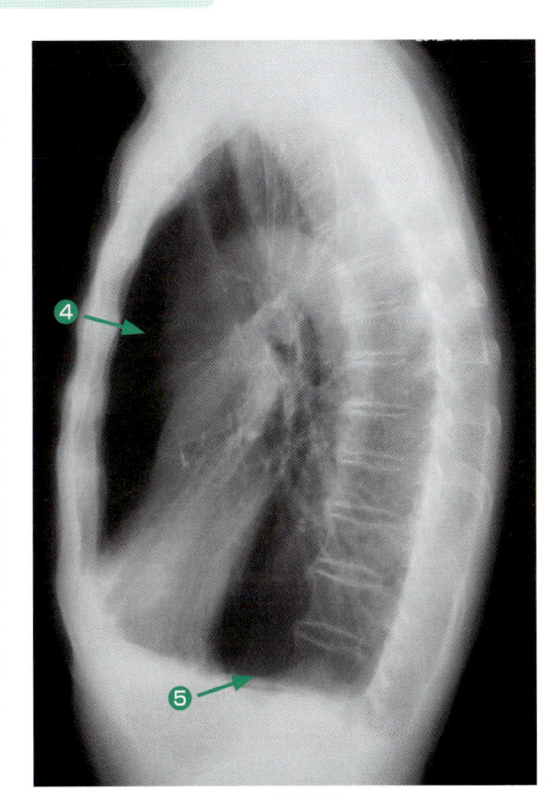

❶ 肺野の透過性亢進　❷ 滴状心　❸ 横隔膜階段　❹ 胸骨後腔の拡大　❺ 横隔膜低位・平坦化

肺野の透過性亢進 (❶) が基本的特徴である。これは肺の過膨張と肺血管床の破壊による肺血流量の減少によるものである。肺の過膨張に伴って肋骨が挙上し，肋間腔が開大，心臓は左右両側より圧排されて細長くなり (滴状心 ❷)，胸郭は左右径と前後径がほぼ等しい樽状胸となる。また，横隔膜の位置は低下し，その形状は通常のドーム状を呈さなくなり，平坦化する (❺)。気腫化が高度で，下方への圧排が強く反転したりすると横隔膜の筋束が階段上に描出されることがあり，これを横隔膜階段 (diaphragmatic steps) とよぶ (❸)。
側面像 (b) は前述したように胸郭の前後径が増大し，胸骨後腔，心後腔が開大する (❹)。本例は以前「肺気腫」とよばれていた，気腫性病変が優位の慢性閉塞性肺疾患である。

- 慢性閉塞性肺疾患 chronic obstructive pulmonary disease；COPD
- 全身性の影響 systemic effects

疾患の特徴

- 肺が弾力性を失い，肺胞隔壁が破壊され，末梢の気腔が異常に拡大する。
- 正常な肺胞は，きれいに半円球が集まった形をしているが，慢性閉塞性肺疾患（COPD）の肺胞は形が崩れ半円球がいくつも融合したようになるため，肺胞内に空気が充満して肺全体が膨張したままになる（図1）。
- 呼気の際に十分に空気を排出できず，しだいに肺が過膨張の状態になる。肺の過膨張のために胸郭は樽状を呈する。
- 息切れが主症状で，初期には呼吸困難が体動時にみられるだけであるが，進行すると安静時にも現れ，食欲減退，体重減少をきたす。
- 全身性の影響が併存症を誘発すると考えられ，全身性炎症，栄養障害，骨格筋機能障害，心・血管疾患，骨粗鬆症，抑うつ，糖尿病などが起こる（図2）。

図1 健康な肺胞とCOPDの肺胞

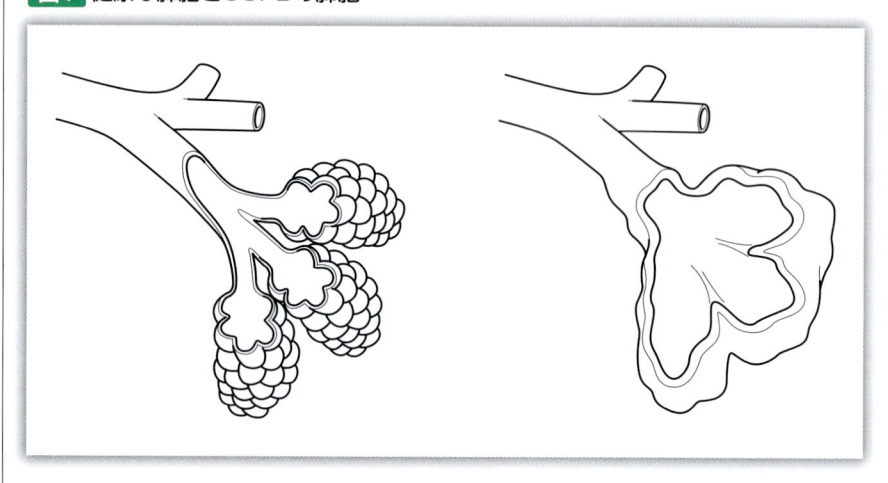

図2 COPDの全身性炎症と併存症

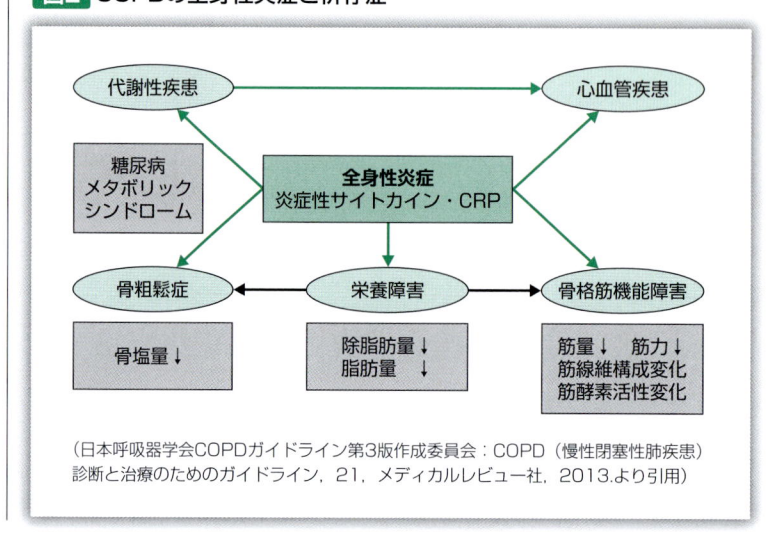

（日本呼吸器学会COPDガイドライン第3版作成委員会：COPD（慢性閉塞性肺疾患）診断と治療のためのガイドライン，21，メディカルレビュー社，2013.より引用）

リハビリテーション

- COPD患者では，呼吸困難のために不活動を伴い，身体機能の失調・低下（deconditioning）を形成する悪循環が問題となる．この呼吸困難の悪循環を断ち切り，廃用の進行を阻止するものとして，運動療法を中心とした呼吸理学療法が有効である．
- 運動療法は呼吸リハビリテーション（呼吸リハ）の根幹であり，呼吸困難の治療においては，すでに薬物療法により症状が安定している患者においても，上乗せの改善効果が期待できる．
- 非薬物療法である呼吸リハは，重要な治療法であり，早期からの介入が推奨されている（図3）．
- 呼気に時間をかけた横隔膜呼吸（腹式呼吸），口をすぼめてゆっくり息を吐く口すぼめ呼吸，呼気時に徒手的に患者の胸郭を圧迫する呼吸介助などは，コンディショニングとして位置づけられており，運動療法を効率よく行うために有効となる．

図3 安定期COPDの管理

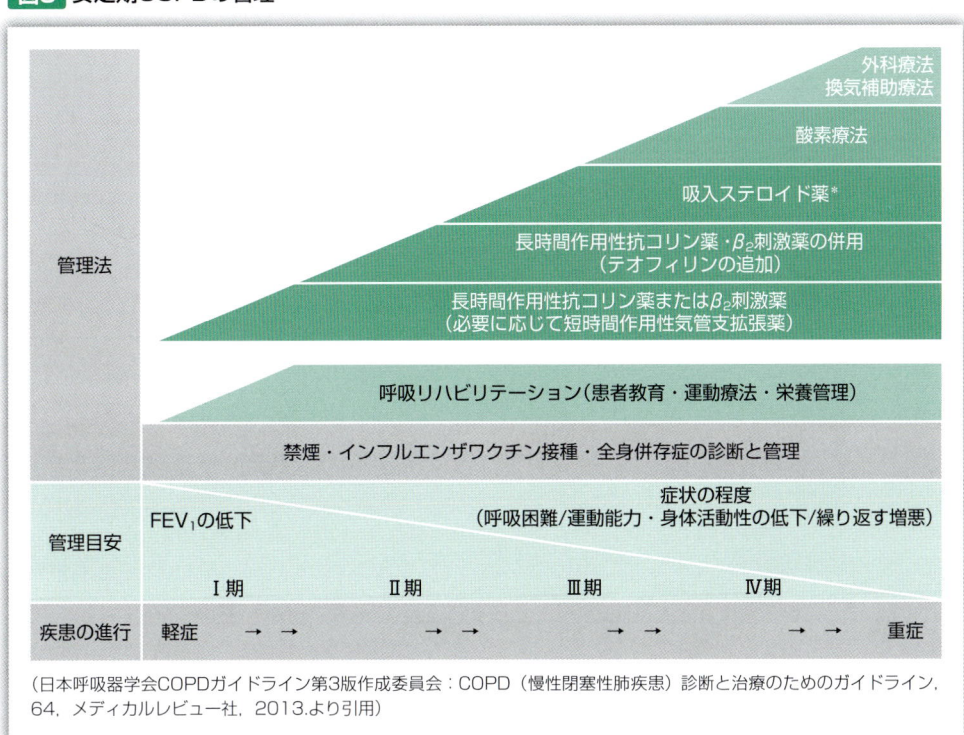

管理法（疾患の進行に応じて積み上げる）：
- 外科療法
- 換気補助療法
- 酸素療法
- 吸入ステロイド薬*
- 長時間作用性抗コリン薬・β_2刺激薬の併用（テオフィリンの追加）
- 長時間作用性抗コリン薬またはβ_2刺激薬（必要に応じて短時間作用性気管支拡張薬）
- 呼吸リハビリテーション（患者教育・運動療法・栄養管理）
- 禁煙・インフルエンザワクチン接種・全身併存症の診断と管理

管理目安：FEV_1の低下，症状の程度（呼吸困難/運動能力・身体活動性の低下/繰り返す増悪）

病期：Ⅰ期　Ⅱ期　Ⅲ期　Ⅳ期

疾患の進行：軽症　→　→　→　→　→　→　→　→　重症

（日本呼吸器学会COPDガイドライン第3版作成委員会：COPD（慢性閉塞性肺疾患）診断と治療のためのガイドライン，64，メディカルレビュー社，2013.より引用）

3-3 びまん性汎細気管支炎（DPB）

胸部　代表的疾患とリハ上の注意

■びまん性汎細気管支炎　diffuse panbronchiolitis；DPB

呼吸細気管支領域から始まる原因不明の気道の慢性炎症性疾患である。進行すると慢性気道感染症の様相を呈し，大量の喀痰，著しい呼吸困難が認められるようになる。肺機能は高度の閉塞性換気障害に加え，軽度ないしは中等度の拘束性換気障害も加わった混合性換気障害のパターンとなる。

画像所見

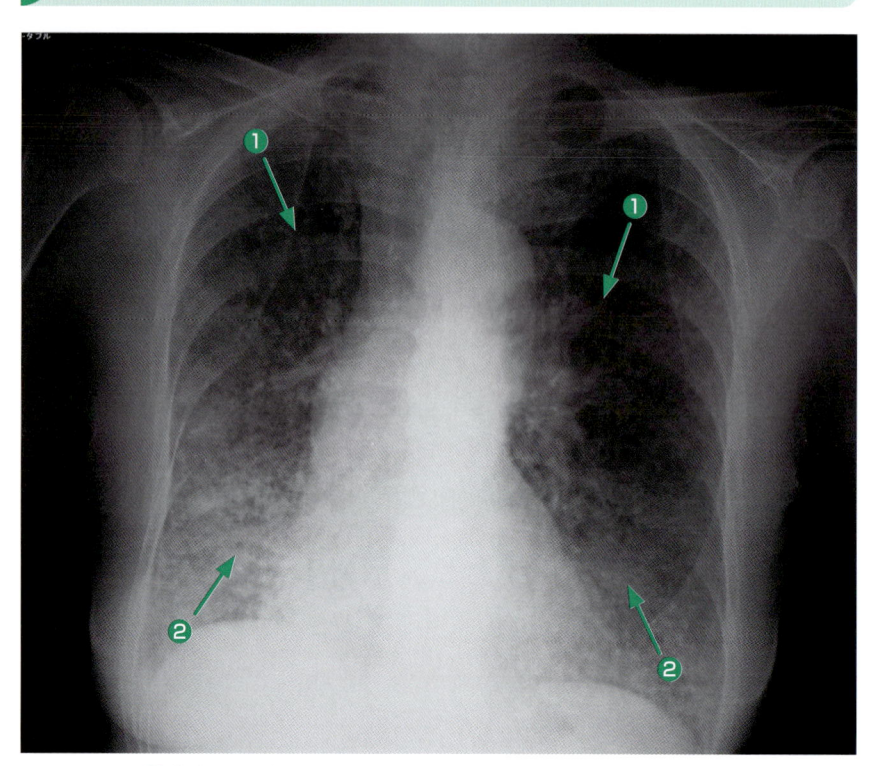

❶ 上肺野にも小粒状陰影が認められるが，肺野の透過性亢進が目立つ
❷ 下肺野に密なびまん性小粒状陰影

肺が過膨張するため肺気腫の所見に類似するが，加えて肺野にびまん性に大きさが不揃いの小粒状陰影を多数認める（❶）。小粒状陰影は下肺野に密で，上肺野に向かうにしたがって疎になる（❷）。進行例では気管支拡張症の所見も認められるようになる。すなわち，円柱状の気管支拡張ではtram lineが，囊胞状の気管支拡張では輪状影が肺野に投影されてくる。また，肺の過膨張に伴い横隔膜は平低化するが肺気腫ほど著しくはない。

3-3. びまん性汎細気管支炎（DPB）

疾患の特徴

- 副鼻腔気管支症候群（慢性下気道感染症に慢性副鼻腔炎を合併した病態）のひとつで，慢性の咳嗽，痰，息切れなどの呼吸器症状と膿性鼻汁などの慢性副鼻腔炎を呈する。
- びまん性とは病変が一カ所だけにとどまらないことを意味し，両肺に広範囲にわたって呼吸細気管支を中心とした細気管支および細気管支周囲に原因不明の炎症を認める（図1）。
- 細気管支炎により細気管支が閉塞・狭窄するため閉塞性換気障害をきたし，また慢性の下気道の細菌感染の進行により，気管支拡張症，慢性呼吸不全となる。
- 慢性副鼻腔炎の合併により，鼻閉，膿性鼻汁，嗅覚低下などが起こり，これに気道の細菌感染も加わり，持続する咳，痰，息切れを認め，特に痰量は多く，200〜300mL/日となることもある。
- 聴診では，多くは断続性ラ音である水泡音を聴取し，ときに連続性ラ音のいびき音や笛音を伴う。

- 水泡音　coarse crackles
- いびき音　rhonchi
- 笛音　wheezes
- 1秒量　forced expiratory volume in 1 second；FEV_1
- 肺活量　vital capacity；VC
- 残気率　RV/TLC

図1 気管支の末梢部分

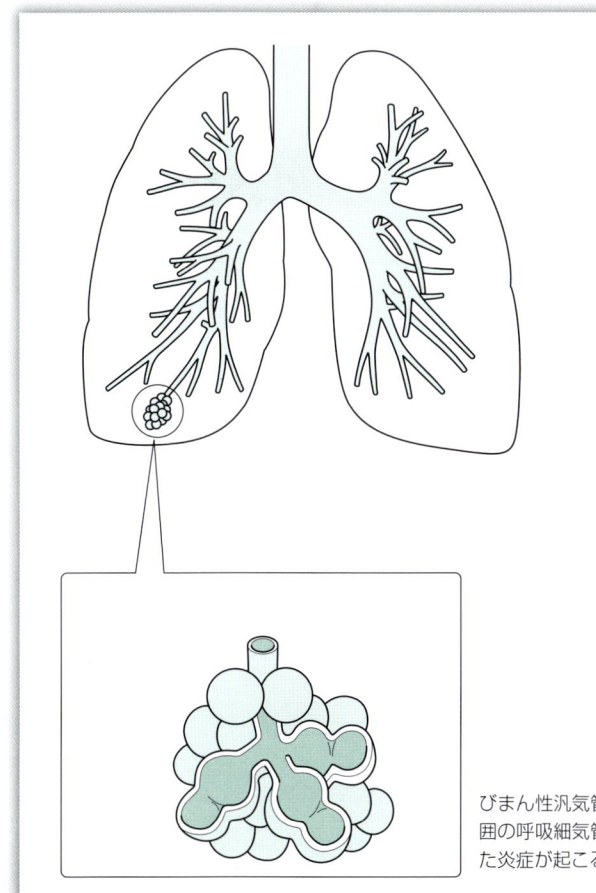

びまん性汎気管支炎では広範囲の呼吸細気管支を中心とした炎症が起こる。

リハビリテーション

- 閉塞性換気障害であるため，COPD（p.103参照）に準じた口すぼめ呼吸や横隔膜呼吸による呼吸練習が適応となる。
- ADL時も同様にCOPDに準じ，呼気時に口すぼめ呼吸を行わせて，息こらえをさせないように指導する。
- 痰が多い場合は，排痰法が行われる。体位ドレナージにセラピストによる徒手的な手技を加える方法，器具を用いる方法，患者が自分自身で行う咳嗽，ハフィング（図2），自動周期呼吸法（図3）などがある。
- 病状が進行して慢性呼吸不全になった場合には，運動療法や在宅酸素療法が適応となる。

■ ハフィング　huffng
■ 自動周期呼吸法　active cycle of breathing technique；ACBT

図2 ハフィングの方法

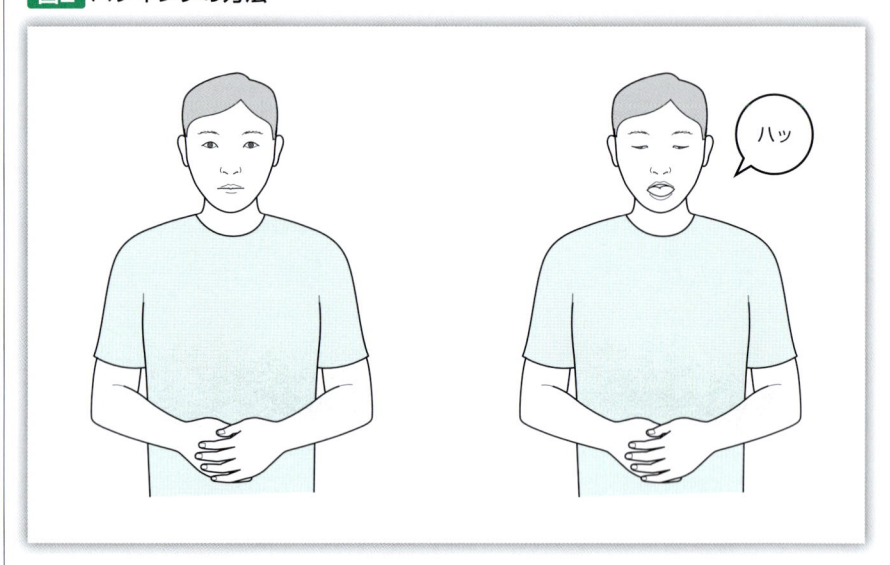

図3 ACBTの一連のサイクル

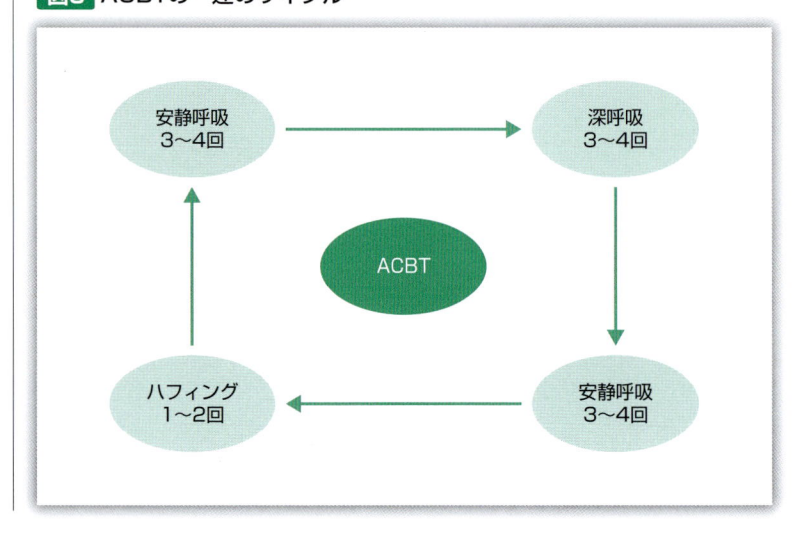

安静呼吸 3〜4回 → 深呼吸 3〜4回 → 安静呼吸 3〜4回 → ハフィング 1〜2回 → （安静呼吸へ）

ACBT

3-4 じん肺

胸部 代表的疾患とリハ上の注意

長期間にわたって粉じんを吸入することにより，肺に線維増殖性の不可逆的な病変を引き起こし，進行すると心肺機能の低下をきたす疾患で，診断に際し，画像所見はもちろんであるが，粉じん曝露環境下での職業歴が有力な手掛りとなる。

画像所見

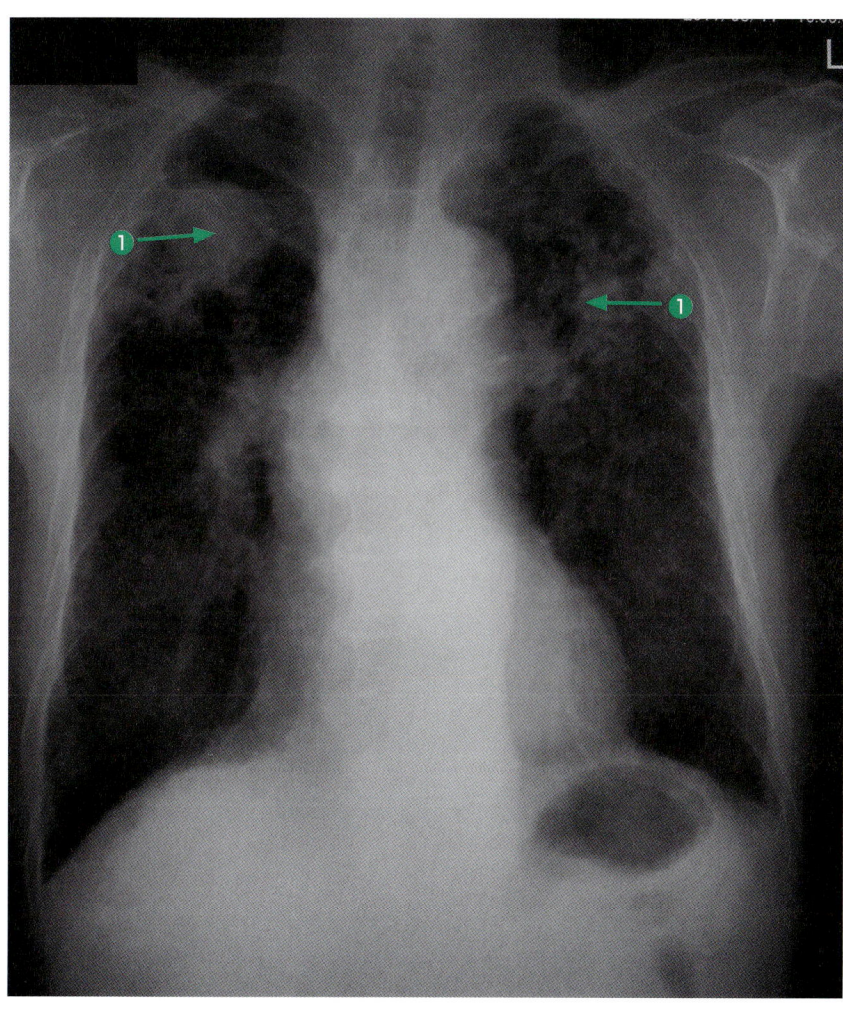

粉じん作業に従事した期間，すなわち粉じん吸入期間の長さによって，また吸入した粉じんの種類によって所見が異なってくる。珪肺を始めとする多くのじん肺症は境界明瞭な小粒状陰影が多発性に両側上肺野優位に認められることが多く，珪肺では肺門リンパ節の卵殻状石灰化が特徴的である。石綿肺は中下肺野の線状・網状影が主たる陰影となり，石灰化を伴う胸膜プラークが特徴的所見である。粒状陰影は経過とともに融合傾向を示し，径1cm以上の結節〜腫瘤状陰影（大陰影❶）となり，辺縁不整で，ときに胸膜陥入像を伴うこともあり，肺癌との鑑別が必要になる。

❶ 大陰影

疾患の特徴

- じん肺には浮遊珪酸が原因となる珪肺と石綿（アスベスト）が原因となる石綿肺などがあり，職業歴などから鑑別される。
- 症状としては，乾性咳嗽，呼吸困難などが起こり，聴診で捻髪音を聴取し，呼吸機能検査では肺拡散能が低下し，%肺活量が減少する。
- じん肺は労災職業病であり「じん肺法」という法律で，重症度の規定や管理法が決められている。X線像でじん肺の影が少ないか多いかで，第1型から第4型に分類され（表1），さらにX線像の分類と肺機能検査の結果から管理1から管理4までの管理区分が決められる（表2）。

表1 じん肺のX線像による分類

第1型	両肺野にじん肺による粒状影または不整形陰影が少数あり，かつ，じん肺による大陰影がないと認められるもの
第2型	両肺野にじん肺による粒状影または不整形陰影が多数あり，かつ，じん肺による大陰影がないと認められるもの
第3型	両肺野にじん肺による粒状影または不整形陰影がきわめて多数あり，かつ，じん肺による大陰影がないと認められるもの
第4型	じん肺による大陰影があると認められるもの

表2 じん肺健康診断の結果

管理1	じん肺の所見がないと認められるもの
管理2	X線像が第1型で，じん肺による著しい肺機能の障害がないと認められるもの
管理3イ	X線像が第2型で，じん肺による著しい肺機能の障害がないと認められるもの
管理3ロ	X線像が第3型または第4型（大陰影の大きさが一側の肺野の1/3以下のものに限る）で，じん肺による著しい肺機能の障害がないと認められるもの
管理4	（1）X線像が第4型（大陰影の大きさが一側の肺野の1/3を超えるものに限る）と認められるもの （2）X線像が第1型，第2型，第3型または第4型（大陰影の大きさが一側の肺野の1/3以下のものに限る）で，じん肺による著しい肺機能の障害があると認められるもの

リハビリテーション

- じん肺では，拡散障害，拘束性換気障害だけでなく，閉塞性換気障害も合併した混合性換気障害を引き起こし，肺の線維化が徐々に進行し最終的には肺線維症に至り，それを食い止めることはできないのが現状である。
- 現状では，COPD（p.103参照）の呼吸リハに準じて，呼吸困難の軽減を図るためのコンディショニングや運動耐容能の向上をめざした運動療法が行われる。
- なお，じん肺健康診断の結果から，管理区分が2以上の者については，就業上の措置が図1のように定められている。

図1 じん肺健康診断

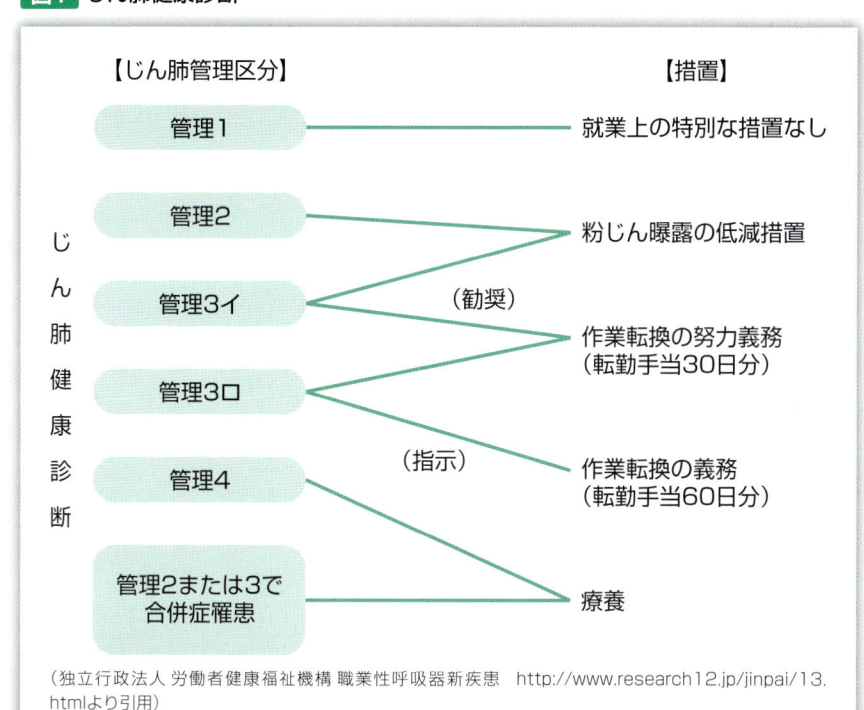

じん肺管理区分	措置
管理1	就業上の特別な措置なし
管理2	粉じん曝露の低減措置
管理3イ	（勧奨）作業転換の努力義務（転勤手当30日分）
管理3ロ	
管理4	（指示）作業転換の義務（転勤手当60日分）
管理2または3で合併症罹患	療養

（独立行政法人 労働者健康福祉機構 職業性呼吸新疾患 http://www.research12.jp/jinpai/13.htmlより引用）

3-5 気管支拡張症

胸部　代表的疾患とリハ上の注意

気道壁が破壊され，気管支が拡張した状態である。原因は先天性の場合もあるが，多くは呼吸器感染症であり，気道の感染，炎症を繰り返すことによって気管支壁が破壊される。黄色ブドウ球菌や肺炎桿菌などによる壊死性肺炎が多いといわれているが，肺結核，肺MAC症の抗酸菌感染症によっても生じる。

画像所見

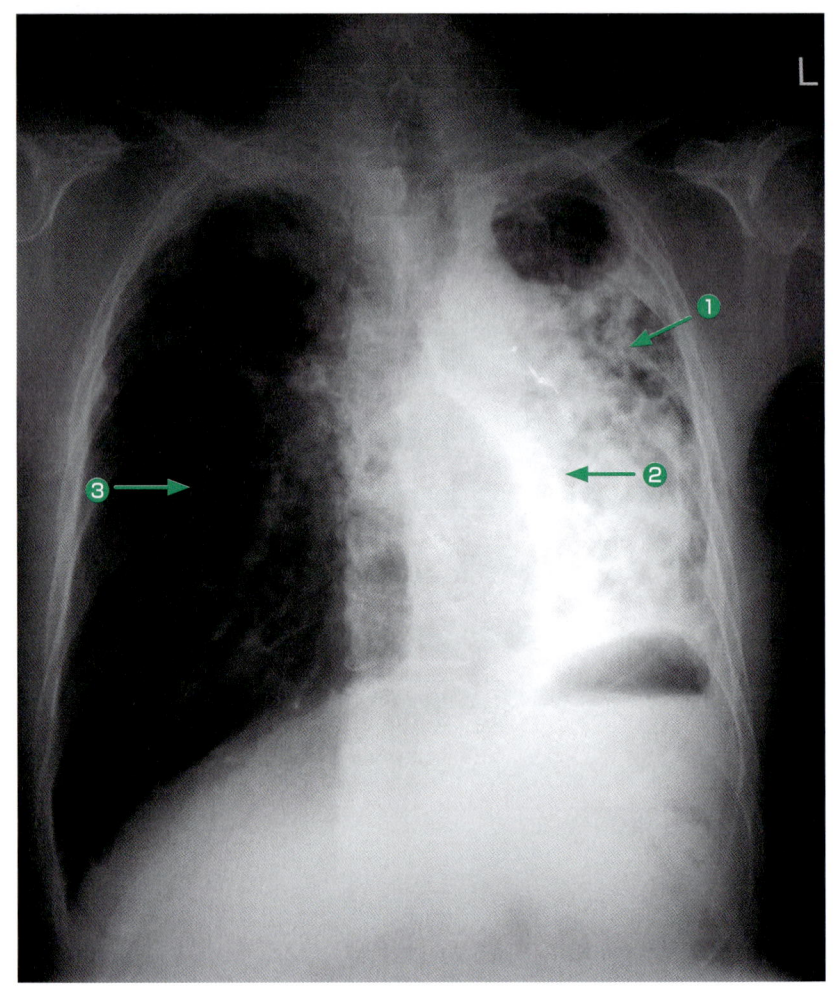

気管支拡張症は，その形態により，円柱状，嚢胞状，紡錘状などに分類される。円柱状のタイプは気管支壁が肥厚するためtram line（軌道）のように見え，嚢胞状のタイプは輪状影を呈し，感染を伴って分泌物が貯留すると，輪状影内に鏡面形成（niveau）が認められるようになる。基本的に本症が存在する部位の肺の容積は減少している。
本例は肺結核に続発した著しい嚢胞状の嚢胞状気管支拡張症であり（❶），左肺の容積の著しい減少により中央陰影が左方に偏位しており（❷），一部の輪状影内に鏡面形成が認められる。

❶ 嚢胞状気管支拡張症。一部の輪状影内に鏡面形成あり
❷ 縦隔（中央陰影）の左方（患側）への偏位
❸ 対側肺の代償性過膨張による透過性亢進

疾患の特徴

- 気管支拡張症は，気道の感染や炎症を繰り返すことによって，気管支が非可逆的な拡張をきたした，炎症を伴う疾患である。
- 粘液量が増加し，線毛が損傷を受け，気管支壁の一部は慢性的な炎症によって破壊され，気道内分泌物を排出できなくなる。
- 症状としては，咳嗽，喀痰，喀血，呼吸困難，胸痛などがあり，特に粘稠痰を伴う慢性咳漱が特徴的で，水泡音が聴取される。また，重度の瘢痕化や肺組織の欠損によって，右心に大きな負担がかかり肺性心に繋がることがある。

リハビリテーション

- 気管支拡張症では排痰が必要となるが，「体位ドレナージ」にセラピストが他動的な手技を加える方法の他，患者自ら能動的に喀痰を排出する方法がある。
- 一般的には咳嗽が指導されるが，本疾患は気道が不安定なため，咳によって気道が潰れてしまい排痰がうまくできないことがある。このような場合には，ハフィングが有効となる。
- ハフィングは，咳嗽と異なり，気道の安定性を保ったままでの喀痰の排出を可能とする。十分に吸気をさせてから行う方法と，末梢気道の分泌物を移動させたい場合には，肺気量位での少し長めに行う方法を指導する。
- またハフィングを応用したACBT，器具を用いて呼気時に陽圧をかける呼気陽圧療法や振動呼気陽圧療法（Flutter®，アカペラ®（図1）など）も有効である。

図1 アカペラ®

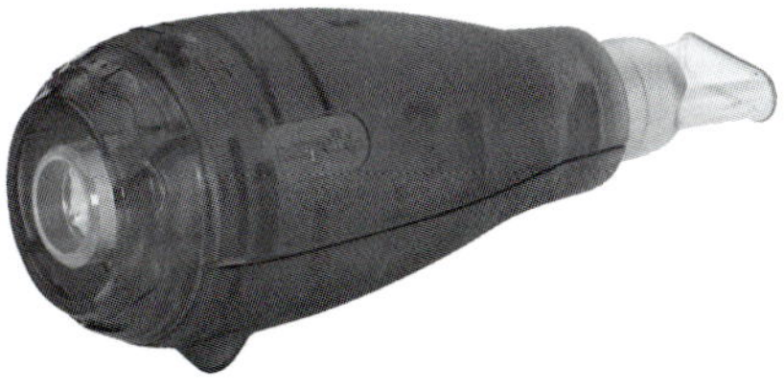

（画像提供：スミスメディカル・ジャパン社）

3-6 急性肺炎

胸部　代表的疾患とリハ上の注意

肺炎は，その起炎微生物により，肺炎球菌やインフルエンザ桿菌などの一般細菌である細菌性肺炎と，マイコプラズマやクラミジアなどの非定型肺炎に分類される。

画像所見

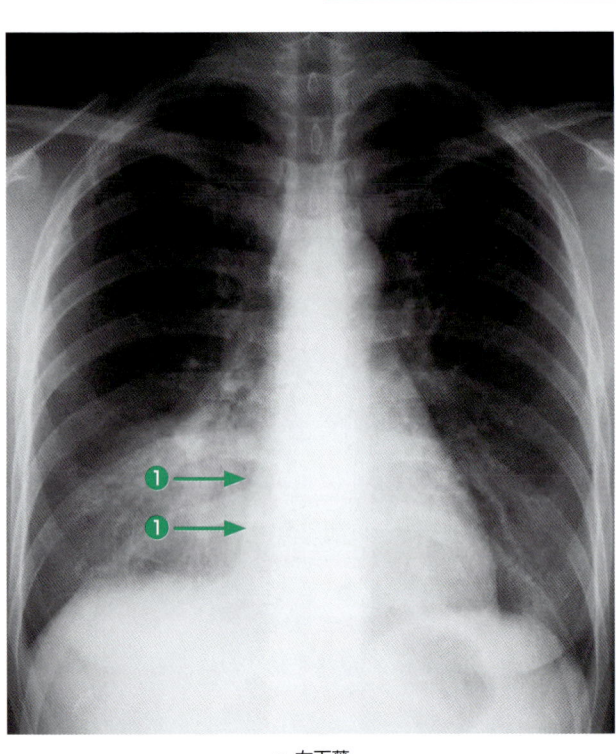

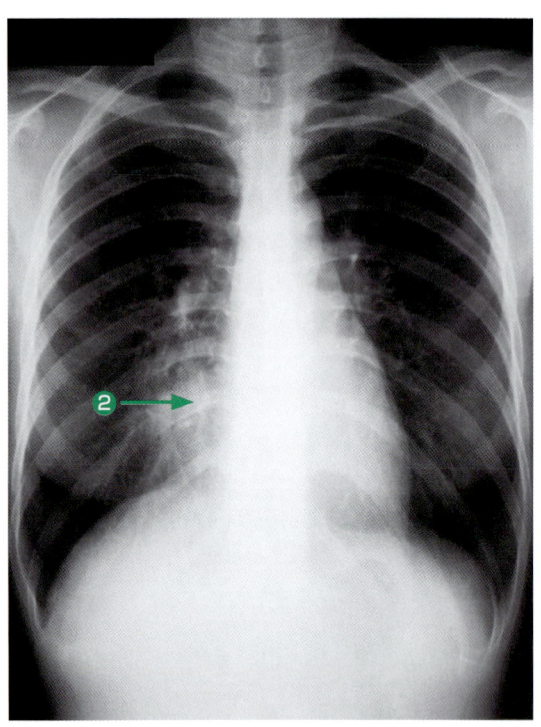

a. 右下葉

b. 右中葉

❶ 肺炎病巣と心陰影の境界が明瞭：シルエットサイン陰性
❷ 肺炎病巣と心陰影の境界が不明瞭：シルエットサイン陽性

細菌性肺炎では肺胞腔内（肺実質）に滲出性の病変が生じ，濃度の高い浸潤影が出現するが，マイコプラズマやクラミジア肺炎では病変の主座が肺胞隔壁（間質）であるため，通常は肺血管影を透見できるような淡い陰影となる。
写真は右下肺野にエア・ブロンコグラム（気管支透亮像）を伴う浸潤影が認められる。エア・ブロンコグラムの存在は肺胞腔内に滲出性の病変があり，気管支周囲の肺胞腔内の空気がwater densityの物質に置換されることによって，通常は描出されない気管支が浸潤影の中に浮き彫りにされてくる現象であり，細菌性肺炎を疑わせる所見である。
また，この例では心陰影の右第2弓の辺縁が不明瞭になっている。これは病変が右下葉ではなく，心臓に近接して存在する右中葉に存在することを裏付ける所見であり，側面像を見ると明らかである。このように，放射線学的に濃度が同様のものが接していると，その境界が不明瞭になってしまう現象をシルエットサイン陽性（❷）とよぶ。

● 3-6. 急性肺炎

疾患の特徴

- 通常，肺胞の中は気体があるが，肺炎では肺胞腔内に炎症性浮腫液とよばれる液体が充満する。炎症性浮腫液はKohn孔（肺胞-肺胞間孔）などを抜けて隣の肺胞に広がる。
- 肺炎は日本人死因第三位であり，特に高齢者に頻発する誤嚥性肺炎への介入は重要な課題である。
- 肺炎の症状は，発熱や全身倦怠感，食欲不振，脱水症状などの全身症状のほか，咳や痰，胸痛，喘鳴などに呼吸困難が伴う。重症になると，呼吸困難が増強し，チアノーゼも出現し，意識障害が起こる場合もある。

リハビリテーション

- 急性期はポジショニングと徹底した排痰が有効であり，回復してからは再発させない予防的アプローチも必要である。
- 体位排痰法では，気管支をできるだけ鉛直にすることで重力により痰を移動させる原理に基づいている。循環動態が不安定で頭低位が取れないような場合は，修正した排痰体位を用いる（図1）。
- 低栄養や廃用症候群のあるケースに対しては，嚥下リハビリテーションが重要となる。

図1 修正した排痰体位

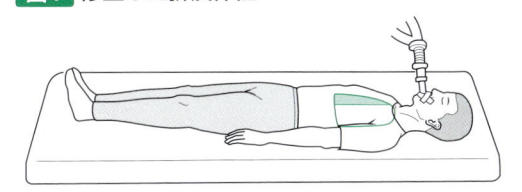

a. 背臥位：肺尖区（S^1），前上葉区（S^3），前肺底区（S^8）

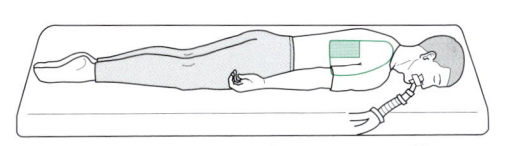

b. 腹臥位：上-下葉区（S^6），後肺底区（S^{10}）

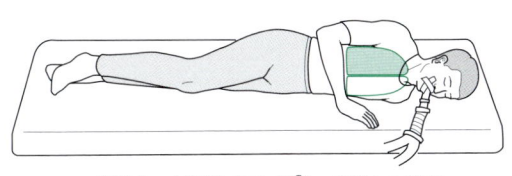

c. 側臥位：外側肺底区（S^9），患側上の肺野

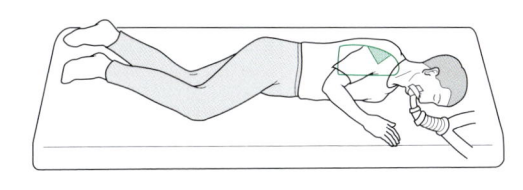

d. 前方へ45°傾けた側臥位：後上葉区（S^2），（上-下葉区，後肺底区）

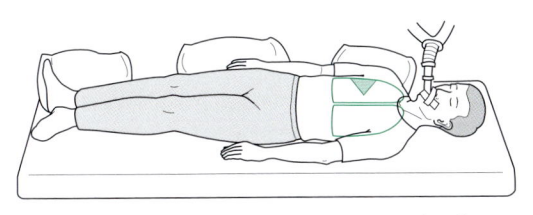

e. 後方へ45°傾けた側臥位：中葉・舌区（S^4, S^5）

（宮川哲夫：第5章 スクイージング・体位排痰法のテクニック。動画でわかるスクイージング 安全で効果的に行う排痰のテクニック（宮川哲夫 編），95-124，中山書店，2005.より引用）

3-7 ARDS（急性呼吸促迫症候群）

胸部　代表的疾患とリハ上の注意

直接肺に作用する肺炎，特に誤嚥性肺炎や，間接的に作用する重症の外傷，敗血症などに引き続いて起こる，肺の微小血管と肺胞上皮の透過性亢進によって生じる肺水腫である。発症後の時間経過に伴い，肺の線維化が起こってくる。

画像所見

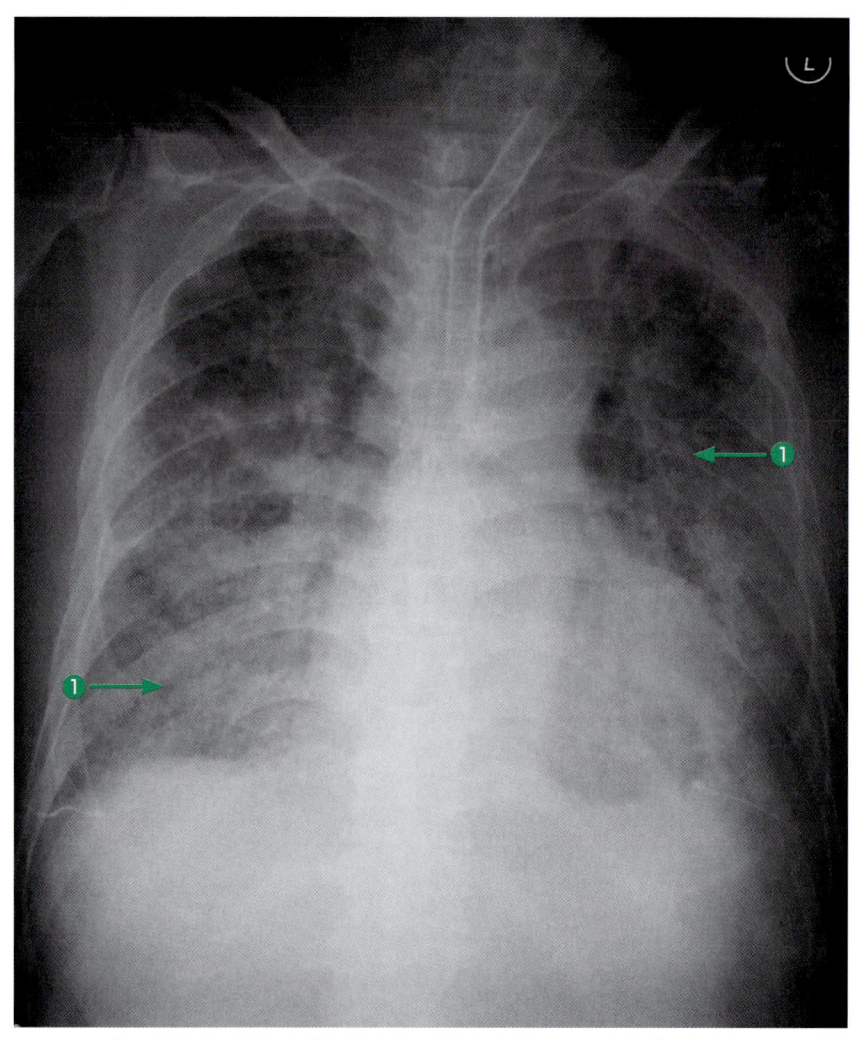

非心原性の肺水腫なので，びまん性の浸潤影が肺野に広汎に認められるが，うっ血性心不全の所見とは異なり，肺野の浸潤影は両側対称性の肺門周囲や下肺野に顕著なものではなく，不均一で肺野末梢に目立つ（❶）。また，心陰影の拡大はなく，胸水も認められないことが多い。

❶ 両側肺野に広汎に広がるびらん性の浸潤影。不均一で，肺野末梢にも目立つ

● 3-7. ARDS（急性呼吸促迫症候群）

疾患の特徴

- 敗血症，ショック，急性膵炎，胸部外傷，誤嚥性肺炎，大量輸血，肺塞栓などに続発する急性の肺損傷であり，肺血管透過性は亢進し，肺水腫の状態となっている（図1）。
- 肺胞が虚脱し，肺胞-毛細血管でのガス交換の障害（シャント）や肺コンプライアンスの低下から，低酸素血症をきたす。
- 低酸素血症によって，傷つけられた肺細胞や白血球が産生する特定のタンパク質（サイトカイン）が血管内へ漏れ出すことによって，複数の臓器が機能不全に陥り，多臓器不全になることもある。

リハビリテーション

- ARDSの呼吸管理療では，低酸素血症を改善させるために酸素療法を行うが，酸素投与のみでは不十分で，人工呼吸管理となることが多い。
- 人工呼吸では肺損傷を防ぐため，1回換気量を減らし，PEEP（呼気終末陽圧）により肺の虚脱を防ぎ，FIO_2（吸入酸素濃度）を0.6以下にするのが目標となる。
- PEEPの設定が不十分だと，荷重側の虚脱が進行し，酸素化は悪化することがある。ただし，酸素化の改善は換気の均一化を必ずしも意味しないので注意を要する。
- 呼吸理学療法では，体位交換や腹臥位療法を行い，横隔膜背側の可動性や背側肺の虚脱を改善し，換気血流比を是正する。
- 呼吸状態が改善し安定してきたらCPAPをめざし，人工呼吸器から離脱させる。
- ARDSの経過が長くなり，長期人工呼吸管理になると，栄養障害から免疫能や呼吸筋力の低下などが生じるが，あえて離脱を急がずに，人工呼吸管理下に座位，立位，歩行へと進める場合もある。

図1 ARDS発症当初の肺胞領域病変の模式図

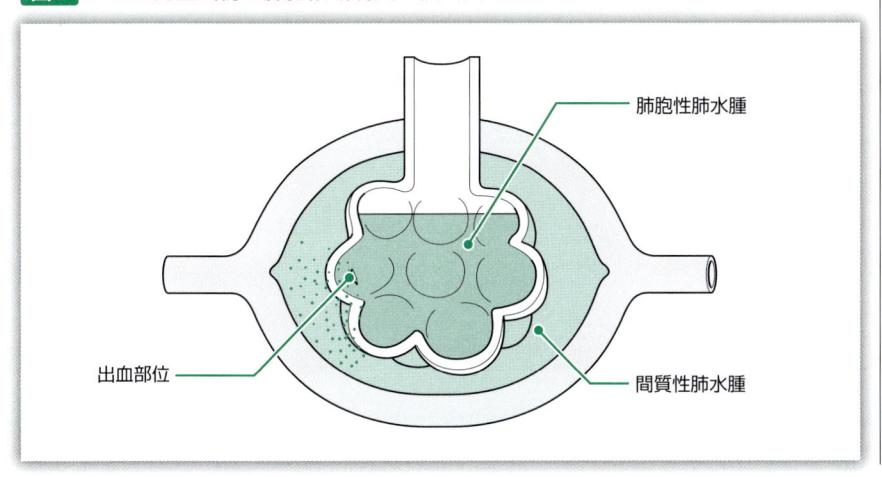

3-8 特発性自然気胸

胸部　代表的疾患とリハ上の注意

肺胸膜表面に存在する気腫性嚢胞が破裂することにより胸腔内に漏れた空気に肺が圧迫され，虚脱してしまった状態である。

画像所見

❶ 胸腔内のフリーエアー
❷ 虚脱肺辺縁

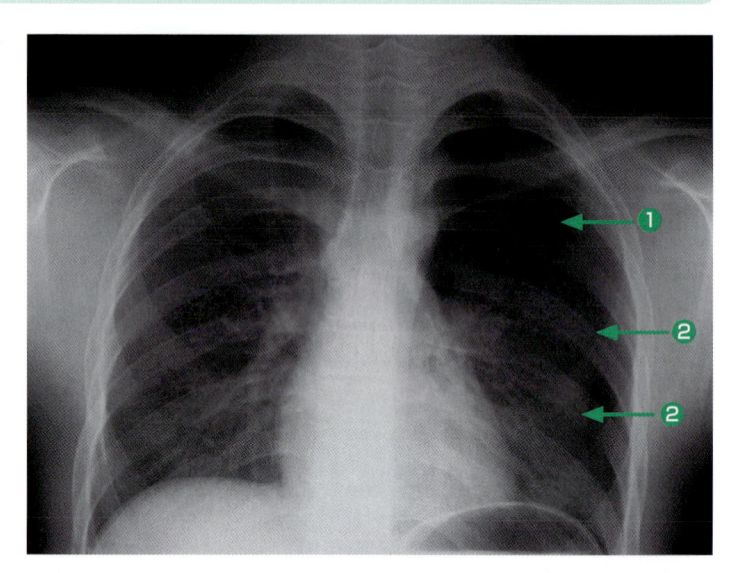

❸ 縦隔の健側への偏位が認められる緊張性気胸
❹ 高度の右肺の虚脱

虚脱した肺の透過性は減弱し，その周囲の肺紋理は消失する。肺尖部のみに気胸腔が形成される軽度の気胸では，同様に肺紋理が消失する肺尖部に好発するブラとの鑑別が問題となるが，通常，気胸では辺縁が肺門に対して凹の境界線を，ブラでは凸の境界線を形成することで可能となる。高度の気胸で一側肺が完全に虚脱すると，含気を失った肺が肺門部の塊状陰影として認められる。また，気胸発症の原因となった部位が一方通行弁を形成し，チェックバルブ機構が生ずることにより，胸膜腔の内圧が大気圧より高くなると，縦隔は健側へ偏位し，健側肺も圧迫されて換気が障害される緊張性気胸と呼ばれる状態になる（❸）。

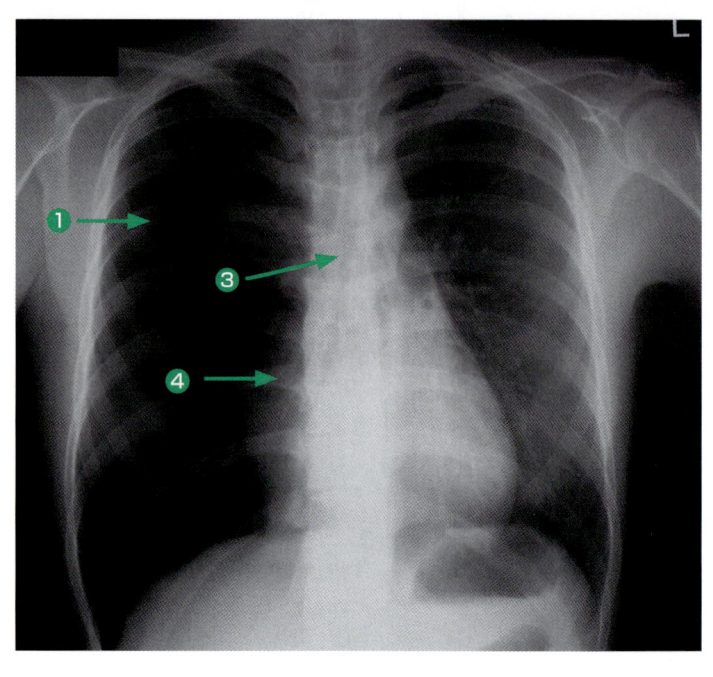

疾患の特徴

- 自然気胸は，ブラやブレブの破壊によって生じる気胸であり（図1），ブラは肺実質内にできた気腔で気腫性変化を伴っており高齢喫煙者に多く，ブレブは臓側胸膜内に存在する小さな気腔で若年男性に多いとされる。ただし，ブラとブレブを区別する臨床的な意義は乏しいとされる。
- ほぼ全例に胸痛が認められ，多くは突然発生し，同側の肩や背部に放散することがある。そのほかに，呼吸困難，咳嗽，酸素飽和度の低下，頻脈，動悸，などの症状もみられる。
- COPDなどの基礎疾患を伴って発症する続発性気胸では，胸痛は徐々にはじまり，多くは気胸発症前より咳，息切れなどの症状が認められる。
- また肺虚脱が軽度で無症状の場合には，健康診断などの胸部X線像により偶然発見されることもある。
- 肺虚脱度は，胸部単純X線像で判断され，日本気胸・嚢胞性肺疾患学会では癒着がない場合に次の3つに分類している（図2）。
  - 軽度：肺尖が鎖骨レベルまたはそれより頭側にある。またはこれに準ずる程度
  - 中等度：軽度と高度の中間程度
  - 高度：全虚脱またはこれに近いもの

図1 自然気胸の発生

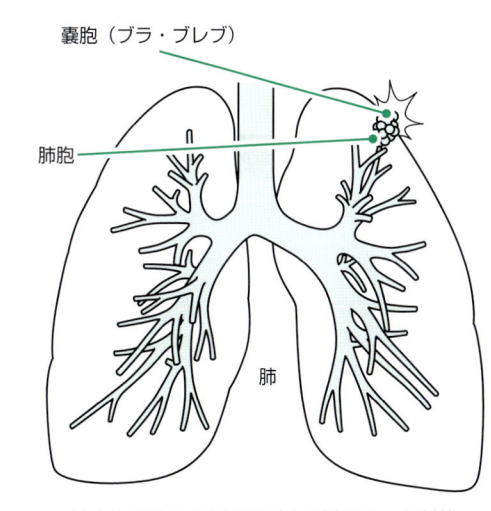

何らかの原因で肺胞内に空気が溜まり，風船状に膨らんで破裂する。

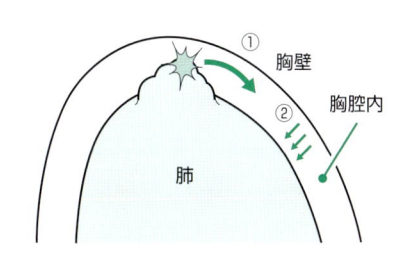

①嚢胞（ブラ・ブレブ）が破裂し，胸腔内に空気が溜まる。
②漏れた空気で肺が圧迫される。

図2 虚脱度による分類

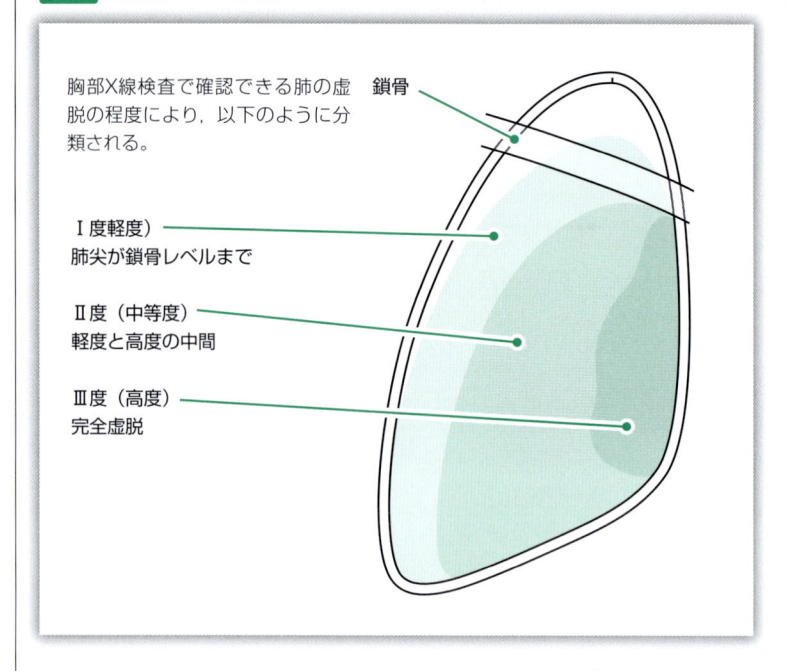

胸部X線検査で確認できる肺の虚脱の程度により，以下のように分類される。

鎖骨

Ⅰ度（軽度）
肺尖が鎖骨レベルまで

Ⅱ度（中等度）
軽度と高度の中間

Ⅲ度（高度）
完全虚脱

リハビリテーション

- 初期治療では肺を再膨張させるのが必要であるが，呼吸介助などの徒手的な手技は禁忌となる。呼吸練習としては静かな腹式呼吸程度に呼吸法に留める。
- 一般的には，肺虚脱度により，安静，胸腔穿刺（脱気），胸腔ドレナージの方法が選択される。
- 肺虚脱が軽度で，呼吸困難などの症状が強くない場合は経過観察される。肺虚脱が中等度以上であれば，胸腔ドレナージが望ましく，また体動で呼吸困難の訴えがあるケースや，血液ガス所見や動脈血酸素飽和度が低値のケースでは，穿刺または胸腔ドレナージが適応となる。
- リハビリテーションとしては，気胸が修復するまでの間は四肢の筋力維持・強化運動などによって廃用予防に努め，状態に合わせて徐々にADLを拡大し，活動性を高めるようにする。

3-9 肺結核後遺症（右胸郭成形術後）

胸部　代表的疾患とリハ上の注意

肺結核は多くの場合，瘢痕を残して治癒する。瘢痕性肺病変がある程度広汎な場合には残存正常肺が代償性に過膨張する。続発性の気管支拡張症も比較的よく認められる。また，高齢者では化学療法発達以前に行われた治療法である人工気胸術の影響による胸膜肥厚や，胸郭成形術による胸郭の変形も認められる。

画像所見

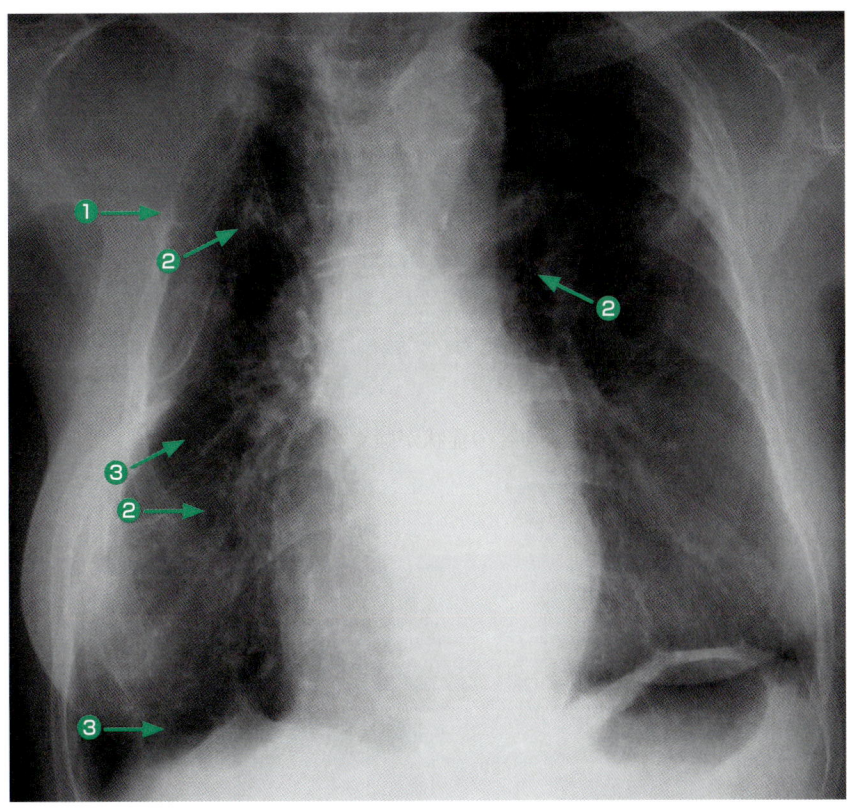

❶ 胸郭形成術による胸郭変形　❷ 瘢痕性病変　❸ 代償性過膨張

肺野に陳旧性病変による索状影，小結節状（❷）が残存し，肺の治癒病巣部周囲の代償性気腫化（❸）や二次的に生ずる気管支拡張などの気道病変が認められる場合もある。胸膜癒着像も散見される。また，胸郭成形術が施行されており，そのための胸郭変形が認められる（❶）。この例では認められないが，人工気胸術を受けた例では広汎かつ強度の胸膜肥厚像が認められる。

疾患の特徴

- 肺切除術，胸郭形成術により肺容量が減少し，広範な胸膜の癒着や石灰化，慢性膿胸などが起こる。
- 胸郭の変形や可動域制限により肺活量が低下し，拘束性換気障害を呈し，労作時の強い息切れを自覚する。
- 換気量の低下によって慢性にCO_2上昇を伴うことが多く，Ⅱ型呼吸不全になりやすい（図1）。
- 低酸素血症に伴う肺血管攣縮のための右心負荷が強く，肺性心を合併していることが多い。

リハビリテーション

- 酸素投与や非侵襲的陽圧換気（NPPV）によって，酸素化および換気を補助することが行われる。ただし，安易な酸素吸入はCO_2ナルコーシスをまねくおそれがあるため注意が必要である。
- 胸郭の可動域制限により吸気がうまく行えないので，胸郭の拡張性や柔軟性を目的とした胸郭へのアプローチが有効となる。
- 筋力低下はADLの低下に繋がるため，上肢筋や下肢筋の筋力トレーニングを中心とした運動療法は重要である。
- NPPVによって換気補助しながら，ベッドサイドでのエクササイズ（図2），さらに自転車エルゴメータやトレッドミルでの運動療法などを行うのも効果的で，運動の負荷量や継続時間の改善が期待できる。
- ただし，右心負荷が強く肺性心を伴うことが多いので，浮腫，頻脈，不整脈などの心不全の兆候に注意する必要がある。

図1 呼吸不全の分類

呼吸不全
$PaO_2 ≦ 60Torr$

Ⅰ型呼吸不全
$PaCO_2 ≦ 45Torr$

Ⅱ型呼吸不全
$PaCO_2 ≦ 45Torr$

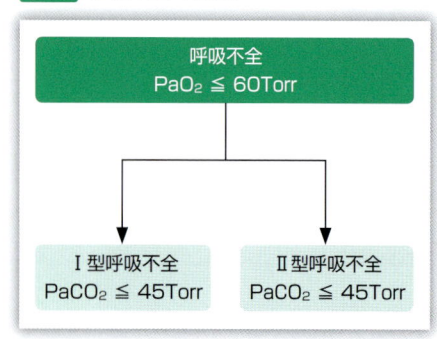

図2 NPPV装用中の胸郭の可動域運動

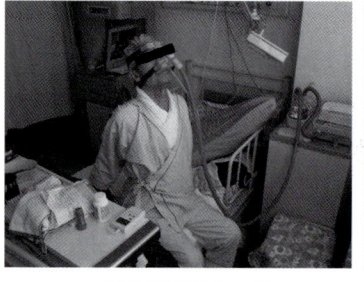

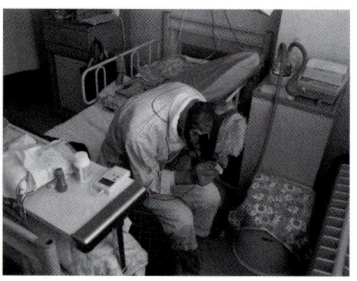

a. 前胸郭のストレッチ

b. 背部のストレッチ

3-10 胸部 代表的疾患とリハ上の注意

無気肺

無気肺は肺胞の含気が消失し，容積が減少した状態をさすが，閉塞性無気肺と非閉塞性無気肺の大きく2つに分類される。ここでは一般的によく認められる閉塞性無気肺について概説する。閉塞性無気肺とは，気管支閉塞部位より末梢に分布していたガスが吸収され，肺が虚脱してしまった状態をさす。

画像所見

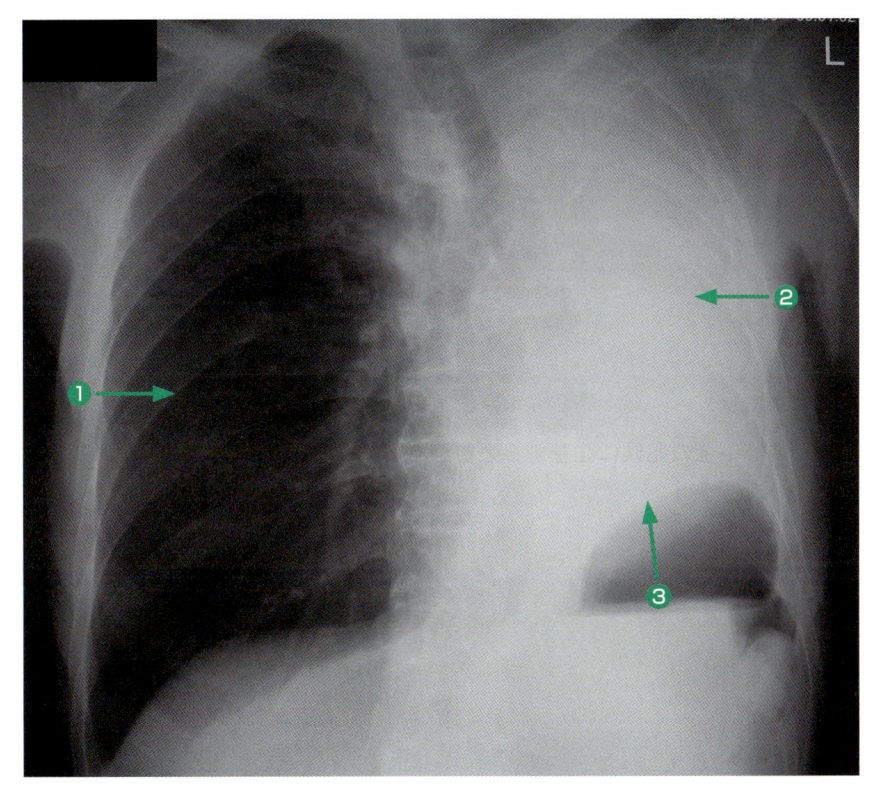

❶ 代償性過膨張による肺野の透過性亢進　❷ 縦隔の偏位　❸ 胃泡，横隔膜の挙上

本例は左主気管支が腺様嚢胞癌のため閉塞して生じた左側の完全無気肺である。左肺の容積の顕著な減少に伴い，縦隔が患側に偏位し（❷），胃泡，横隔膜の挙上（❸），対側肺である右肺の代償性過膨張の所見も認められる（❶）。無気肺に陥った左肺の肺野の透過性は，縦隔の偏位もあって消失するが，対側の右肺は代償性に過膨張するため亢進する。

疾患の特徴

- 肺胞がつぶれると，その肺胞はガス交換に加わることができないため，つぶれた肺胞が多いほど，ガス交換量は少なくなり，低酸素血症が起こる。
- 症状は，急激な広範囲の閉塞では，胸部圧迫感，胸痛，呼吸困難などが現れるが，発症が緩やかで閉塞部分が狭い場合は無症状のこともあり，胸部X線などの画像検査で発見されることも少なくない。
- 肺葉別の無気肺のパターンを図1に示す。

図1 無気肺のX線所見模式図

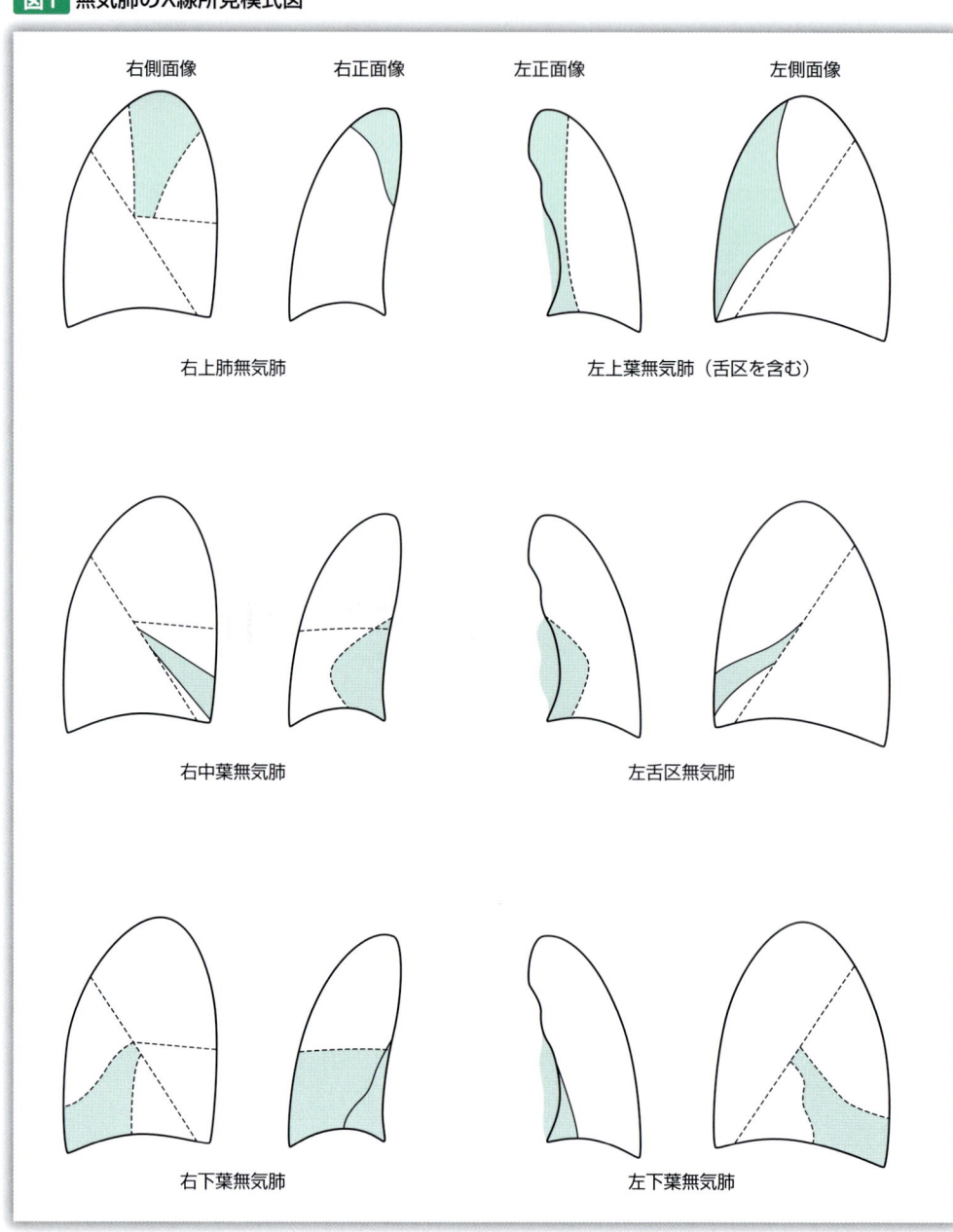

右側面像　右正面像　　　左正面像　左側面像

右上肺無気肺　　　　左上葉無気肺（舌区を含む）

右中葉無気肺　　　　左舌区無気肺

右下葉無気肺　　　　左下葉無気肺

リハビリテーション

- 無気肺の改善には，気管支をふさいでいる粘液やほかの分泌物を取り除く，排痰法が行われる。
- 末梢気道からの痰の移動には，呼気流速の増加とcritical opening pressure（図2）を利用した末梢へのエアエントリの改善が重要となる。
- 排痰体位をとったうえで，スクイージング，スプリンギング，呼吸介助などの徒手的な手技を加え，咳嗽やハフィングを指導する。
- 軽打法や振動法も古くから行われているが，軽打法は侵襲が大きく，重症不整脈を誘発することもあり，急性期では推奨できない。振動法は軽打法と比較すると侵襲が少ないとされているが，やはり重症度の高い症例ではリスクを伴うので，施行にあたっては注意しなければならない。
- 胸部や腹部の手術で全身麻酔後の無気肺の予防には，深呼吸や咳嗽などが有効となる。術前から，インセンティブ・スパイロメトリを利用したり，咳やハフィングの仕方を指導したりする。また，術後は体位変換や早期離床が無気肺の予防に役立つ。

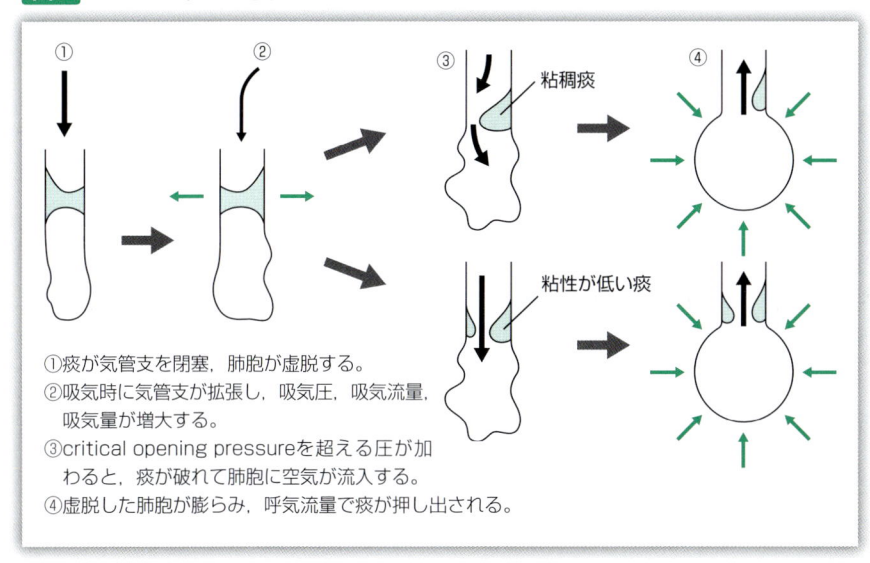

図2 critical opening pressure

①痰が気管支を閉塞，肺胞が虚脱する。
②吸気時に気管支が拡張し，吸気圧，吸気流量，吸気量が増大する。
③critical opening pressureを超える圧が加わると，痰が破れて肺胞に空気が流入する。
④虚脱した肺胞が膨らみ，呼気流量で痰が押し出される。

3-11 胸水貯留

胸部　代表的疾患とリハ上の注意

胸水は滲出性と漏出性の2つに大別され，滲出性胸水貯留の代表的原因疾患は肺炎随伴性胸膜炎，結核性胸膜炎，癌性胸膜炎であり，漏出性胸水貯留の代表的原因はネフローゼ症候群，肝硬変に伴う低蛋白血症や，左心不全が挙げられる。その原因からして，滲出性胸水は片側性に，漏出性胸水は両側性に貯留することが多い。

画像所見

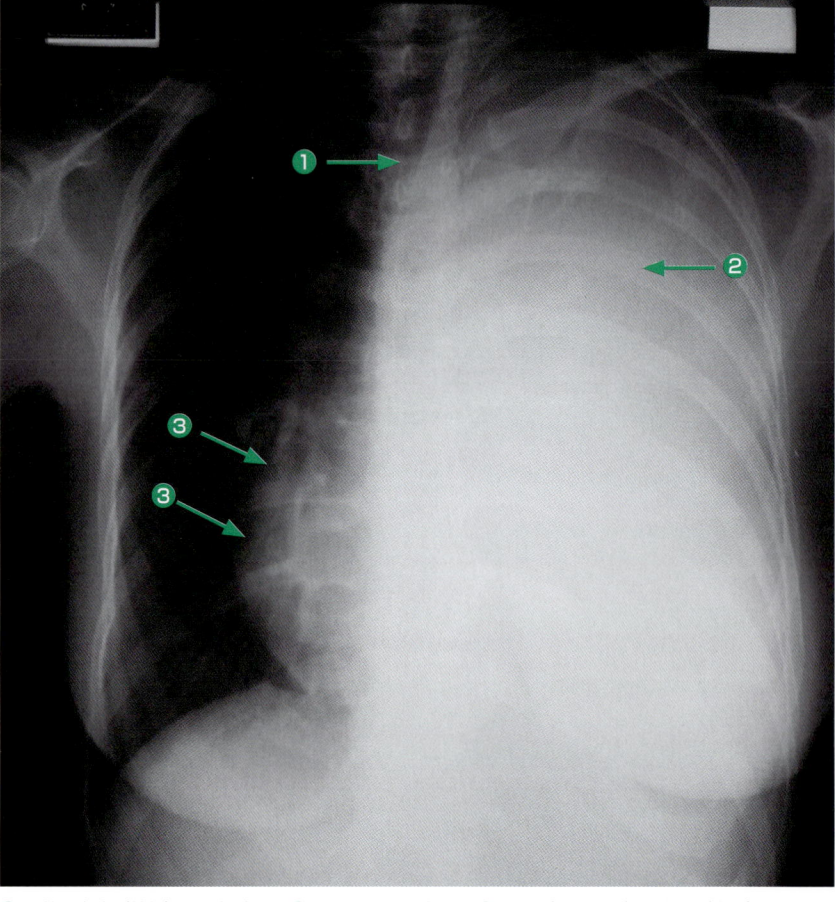

胸水は，立位や座位では通常胸腔内で最も低い部位である肋骨横隔膜洞から貯留し始める（遊離胸水）ため，正面像では肋骨横隔膜角の鈍化が，その初期像である。その後，貯留量の増加に伴い，横隔膜の上縁から側胸部に向かって次第に高くなる上方に凹のメニスカス様の曲線を描きながら，肺門の方向に向かって上方に貯留していく。本例は肺癌に併発して発症した癌性胸膜炎で，左胸腔内に比較的急速に胸水が大量に貯まったため，縦隔が健側（右側）に偏位しており，患側に偏位する片側完全無気肺との鑑別の重要なポイントとなる。しかし，大量胸水貯留の期間が長期化すると，患側肺は圧迫性無気肺に陥り，胸水と置換されてしまうため，縦隔の偏位は目立たなくなることに注意すべきである。

❶ 気管の右方（健側）への偏位　❷ 左大量胸水貯留　❸ 縦隔（中央陰影）の右方（患側）への偏位

疾患の特徴

- 胸水貯留とは，壁側胸膜から産生された液体が，胸膜腔に異常に貯まった状態をいう（図1）。
- 胸水貯留の原因には，がん，結核，肺炎，膠原病，うっ血性心不全，肝硬変など数多くある。
- 無症状の場合もあるが，呼吸困難，胸膜性胸痛，またはその両方が症状として現れることが多い。胸膜性胸痛とは，深吸気時に悪化する漠然とした痛みで，壁側胸膜の炎症を示している。
- 身体診察では，胸水のある部位に音声振盪の消失，打診での濁音，呼吸音の減弱が認められる。

リハビリテーション

- 胸水発症の原因疾患への治療が大前提となるが，胸水の量が少ない場合は，治療の必要がないこともある。また経過観察しながら，胸水貯留の状況によっては胸腔穿刺が行われる。
- ここでは，がん性胸膜炎によって胸水が貯留している患者を例に述べる。運動や動作によってすぐに低酸素血症を起こすことがあるので，ベッド上の体位を工夫したりして，できるだけ少ないエネルギーで動作が遂行できるように指導する。
- ただし，四肢に浮腫がみられる患者で胸水や腹水が貯留しているケースでは，体位交換によって胸水や腹水が増悪することがあるので注意が必要となる。
- このような場合には，呼吸困難感などの自覚症状，動脈血酸素飽和度の低下などに注意して体位交換を行う。片肺に胸水貯留がある場合には，患側を上にした側臥位をとるとよい。

図1 胸膜と胸膜腔の関係

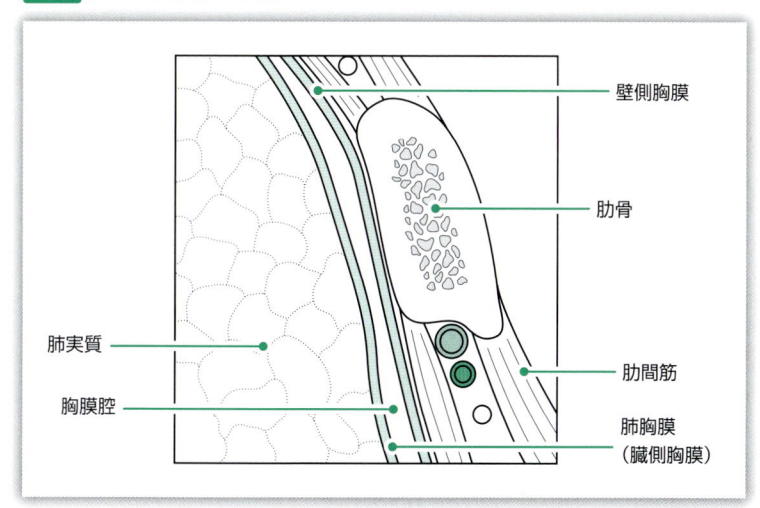

- ただし高度の胸水貯留では，患側を下にした側臥位を取ることによって，上側になっている健側肺の横隔膜の活動をしやすくすることもある（図2）。
- 呼吸補助筋を使用している場合には，上肢の運動や動作を控え，腹式呼吸などの呼吸法を指導する。

図2 片側臥位呼吸

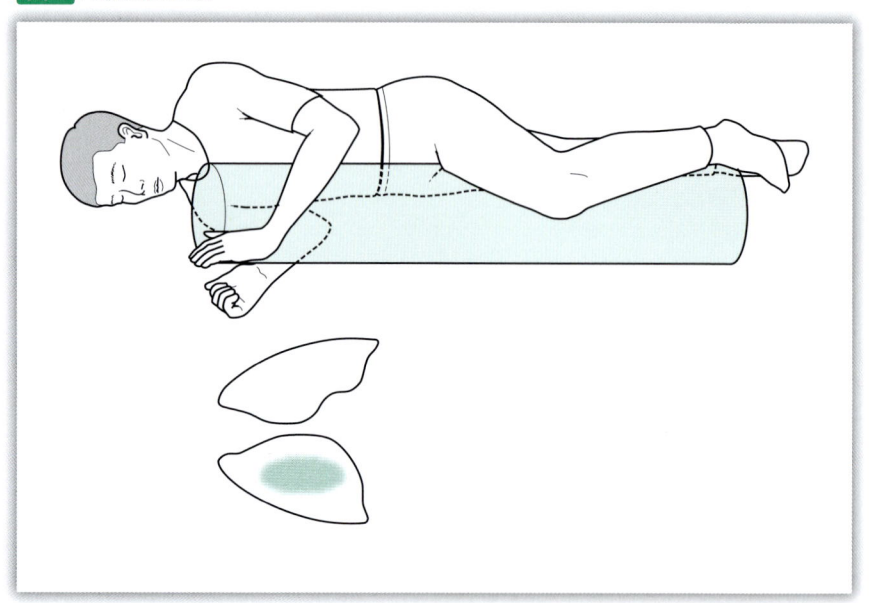

3-12 脊椎カリエスによる胸郭変形

胸部　代表的疾患とリハ上の注意

骨・関節結核の病巣は，結核菌が血行性に運ばれてくることによって形成されるため，血流が豊富である脊椎や長管骨に多い。脊椎カリエスでは骨破壊により椎体が潰れるが，椎体の前方部分が他の部分に比較し構造上脆弱であるため潰れやすく，結果として脊柱の後彎，胸郭の変形が起こる。

画像所見

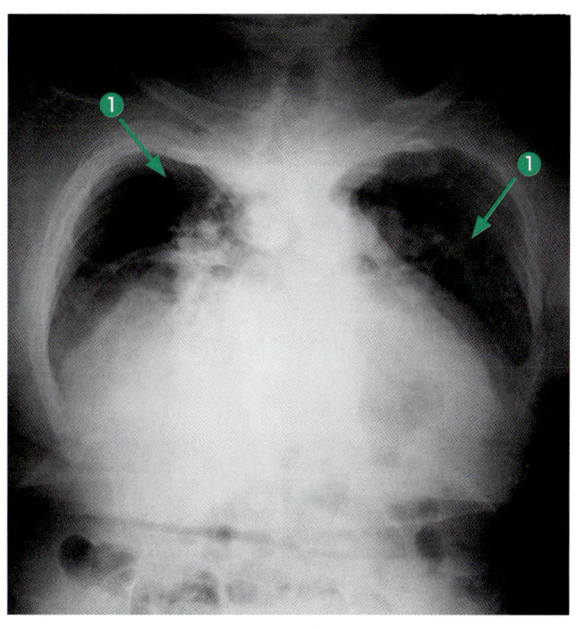

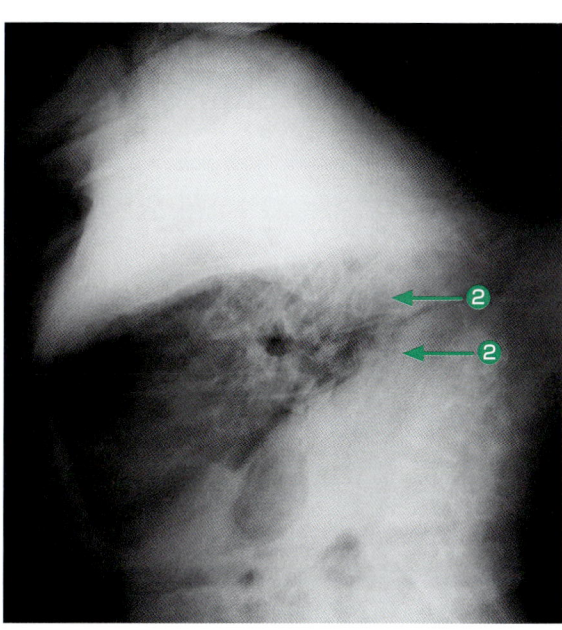

a. 正面像　　　　　　　　　　b. 側面像

❶ 脊柱後彎による著しい胸郭の変形。両側肺が上下方向に圧排され，容積が減少
❷ 椎体前方の破壊による脊柱後彎

写真は脊椎カリエス後遺症の患者の正面像（a）と側面像（b）であるが，正面像（a）では脊柱後彎による著しい胸郭の変形が認められ，両側肺が上下方向に圧排されており（❶），側面像（b）では隣接する椎体前方の破壊による後彎が明らかである（❷）。

疾患の特徴

- 脊椎カリエスは，肺結核に感染した後，脊椎に潜んでいた結核菌が，高齢になって抵抗力が落ちたときに発症する。昭和40年代に多くみられ，抗結核化学療法（ストレプトマイシン）による治療法が確立後は急激に減少したが，根絶したわけではない。
- 症状としては，全身では倦怠感や微熱があり，局所では初期には体動時痛や脊柱の運動制限，棘突起の叩打痛を認める。
- 徐々に発症するのが特徴であるが，進行すると，Pottの三徴候といわれる，後彎変形（亀背），冷腫瘍，脊髄麻痺（Pott麻痺）が認められる。
- 3カ月間の治療で治癒傾向が認められず，麻痺や罹患部位の骨破壊による不安定性が認められる場合などには，手術適応となる。

リハビリテーション

- 基本的に胸郭の高度変形による拘束性換気障害をきたすため，呼吸リハは前述の肺結核後遺症（p.121参照）に準じて施行される。
- 胸郭の可動域運動や上肢筋や下肢筋の筋力トレーニングなどの運動療法（図1）はADL維持，向上のためにも重要となる。
- 脊柱や胸郭の変形による可動域制限から，腰背部や胸部の疼痛やつっぱり感を訴えるケースには，呼吸介助手技（図2）やマッサージなどのリラクセーションも有効である。

図1 上肢の筋力トレーニング

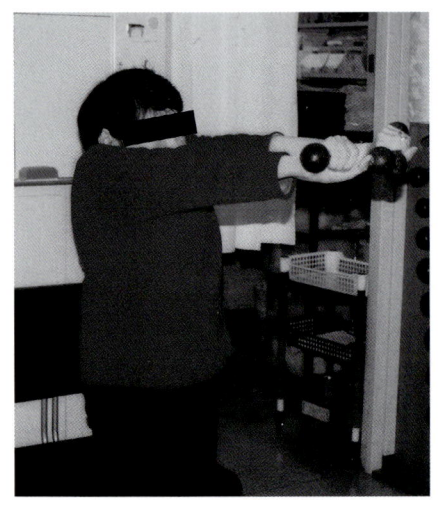

0.5kgの鉄亜鈴を用いて肩屈曲運動を行っている。

図2 呼吸介助

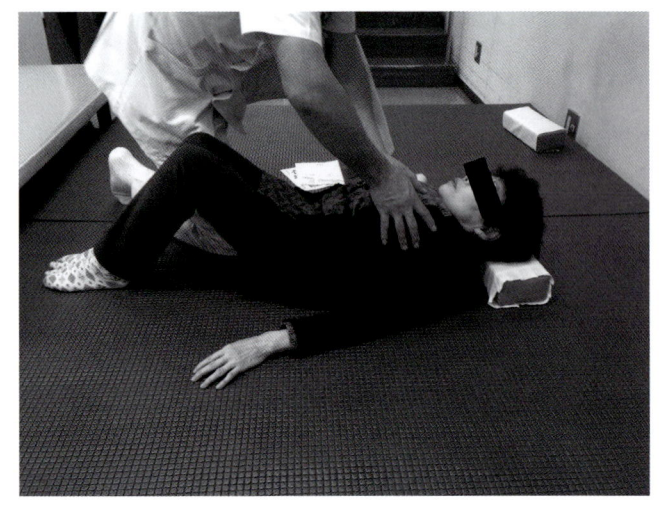

リラクセーションや胸郭の可動性を目的に行う。

1-1 頸椎

骨・関節　正常像

正面像

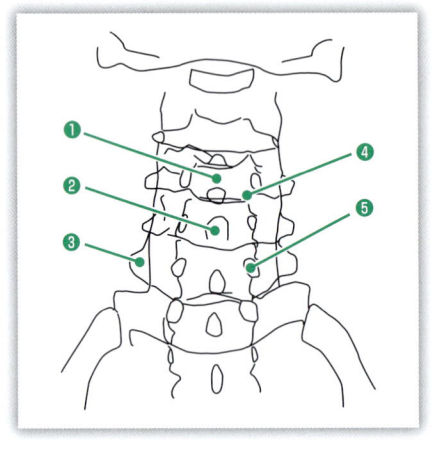

1. 椎体
2. 棘突起
3. 横突起
4. ルシュカ（Luschka）関節
5. 椎弓根

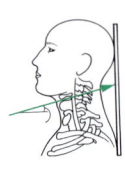

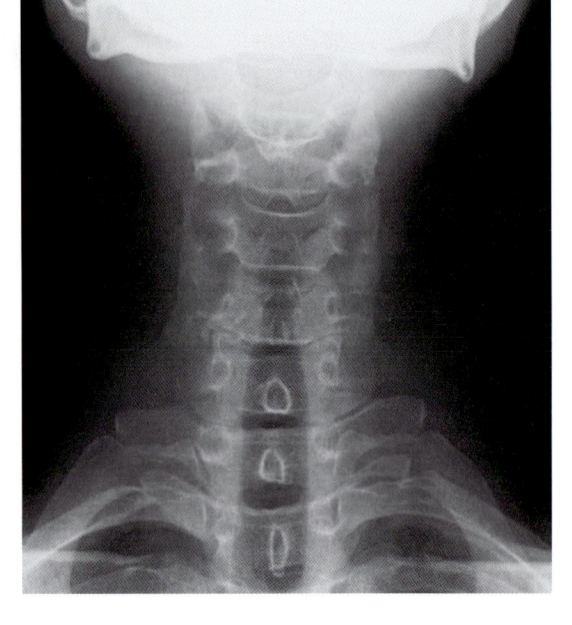

側面像

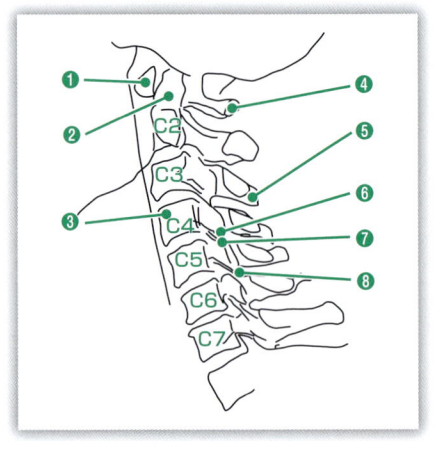

1. 環椎前弓
2. 歯突起
3. 椎体
4. 環椎後弓
5. 棘突起
6. 下関節突起
7. 上関節突起
8. 椎間関節

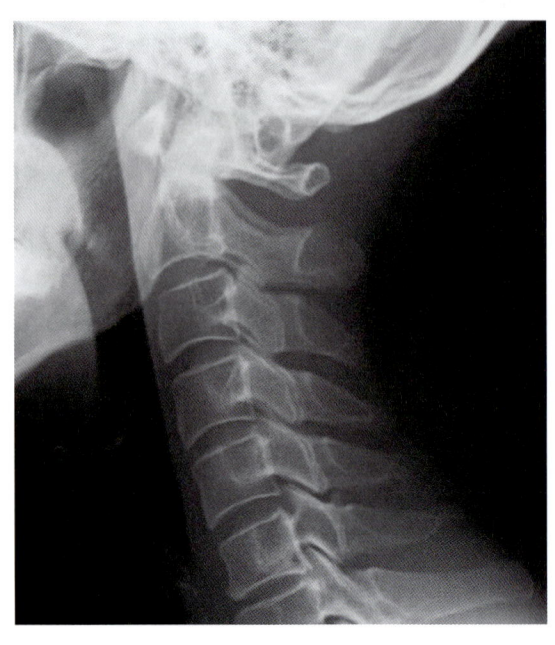

左前斜位像

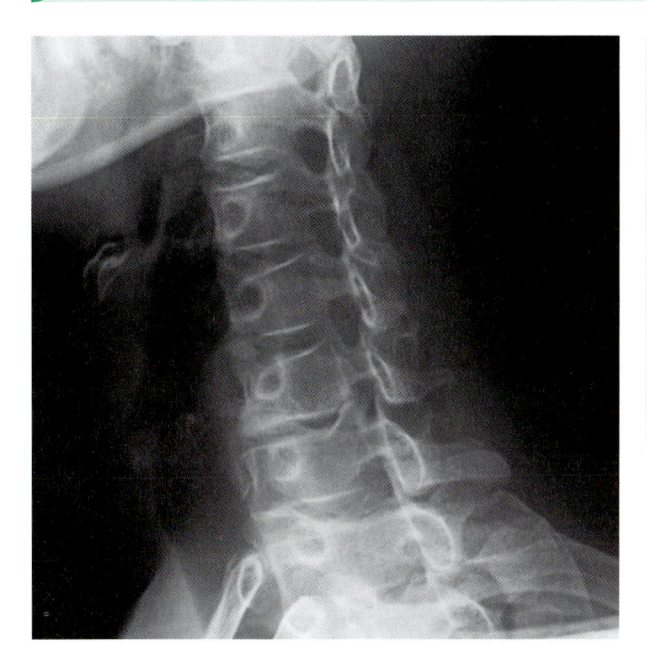

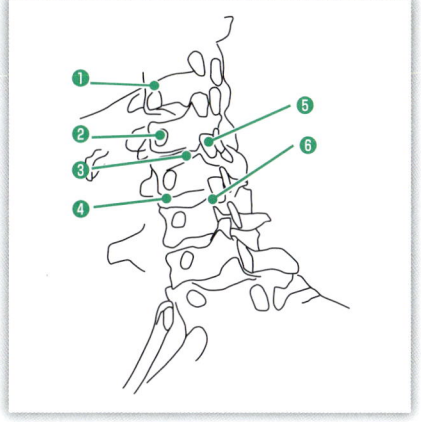

1. 椎体
2. 椎弓根
3. 鉤状突起
4. 椎間腔
5. 右椎間孔
6. ルシュカ関節

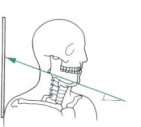

右前斜位像

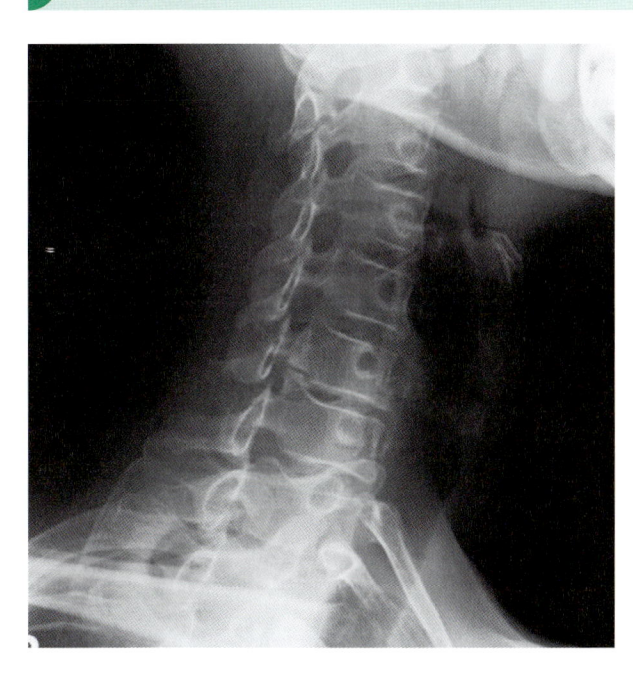

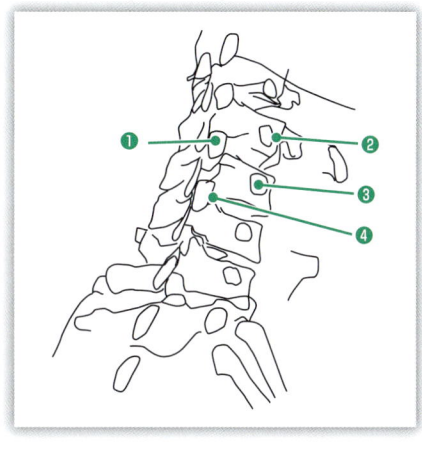

1. 左椎間孔
2. 椎体
3. 椎弓根
4. ルシュカ関節

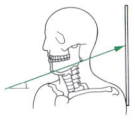

1-2 腰椎

骨・関節　正常像

正面像

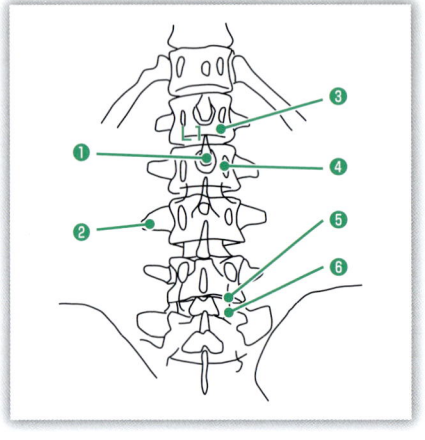

❶ 棘突起
❷ 横突起
❸ 椎体
❹ 椎弓根
❺ 下関節突起
❻ 上関節突起

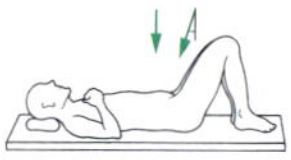

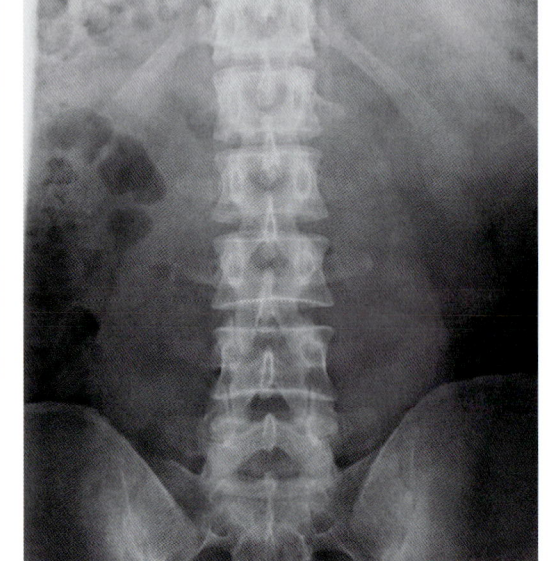

側面像

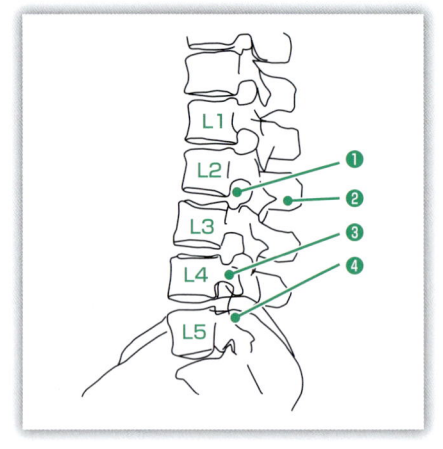

❶ 椎間孔
❷ 棘突起
❸ 椎弓根
❹ 椎間関節

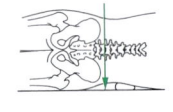

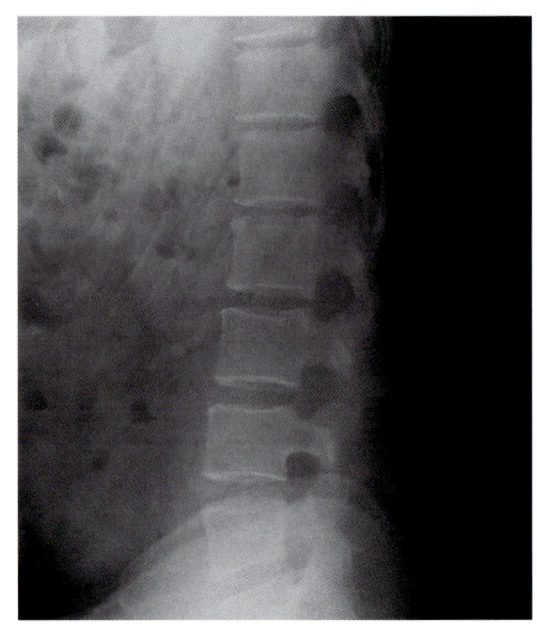

●1-2. 腰椎

左前斜位像

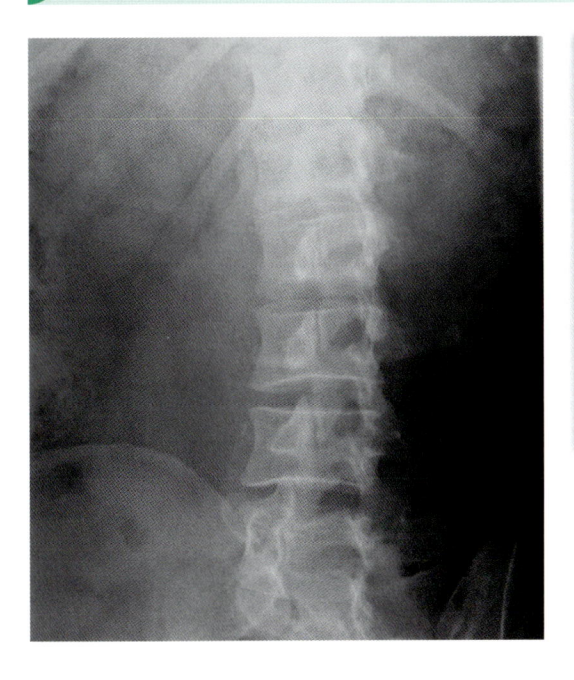

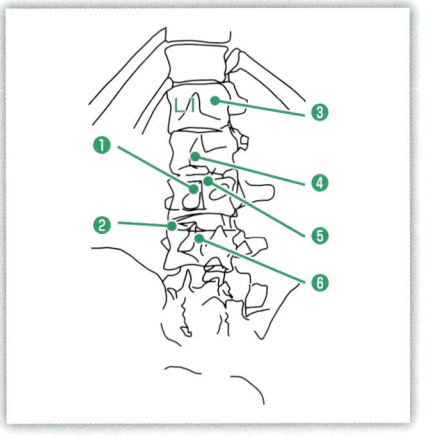

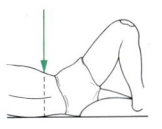

❶ 上関節突起
❷ 椎間腔
❸ 椎体
❹ 椎弓根
❺ 下関節突起
❻ 椎間関節

右前斜位像

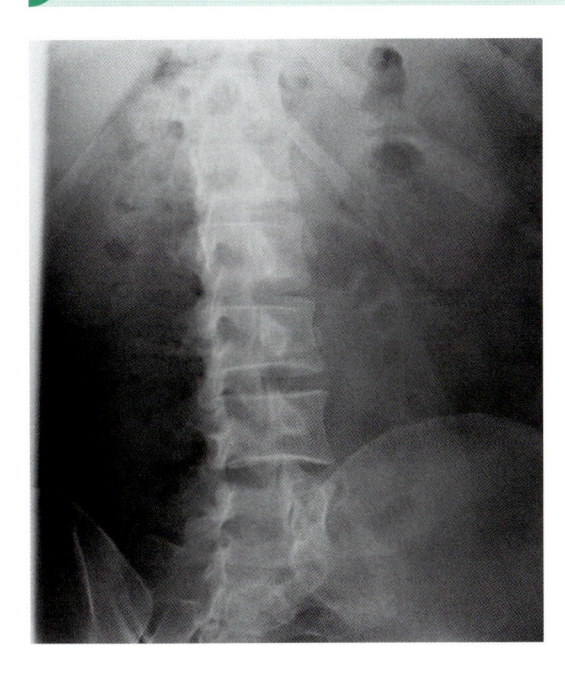

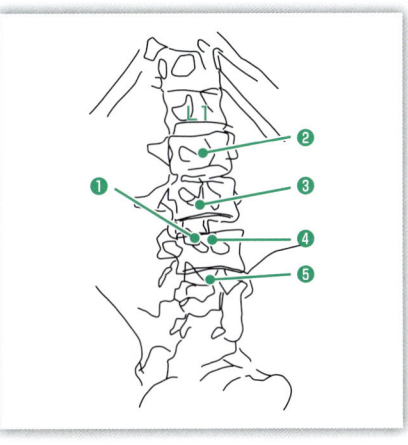

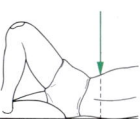

❶ 下関節突起
❷ 椎体
❸ 椎弓根
❹ 上関節突起
❺ 椎間関節

135

1-3 肩関節

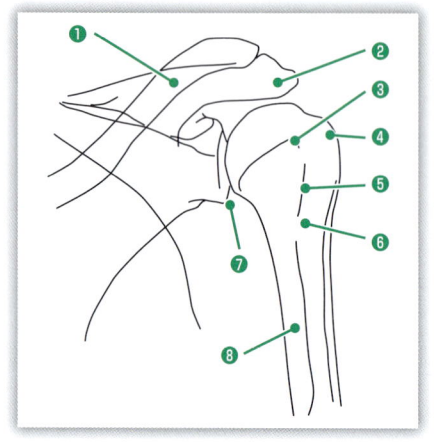

骨・関節 正常像

正面像

1. 鎖骨
2. 肩峰
3. 解剖頸
4. 大結節
5. 小結節
6. 外科頸
7. 関節窩
8. 上腕骨

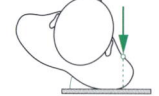

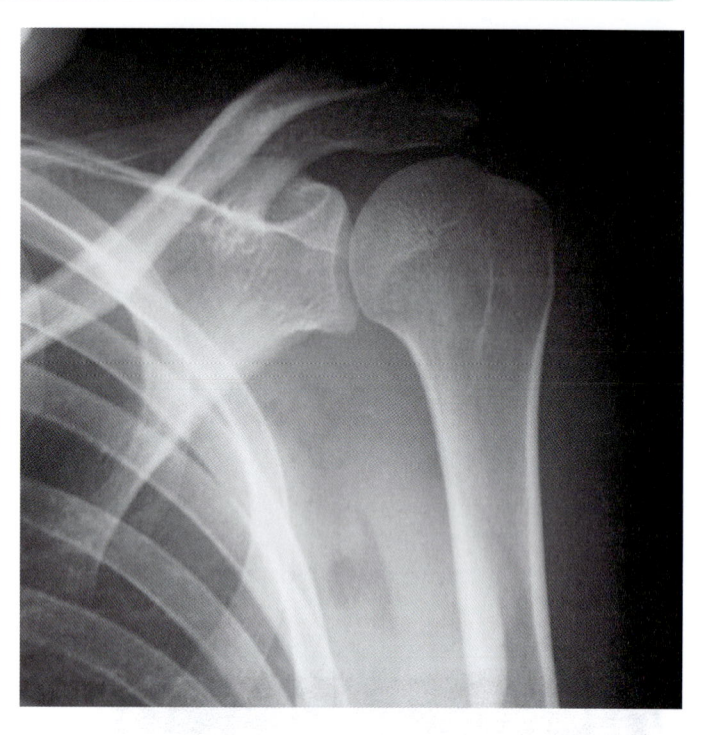

1-3. 肩関節

軸位像

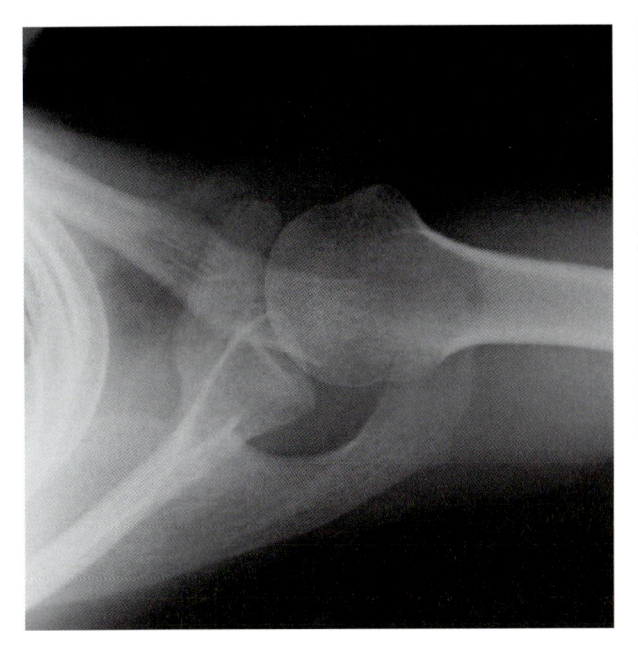

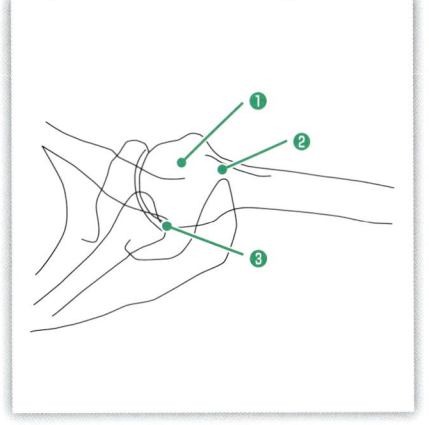

❶ 上腕骨頭
❷ 外科頸
❸ 関節窩

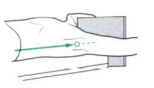

側面像

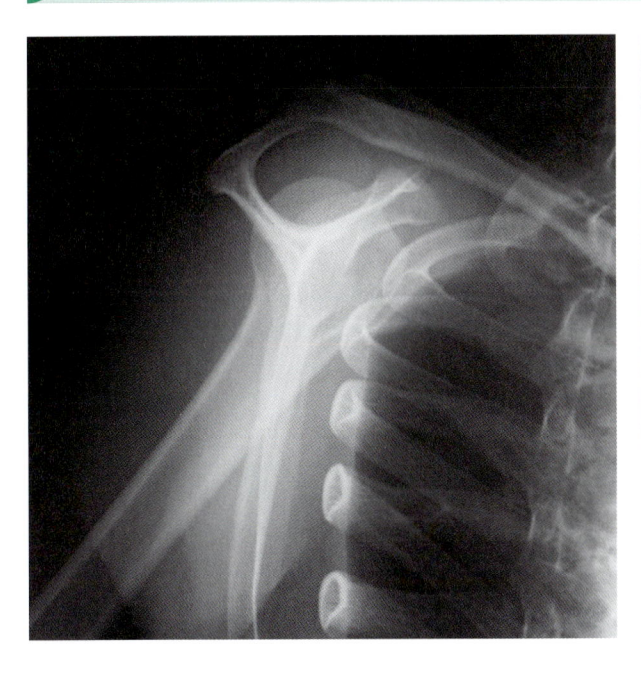

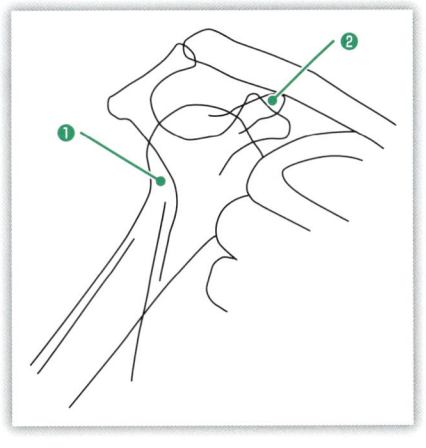

❶ 上腕骨頭
❷ 烏口突起

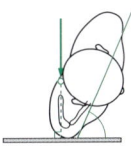

137

1-4 肘関節

骨・関節　正常像

正面像

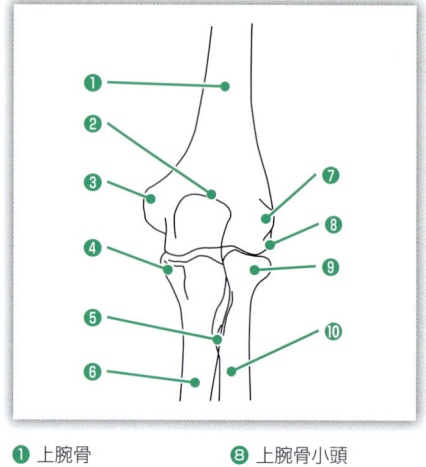

1. 上腕骨
2. 肘頭窩
3. 上腕骨内側上顆
4. 鉤状突起
5. 橈骨粗面
6. 尺骨
7. 上腕骨外側上顆
8. 上腕骨小頭
9. 橈骨頭
10. 橈骨

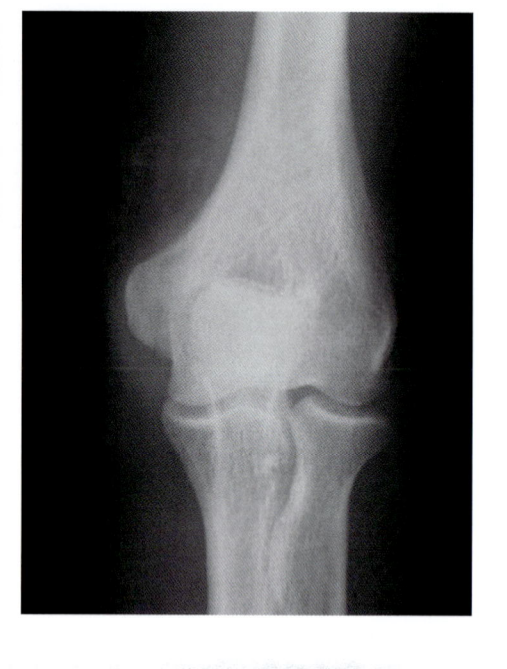

側面像

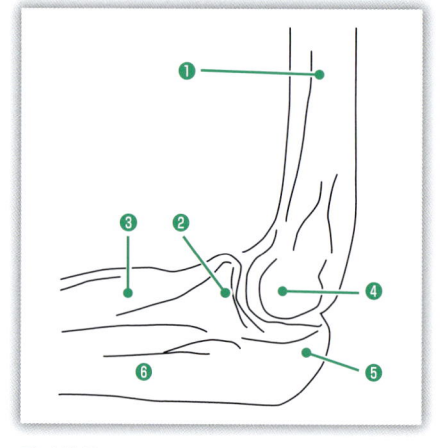

1. 上腕骨
2. 橈骨頭
3. 橈骨
4. 上腕骨滑車
5. 肘頭
6. 尺骨

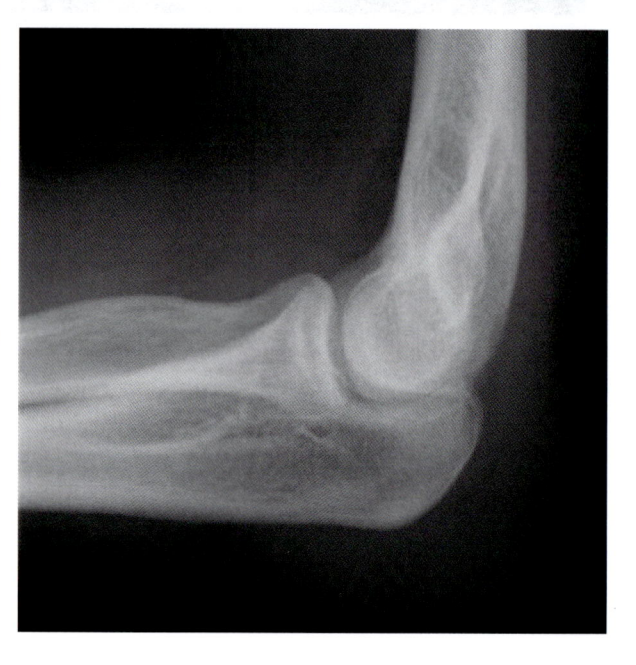

1-5 手関節

骨・関節　正常像

正面像

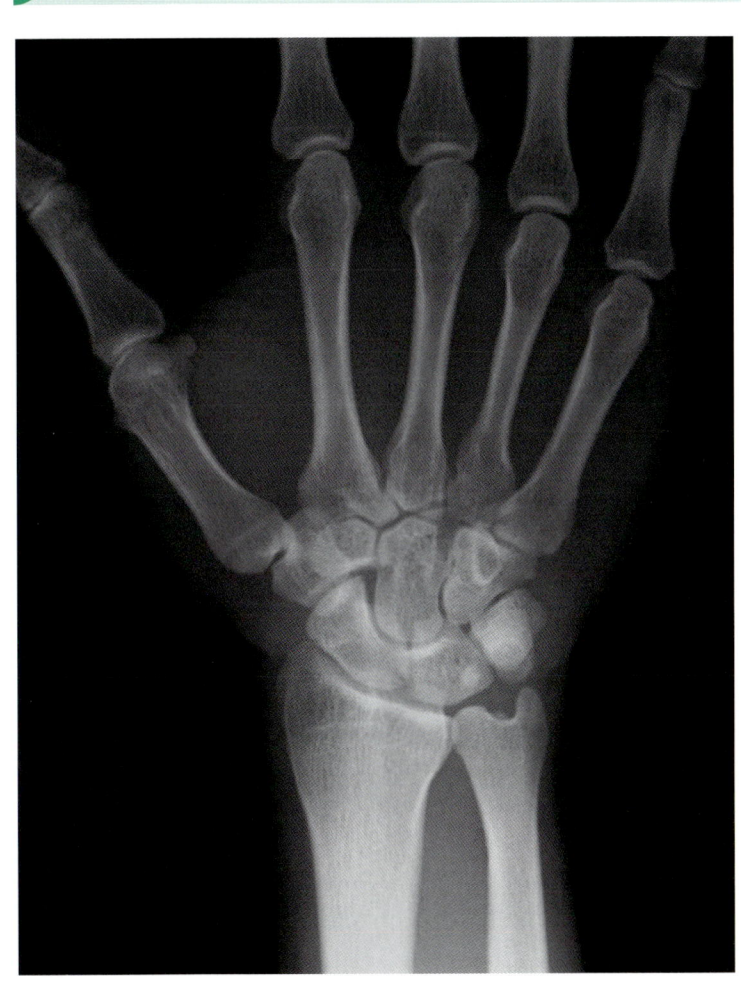

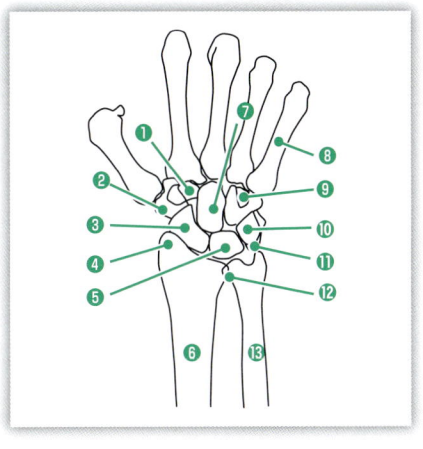

❶ 小菱形骨
❷ 大菱形骨
❸ 舟状骨
❹ 橈骨茎状突起
❺ 月状骨
❻ 橈骨
❼ 有頭骨
❽ 中手骨
❾ 有鉤骨
❿ 三角骨
⓫ 豆状骨
⓬ 橈尺関節
⓭ 尺骨

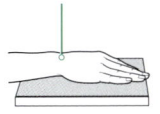

側面像

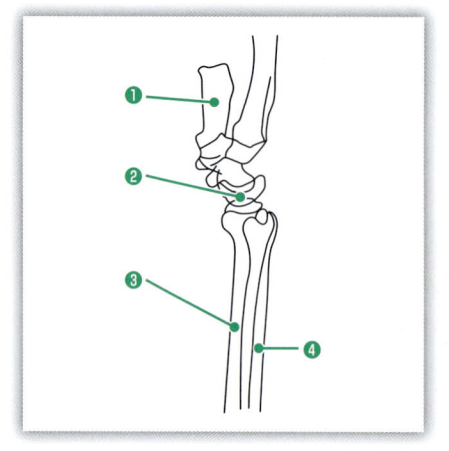

❶ 中手骨
❷ 月状骨
❸ 橈骨
❹ 尺骨

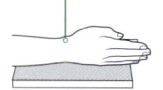

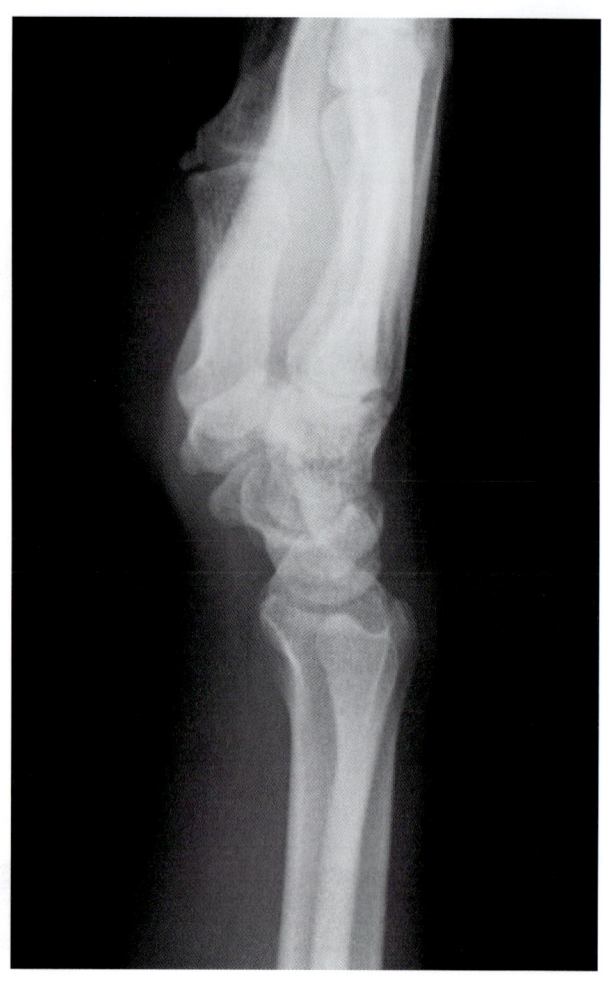

140

1-6 手指

骨・関節　正常像

正面像

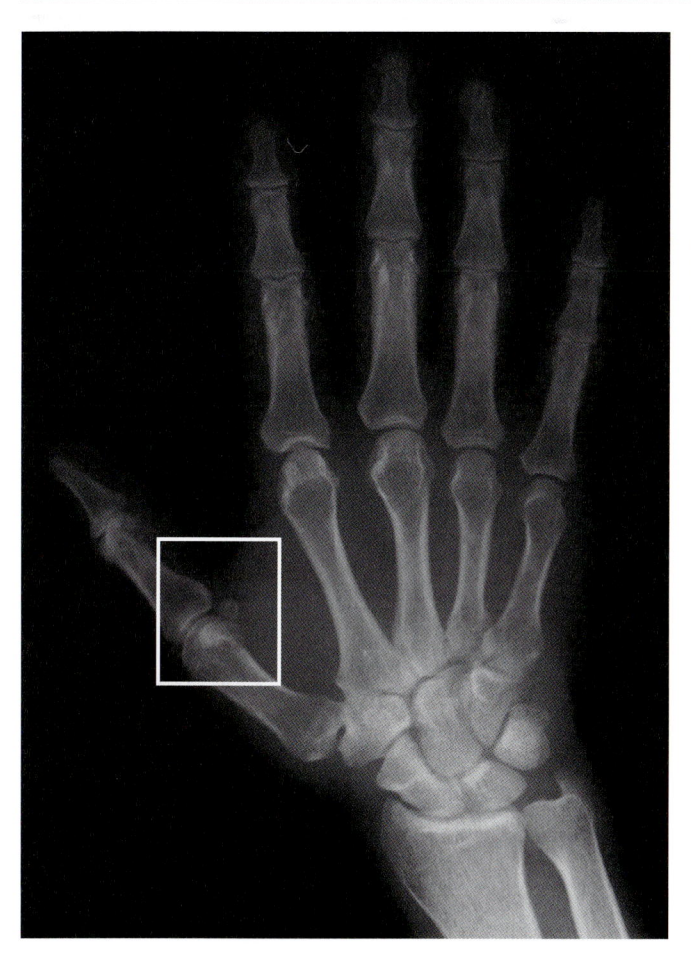

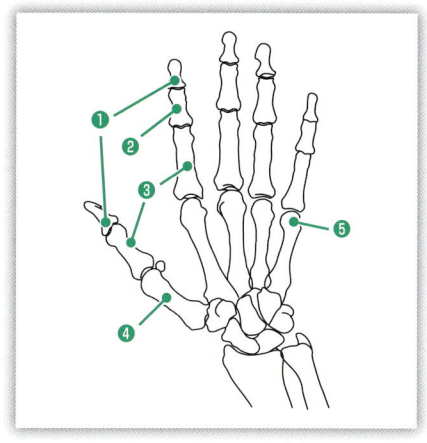

① 末節骨
② 中節骨
③ 基節骨
④ 中手骨
⑤ 中手骨頭

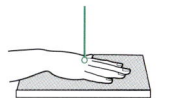

■種子骨に注意する

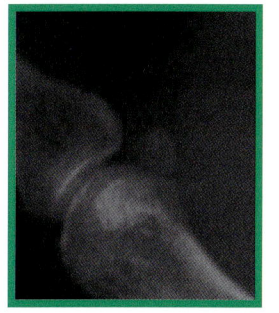

骨折や腫瘍と間違えないこと。

1-7 骨・関節　正常像　股関節

正面像

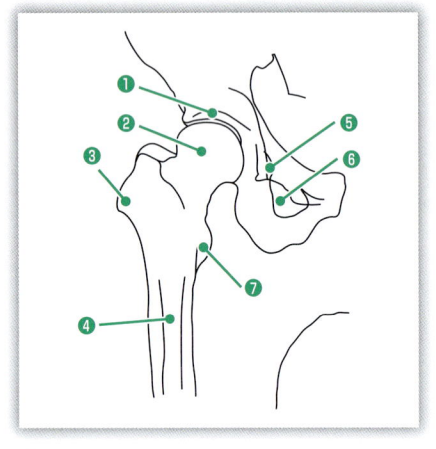

1. 寛骨臼
2. 大腿骨頭
3. 大転子
4. 大腿骨
5. 涙痕
6. 閉鎖孔
7. 小転子

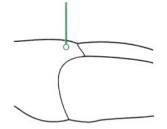

■骨皮質の連続性に注意する

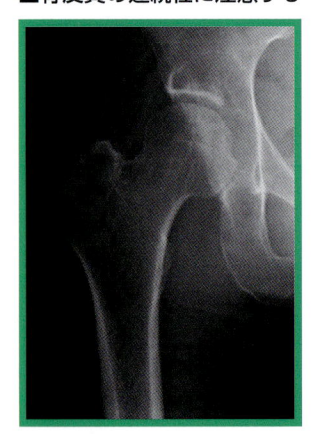

骨折などでは，骨皮質の連続性が途絶えている。

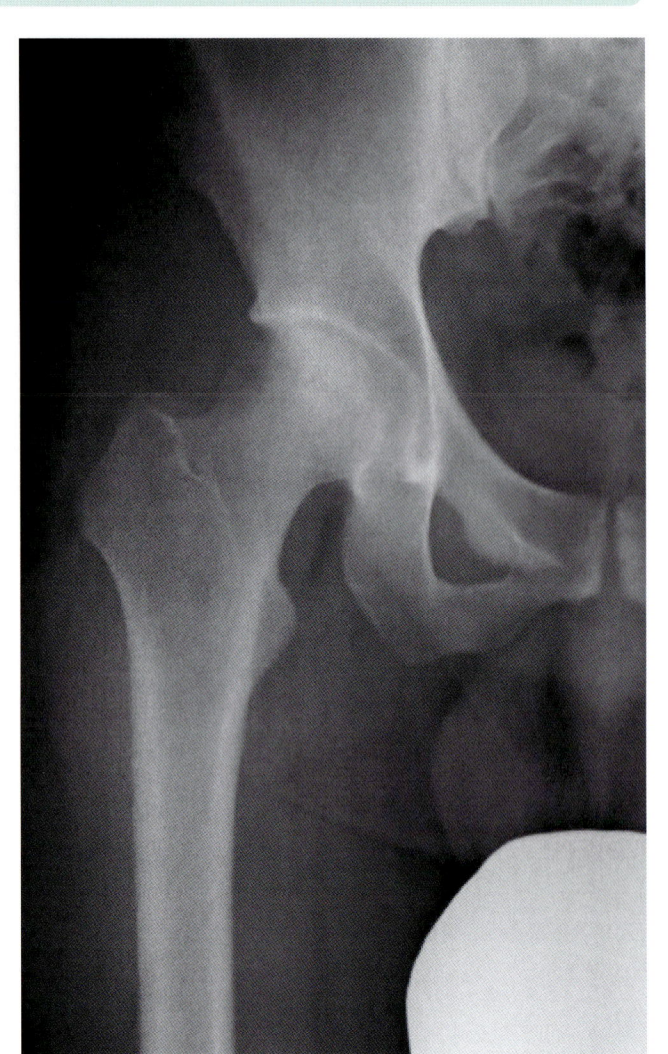

1-7. 股関節

側面像

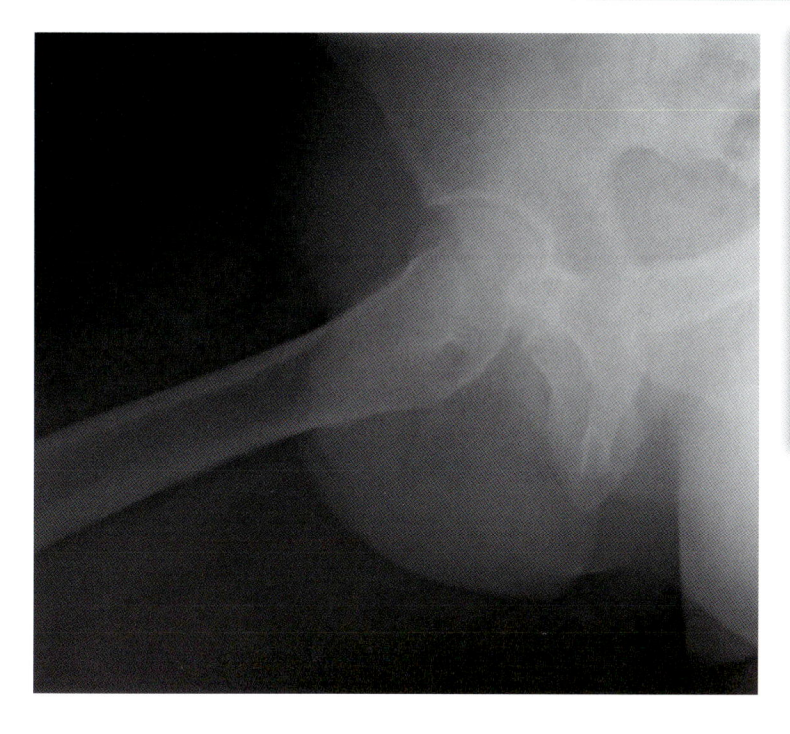

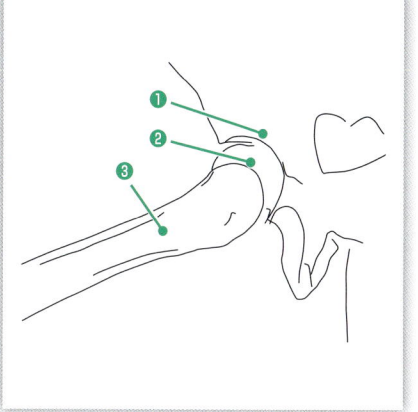

1. 寛骨臼
2. 大腿骨頭
3. 大腿骨

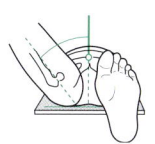

■左右で比較する

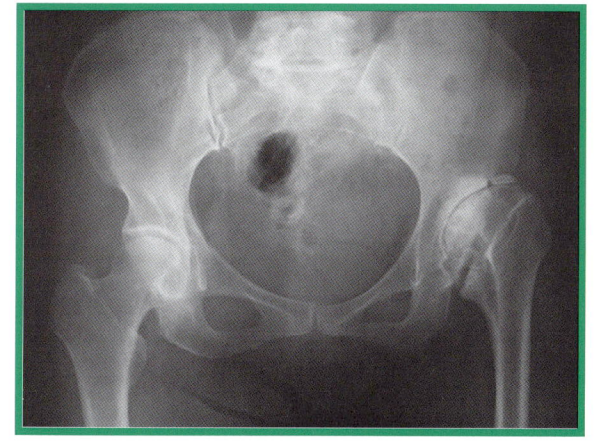

四肢骨では，左右を比較すると病変がより明らかになる。

■骨皮質の連続性に注意する

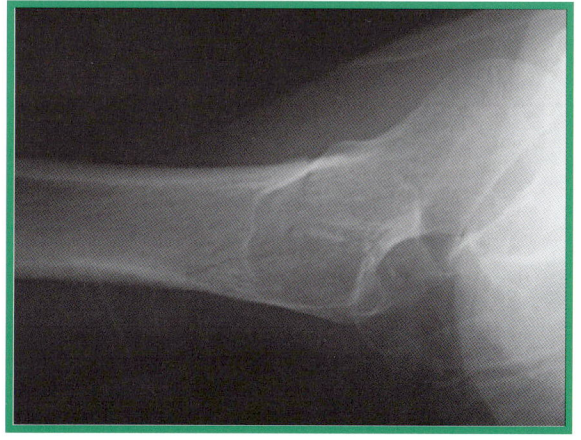

骨折などでは，骨皮質の連続性が途絶えている。

1-8 膝関節

骨・関節　正常像

正面像

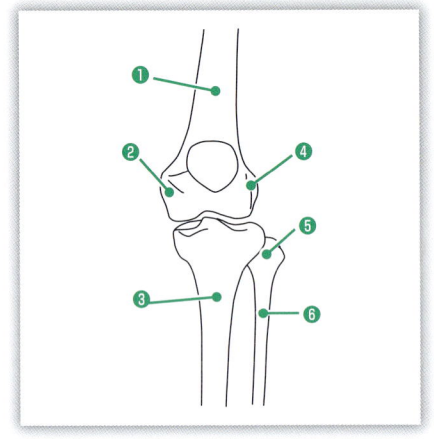

1. 大腿骨
2. 大腿骨内側顆
3. 脛骨
4. 大腿骨外側顆
5. 腓骨頭
6. 腓骨

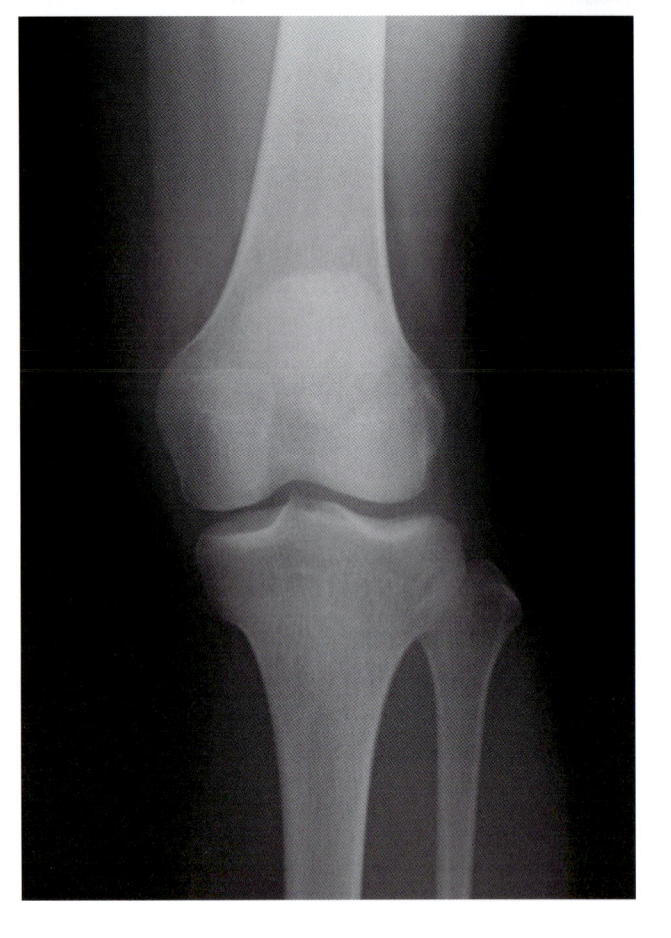

● 1-8. 膝関節

側面像

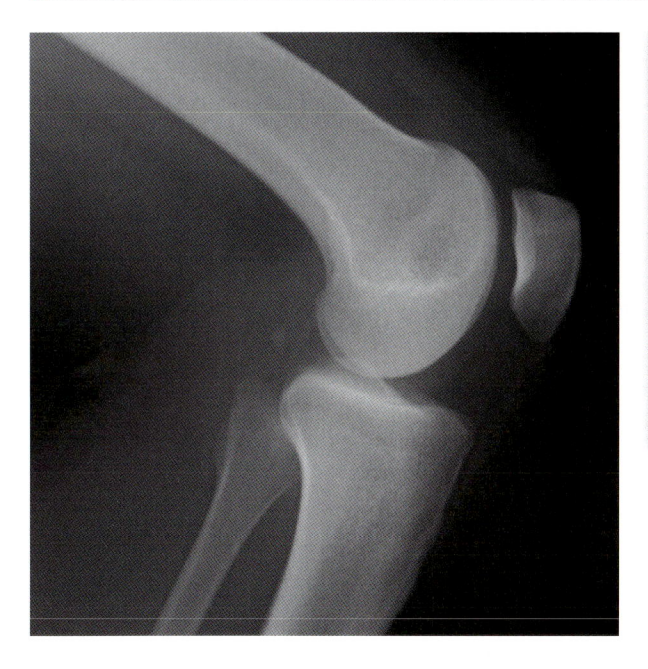

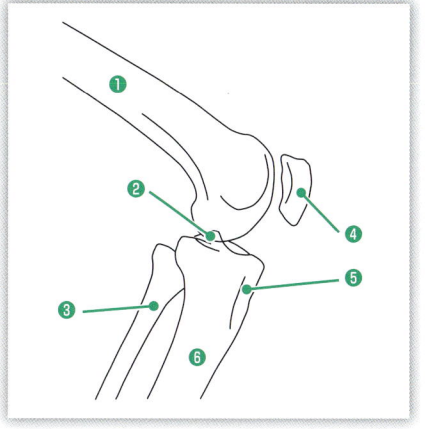

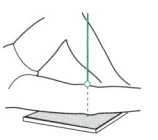

❶ 大腿骨
❷ 顆間隆起
❸ 腓骨
❹ 膝蓋骨
❺ 脛骨粗面
❻ 脛骨

膝蓋骨軸位像

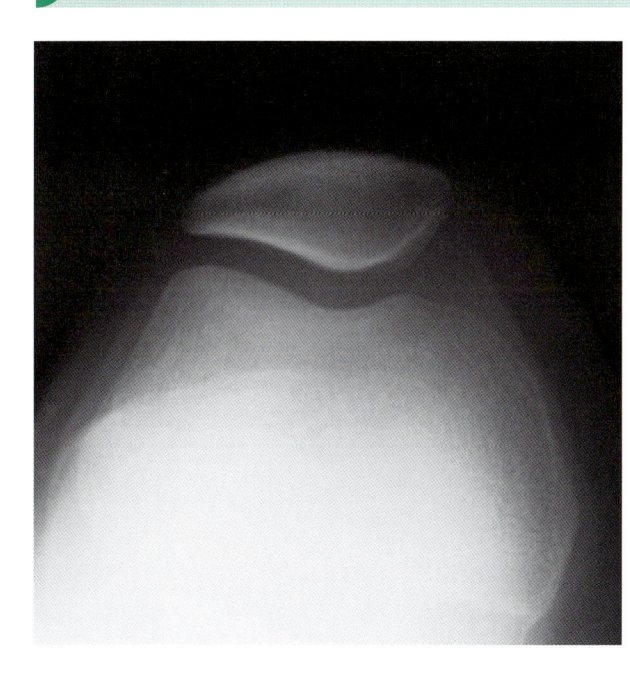

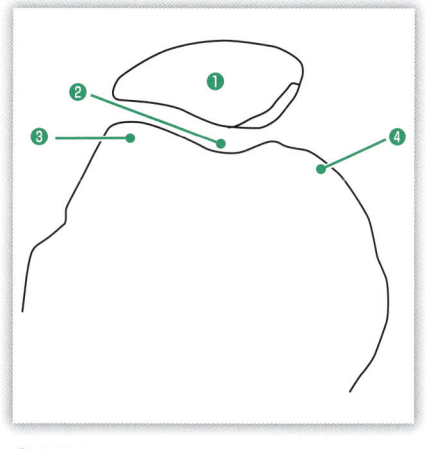

❶ 膝蓋骨
❷ 顆間窩
❸ 大腿骨外側顆
❹ 大腿骨内側顆

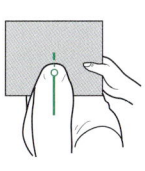

総論

頭部

胸部

骨・関節

145

1-9 足関節

骨・関節　正常像

正面像

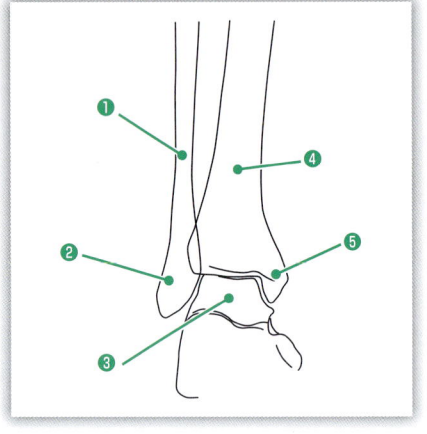

1. 腓骨
2. 外果
3. 距骨滑車
4. 脛骨
5. 内果

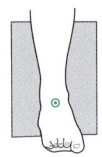

■小児の骨端線に注意する

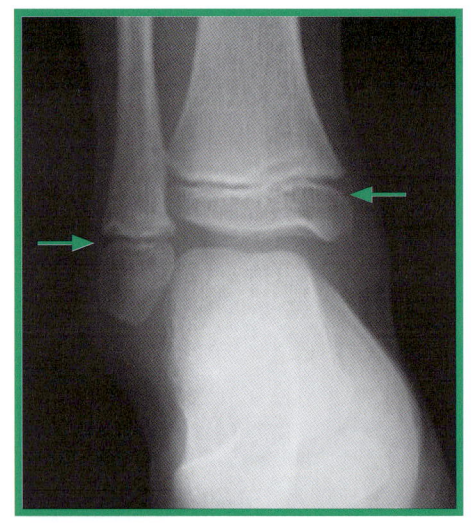

骨端線は骨折ではない。

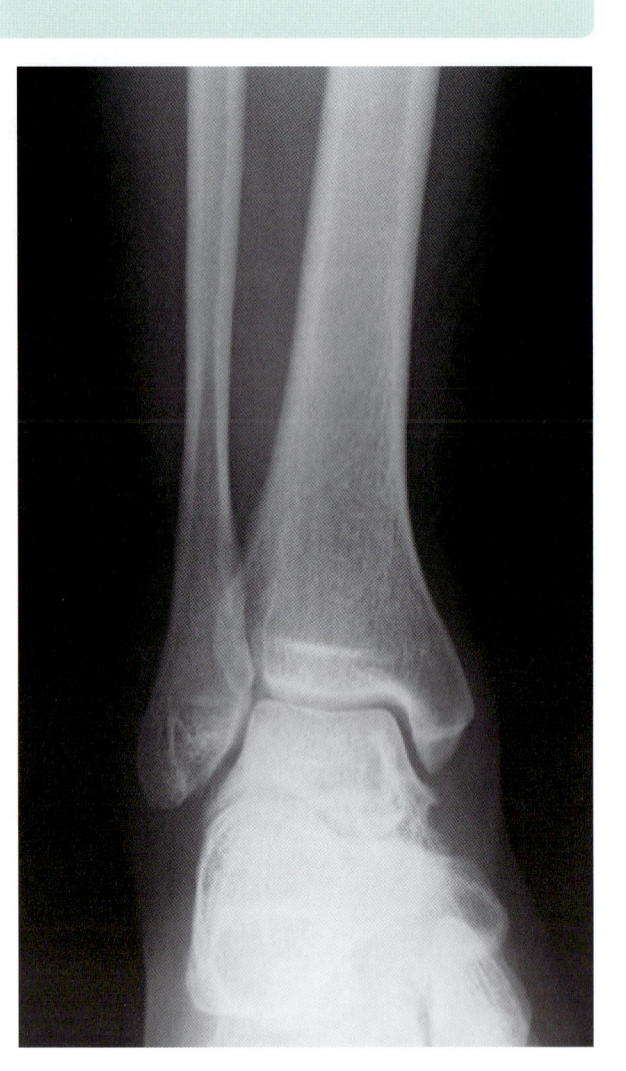

側面像

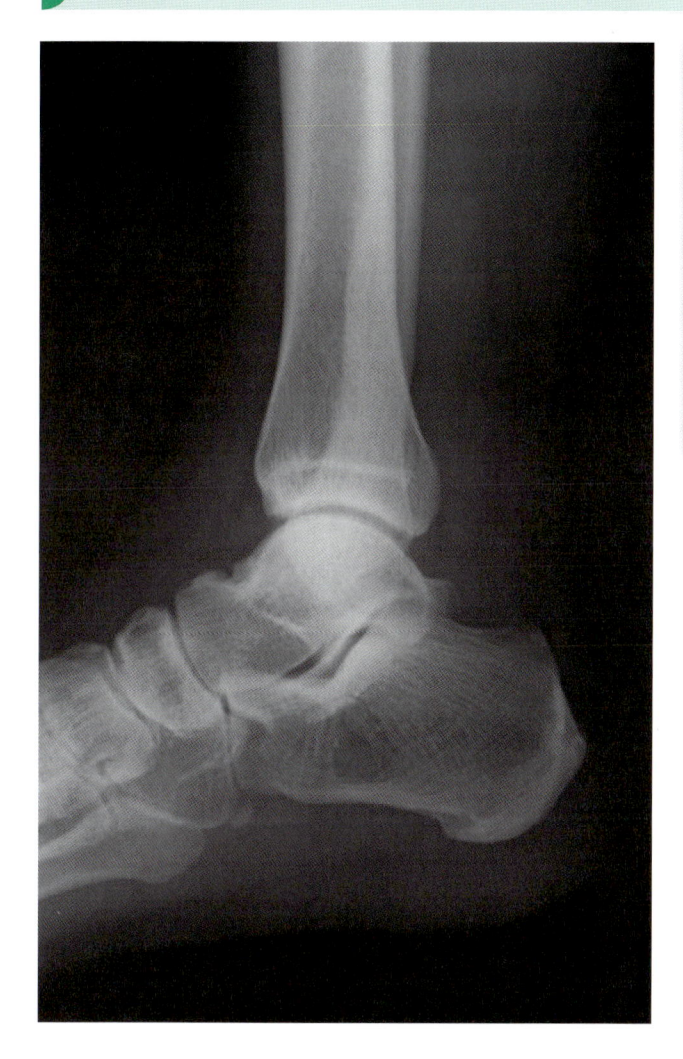

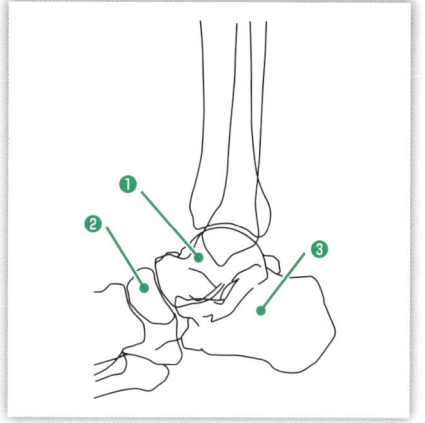

1. 距骨
2. 舟状骨
3. 踵骨

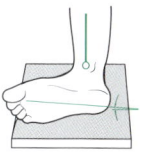

■小児の骨端線に注意する

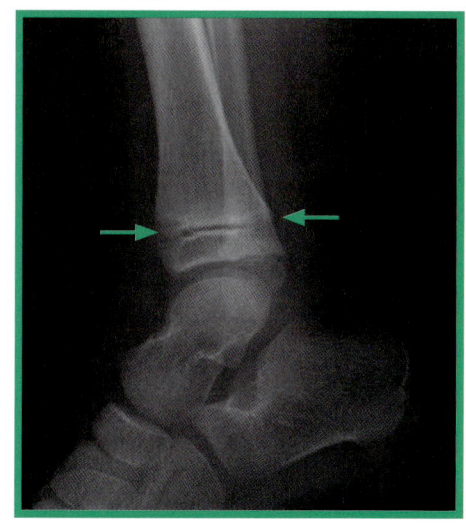

骨端線は骨折ではない。

1-10 骨・関節 正常像 足

正面像

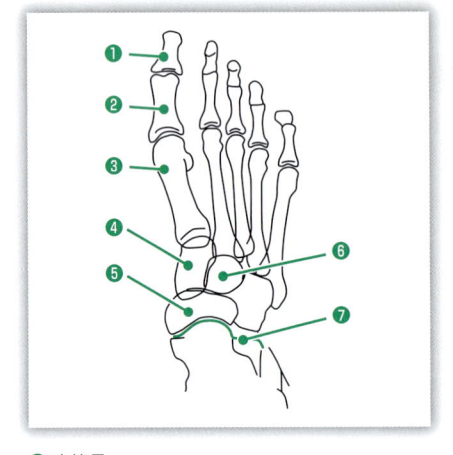

1. 末節骨
2. 基節骨
3. 中足骨
4. 内側楔状骨
5. 舟状骨
6. 中間楔状骨
7. 横足根関節
   （ショパール関節）

■種子骨に注意する

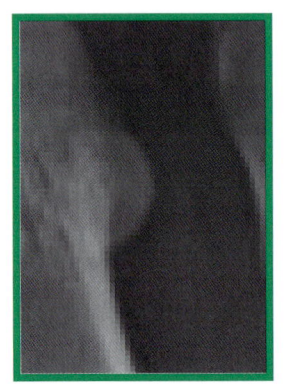

骨折や腫瘍と間違えないこと。

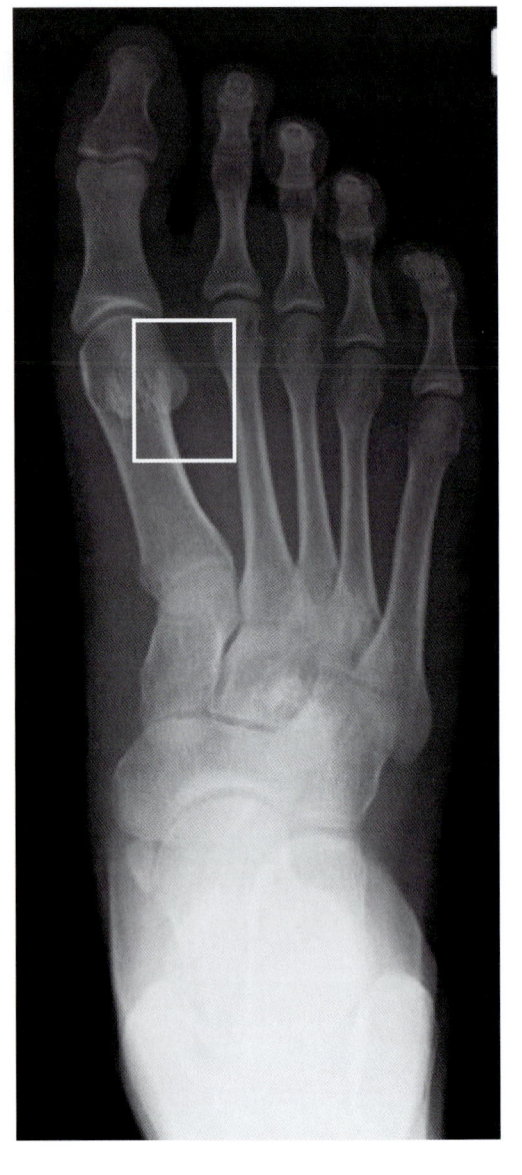

1-10. 足

斜位像

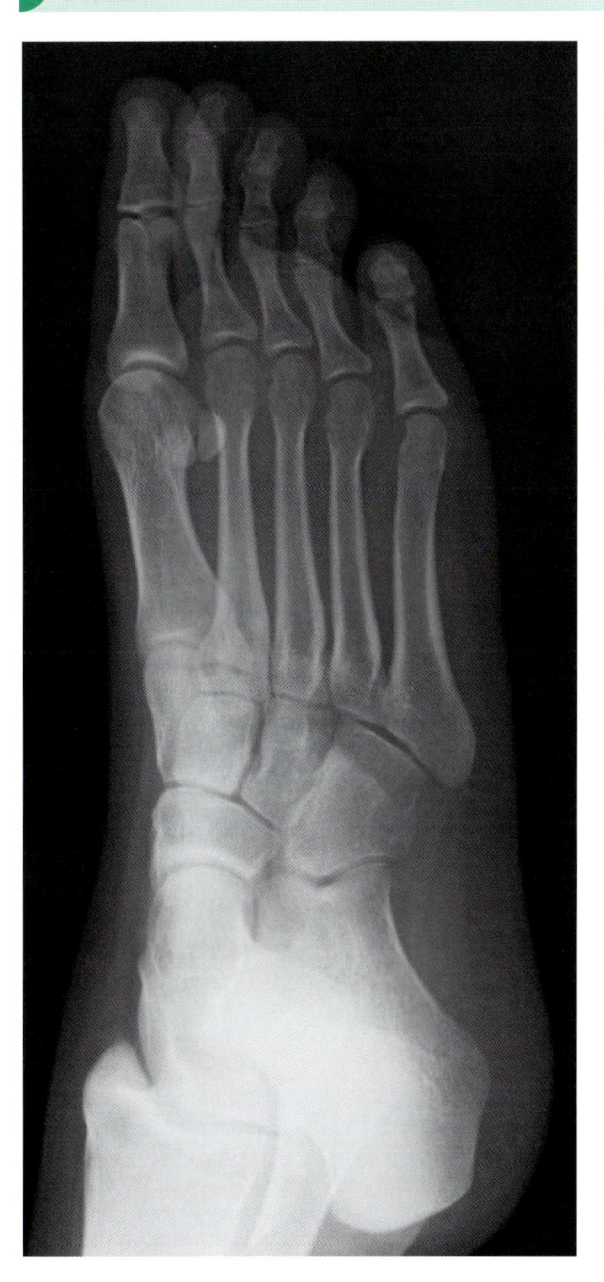

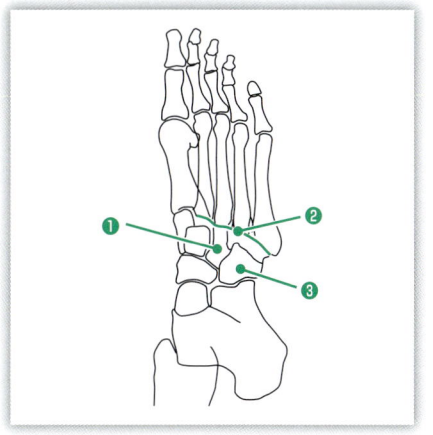

❶ 外側楔状骨
❷ 足根中足関節
　（リスフラン関節）
❸ 立方骨

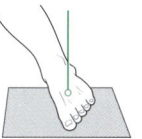

2-1 脊椎疾患：頸椎疾患（頸椎症, 頸髄症など）

骨・関節　代表的疾患とリハ上の注意

頸椎症・頸髄症では，椎間板の退行変性から椎間関節・椎間孔の骨棘形成，椎体変形などが進行し，頸椎不安定性や脊柱管狭窄を生じる。

画像所見

図1a X線正面像

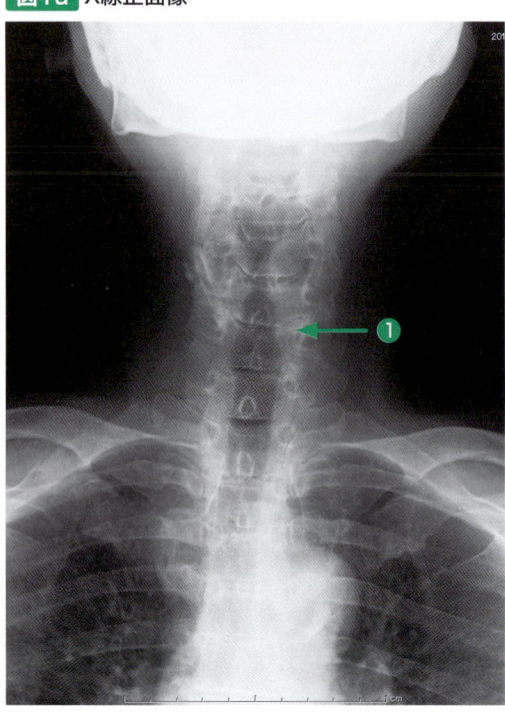

椎間腔の狭小化（❶），頸椎配列の不整などが見られる。

図1b X線側面像

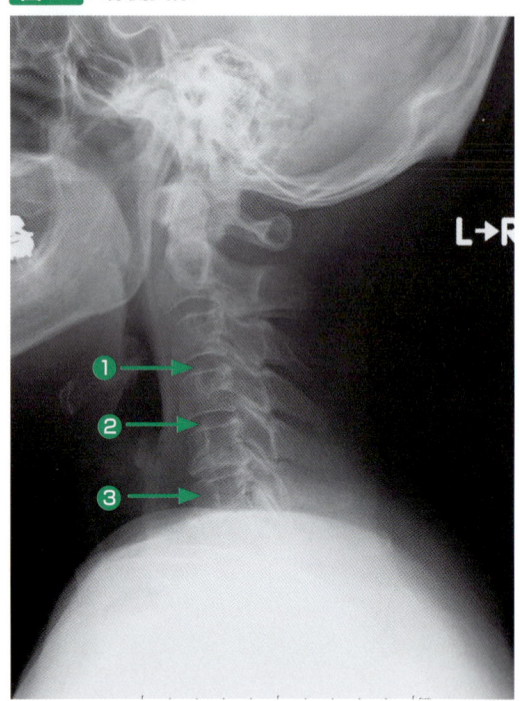

椎間腔の狭小化（❶），椎体変形（❷），骨棘（❸）などが認められる。

●2-1. 脊椎疾患：頸椎疾患（頸椎症、頸髄症など）

図1c X線斜位像（左）

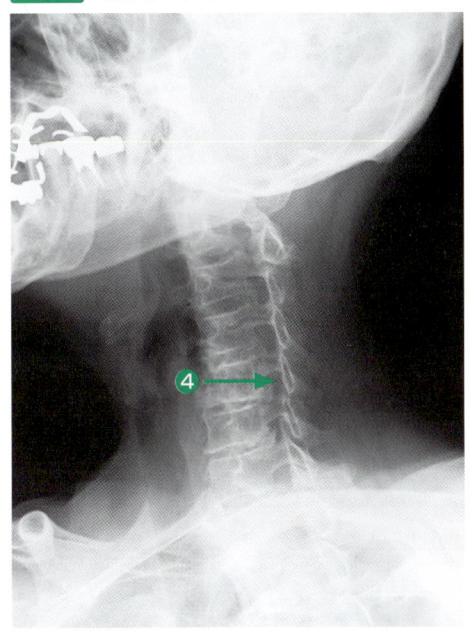

図1d X線斜位像（右）

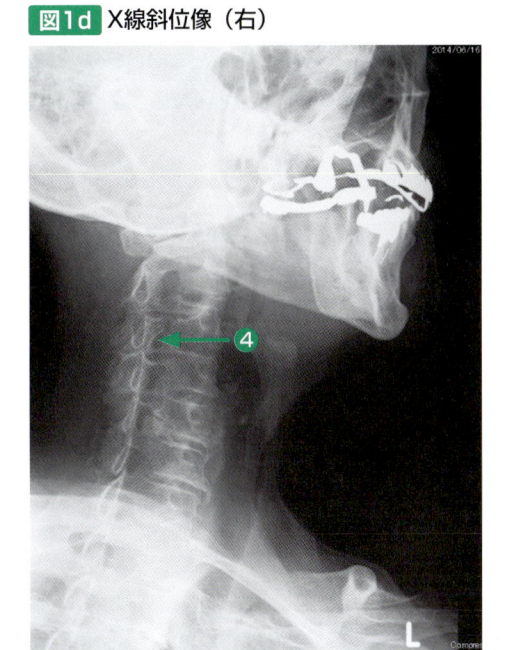

ルシュカ（Luschka）関節の骨棘による椎間孔の狭小化（❹）が認められる。

図2a MRI矢状断像

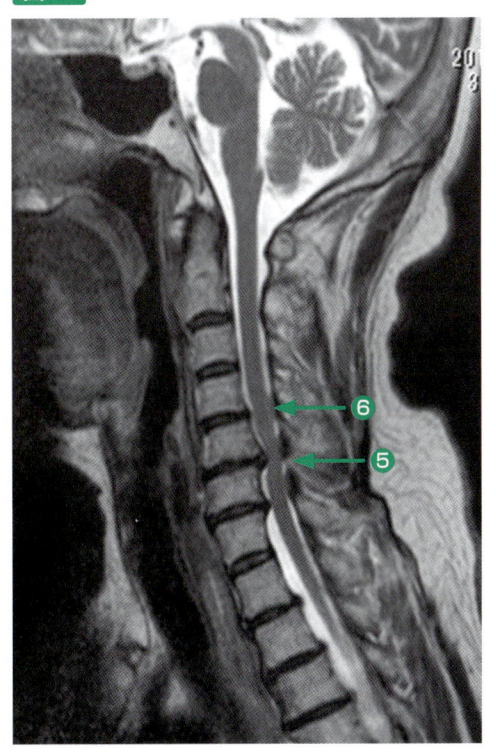

図2b MRI水平断像

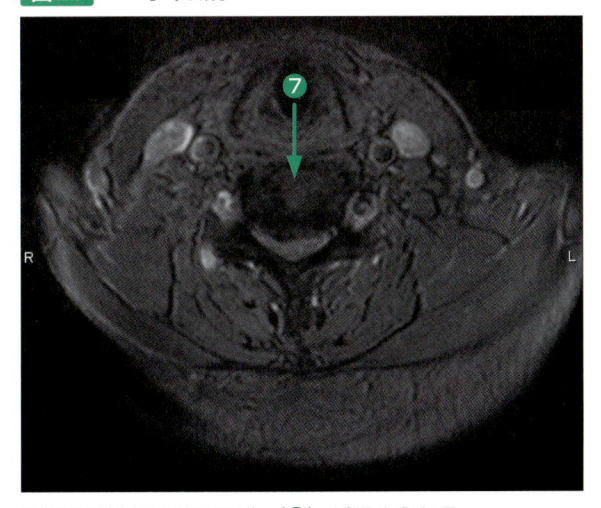

後方骨棘や変性椎間板などによる脊柱管狭窄，脊髄の圧迫（❺），進行例では脊髄内輝度変化（❻）が認められる。

脊髄の圧迫による扁平化（❼）が認められる。

疾患の特徴

- 頸椎は頭部の支持，脊柱管を通る脊髄の保護，大きな可動性の確保など複雑な役割を担っており，さまざまな障害が発生しやすい。
- 頸椎の椎間板を中心に，椎体・椎間関節など頸椎全体の退行性変性に基づく。
- 中高年に多く，多椎間で変性が進むと脊柱管狭窄となり，脊髄症を呈する。
- 症状は，後頸部痛，肩こり，上肢のしびれなどで進行すると四肢の筋力低下，感覚障害，巧緻動作障害，膀胱直腸障害などを生じる。

図3 頸椎症性脊髄症と神経根症の病態

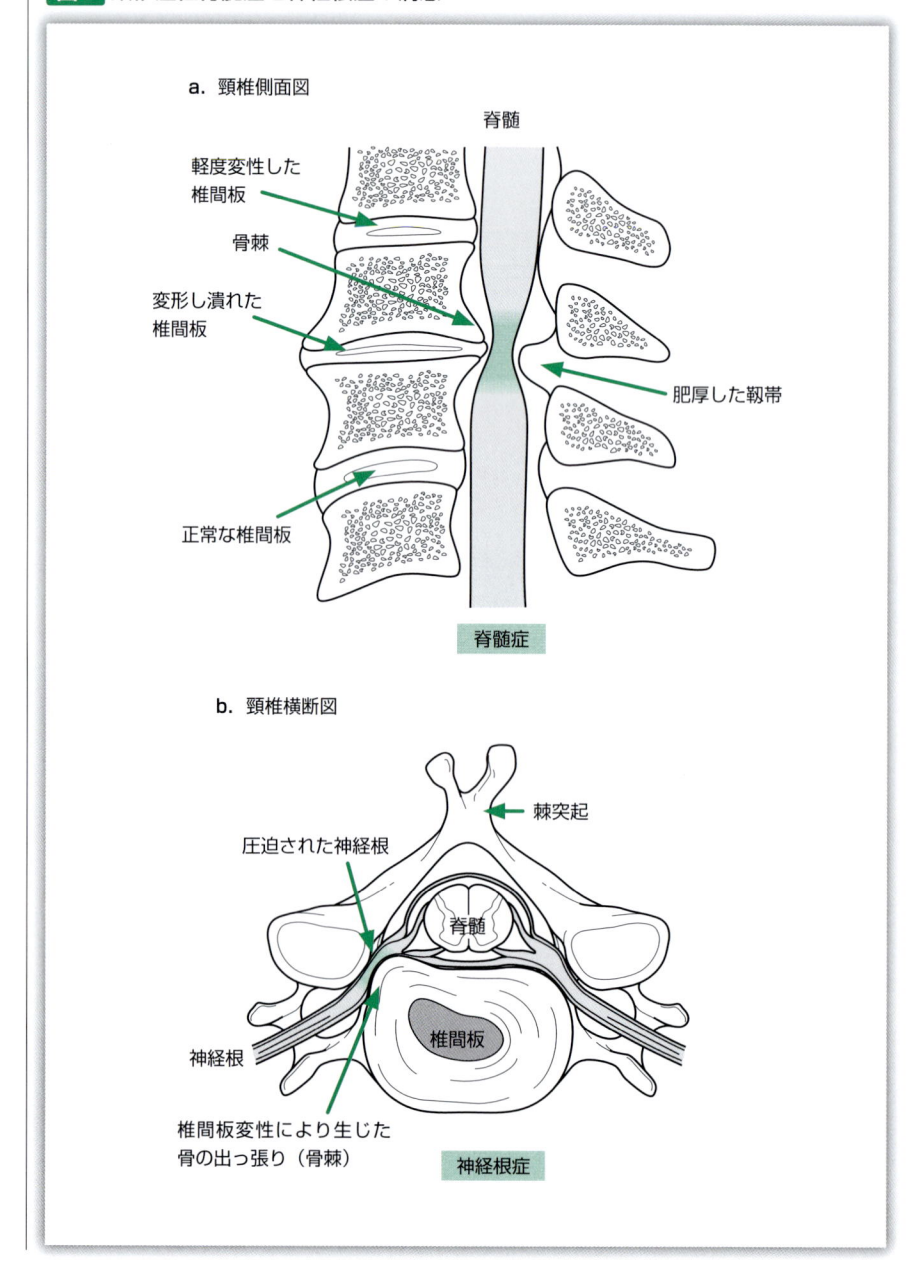

a. 頸椎側面図

- 脊髄
- 軽度変性した椎間板
- 骨棘
- 変形し潰れた椎間板
- 肥厚した靱帯
- 正常な椎間板

脊髄症

b. 頸椎横断図

- 棘突起
- 圧迫された神経根
- 脊髄
- 椎間板
- 神経根
- 椎間板変性により生じた骨の出っ張り（骨棘）

神経根症

リハビリテーション

保存療法
- 後屈が神経障害増悪の原因になるので注意する。
- 急性期には頸椎カラーによる局所安定と薬物治療。
- 物理療法として温熱療法，頸椎牽引（軽度屈曲位）など。症状の増悪に注意する。
- 神経ブロックが適応となることもある。

手術
- 四肢巧緻運動障害，膀胱直腸障害などを呈する頸髄症や保存療法に抵抗性の神経根症などには手術適応となる。
- 頸部脊柱管拡大術などで狭窄部の除圧を行い（図4・5），不安定性があれば固定術が併用されることもある。
- リハビリは，術後早期に四肢の随意運動を開始し，麻痺の症状に応じて機能回復を図る。頸椎カラーを適宜装用しながら起立歩行練習，手指巧緻動作練習などを進め，ADLの向上を図る。負荷の大きな運動は避ける。
- 頸椎前方固定術術後は，骨癒合が得られるまで頸部に負荷のかかる運動は避ける必要がある。

図4 脊柱管拡大術の模式図

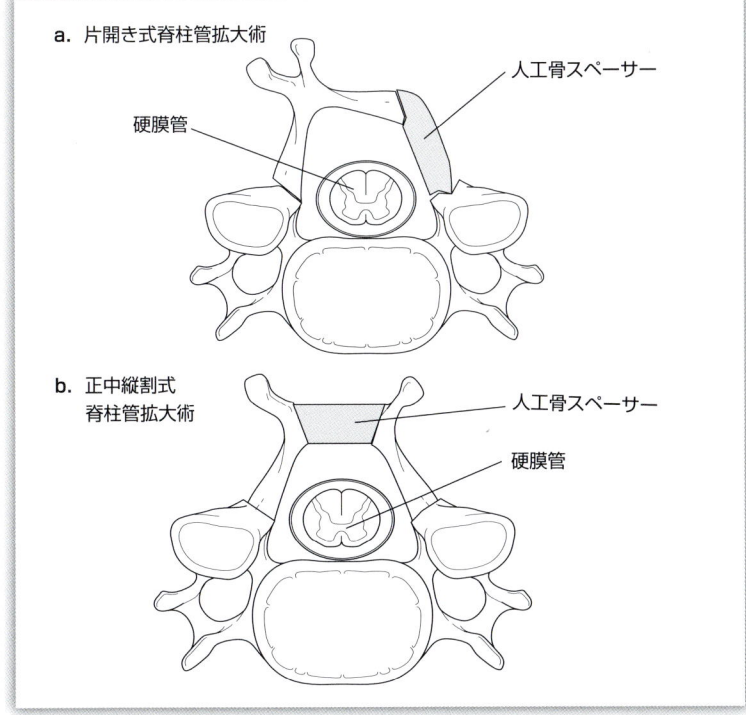

a. 片開き式脊柱管拡大術
b. 正中縦割式脊柱管拡大術

図5 頸椎後方拡大術後 X線側面像

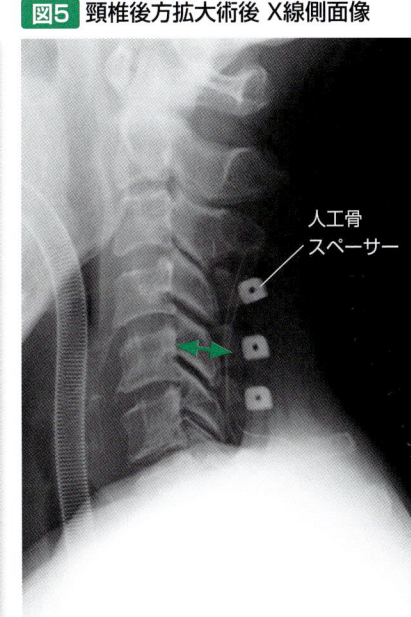

正中縦割式脊柱管拡大術（図4b）術後。脊柱管（⟵⟶）が拡大している。

（本郷道生：頸部脊柱管拡大術．整形外科 術後理学療法プログラム（島田洋一，高橋仁美編），改訂第2版，12-21，メジカルビュー社，2014．より引用）

2-2 脊椎疾患：腰椎疾患（すべり症など）

骨・関節　代表的疾患とリハ上の注意

腰椎すべり症では，椎体間不安定性より脊柱管狭窄を生じ，骨軟部組織の退行変性も伴って椎体変形，骨棘などの変化をもたらす。

画像所見

図1a X線正面像

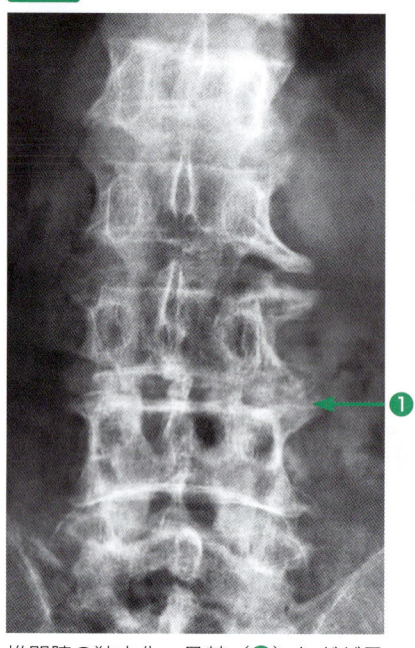

図1b X線側面像

椎間腔の狭小化，骨棘（❶）などが見られる。

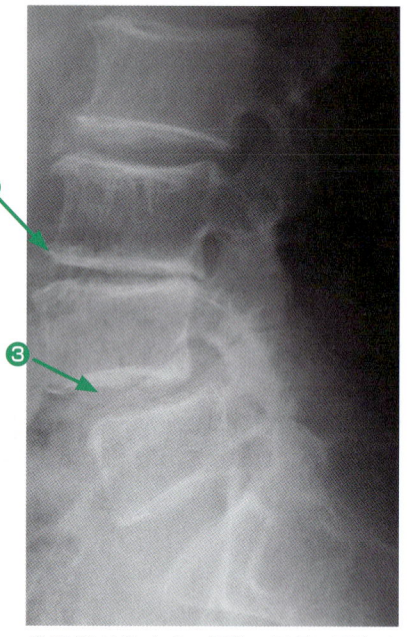

椎間腔の狭小化（❷），骨棘（❶）などに加えて椎体すべり（❸）を呈する。

●2-2. 脊椎疾患：腰椎疾患（すべり症など）

図2a 脊髄造影側面像（前屈）

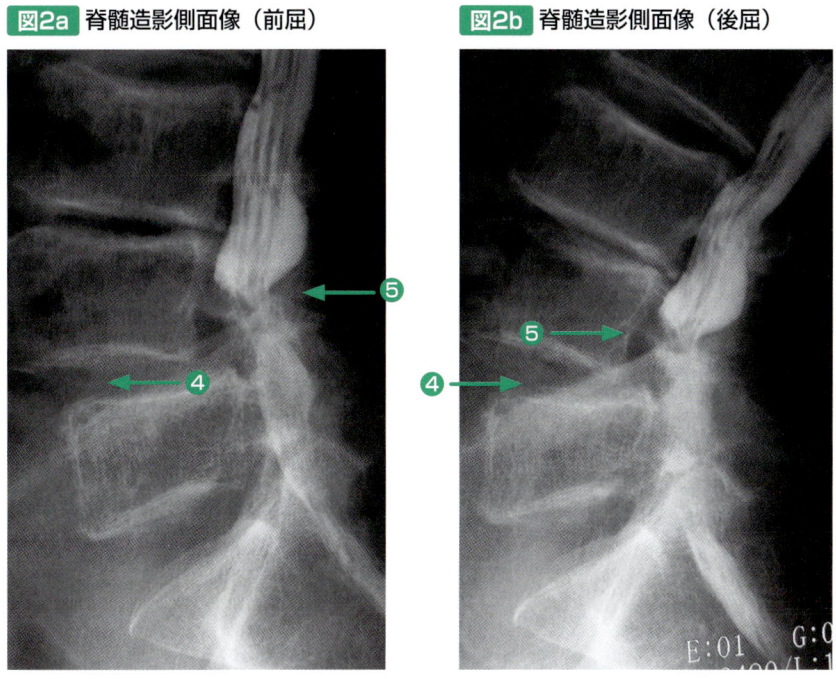

図2b 脊髄造影側面像（後屈）

すべり症による腰椎不安定性（❹）のみられるレベルで脊柱管狭窄像（❺）が確認できる。

図3a MRI矢状断像

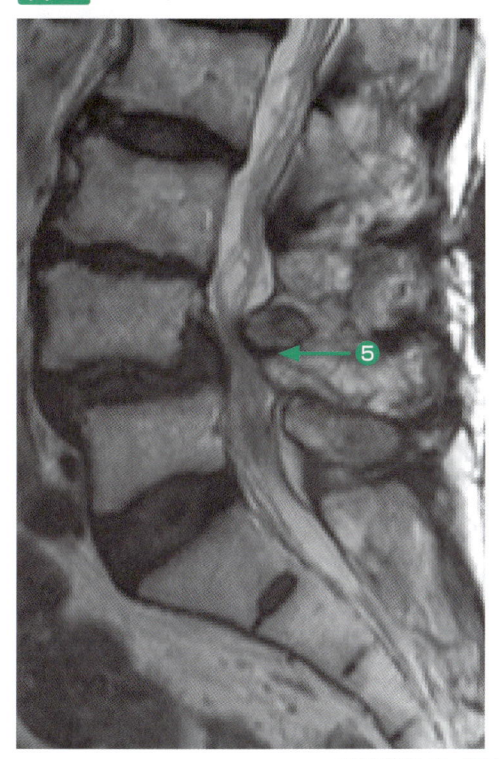

図3b MRI水平断像

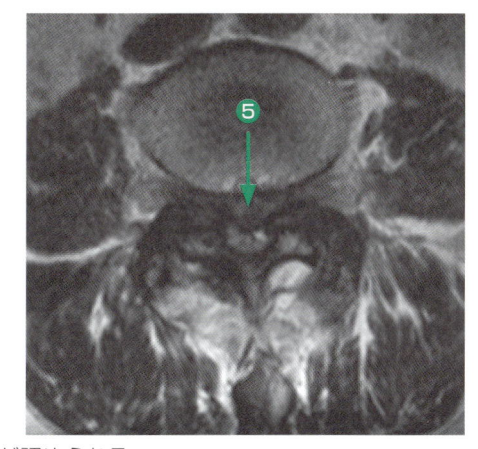

脊柱管狭窄（❺）が認められる。

疾患の特徴

- 腰椎の不安定性があり，一般的に前屈で後方が開大する。
- 中高年に多く，変性が進むと脊柱管狭窄となり，神経症状も呈する。
- 症状は，腰痛，下肢のしびれなどで進行すると膀胱直腸障害などを生じる。間欠跛行が特徴的である。

リハビリテーション

保存療法

- 歩行時に杖をついたりシルバーカーを押したりして腰椎前屈をとる日常生活指導を行う。
- リハビリでは体幹可動域・筋力練習，温熱療法，装具療法などを行う。
- 薬物療法や神経ブロックも行われる。

手術

- 日常生活に障害となる間欠跛行，膀胱直腸障害などを呈する場合には手術適応となる。
- 狭窄部の除圧を行い，不安定性があれば固定術が併用される（図4）。
- 術後リハビリは，可及的早期から離床をめざし，装具を装用しながら筋力強化やバランス練習，ADL練習を行う。
- 退院時には日常生活指導（図5）や筋力低下を予防するための体操指導が必要である。

図4 腰椎固定術後（L4/5）X線像

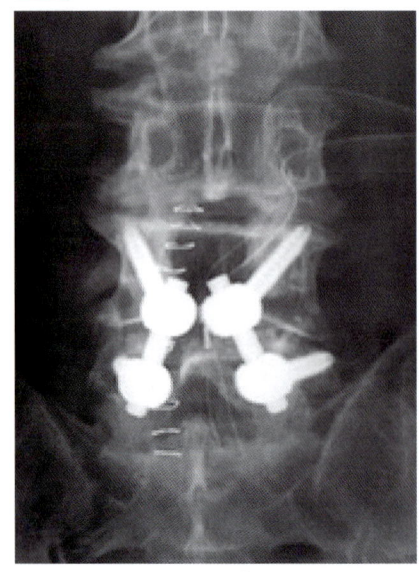

a. 正面像　　b. 側面像

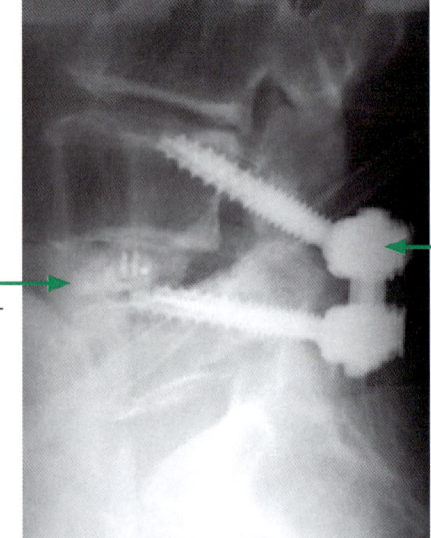

固定用インプラントと椎間板スペーサーにより，すべり症が整復固定されている。

●2-2. 脊椎疾患：腰椎疾患（すべり症など）

図5 日常生活指導

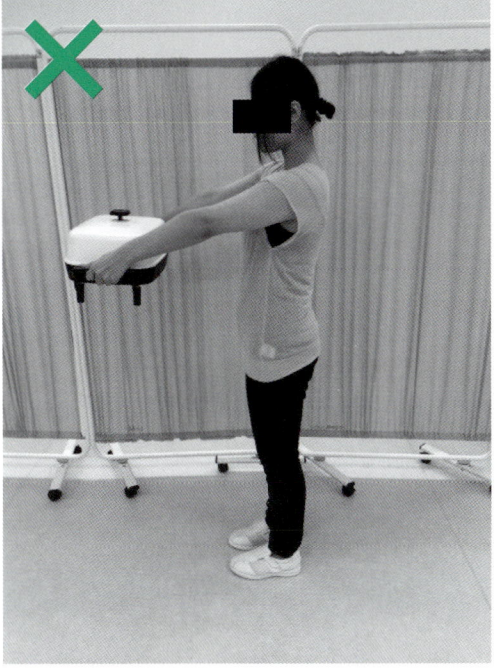

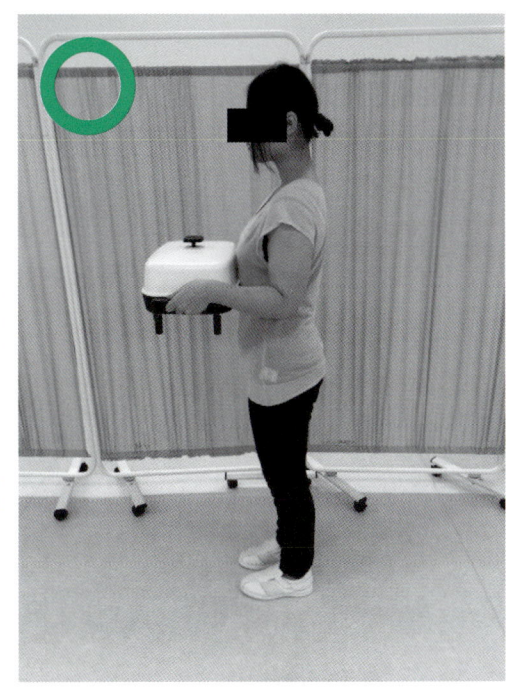

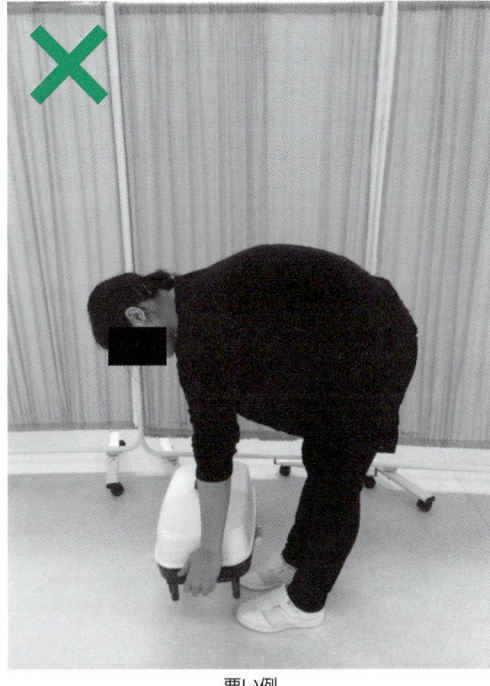

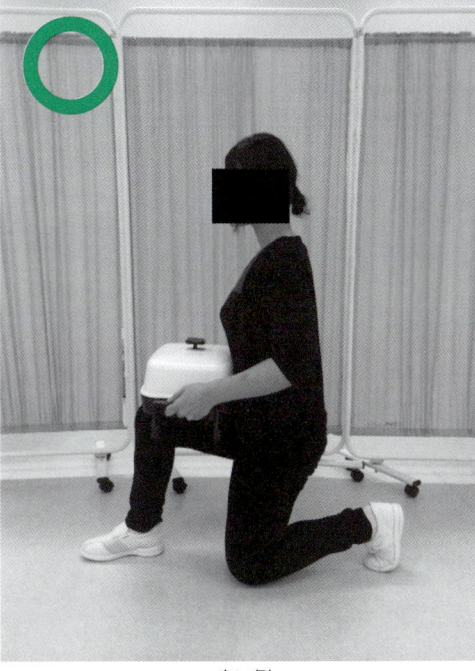

悪い例　　　　　　　　　　　　　　良い例

2-3 脊椎疾患：脊髄損傷（頸髄損傷）

骨・関節　代表的疾患とリハ上の注意

脊髄損傷は，脊椎に対する屈曲，伸展，圧迫，回旋などの外力が加わって生じる。脊柱に加わった外力の強さや方向によりさまざまな形態を呈する。

画像所見

図1 C5/6脱臼骨折 X線側面像

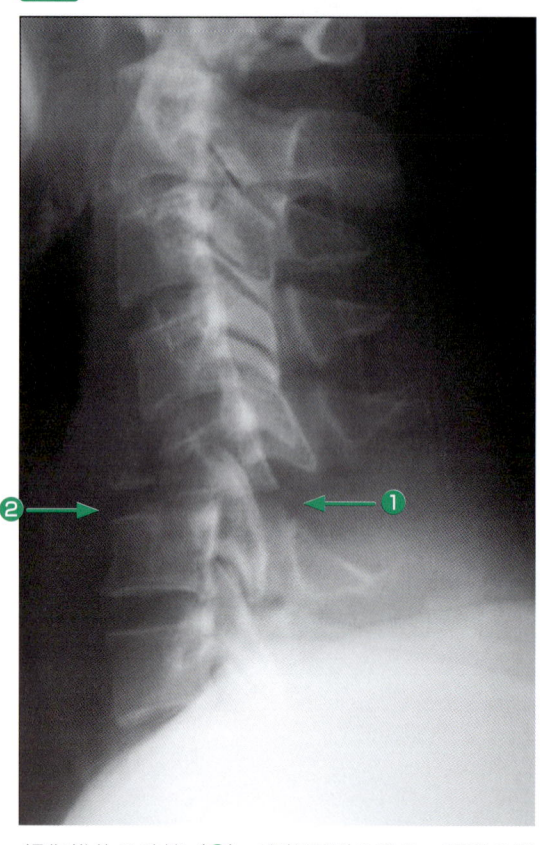

損傷椎体の破壊（❶），脊柱配列の乱れ，棘間の離開（❷）などを呈する。

図2 C6/7脱臼骨折 MRI矢状断像

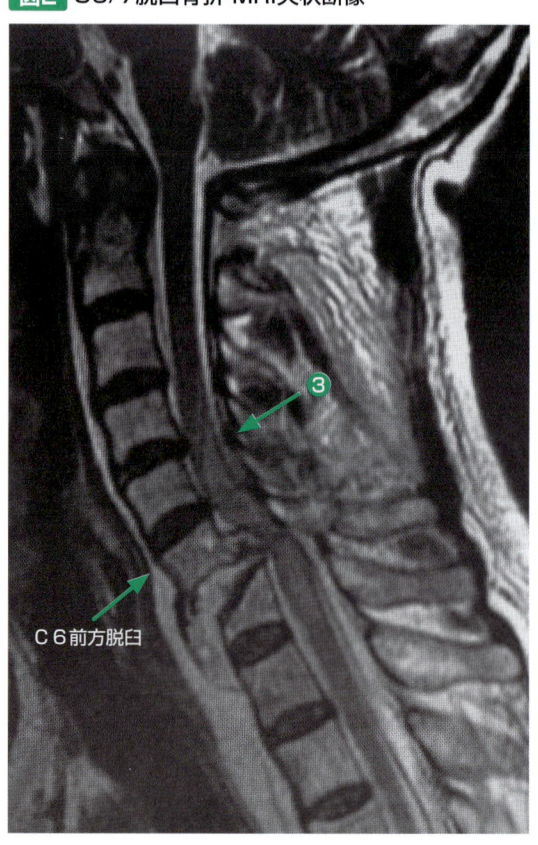

C6前方脱臼

脊髄損傷レベルでの脊髄の腫脹や輝度変化（❸），血腫などが認められる。

図3 C6/7脱臼骨折 3DCT像（後方より頸椎の状態を描出）

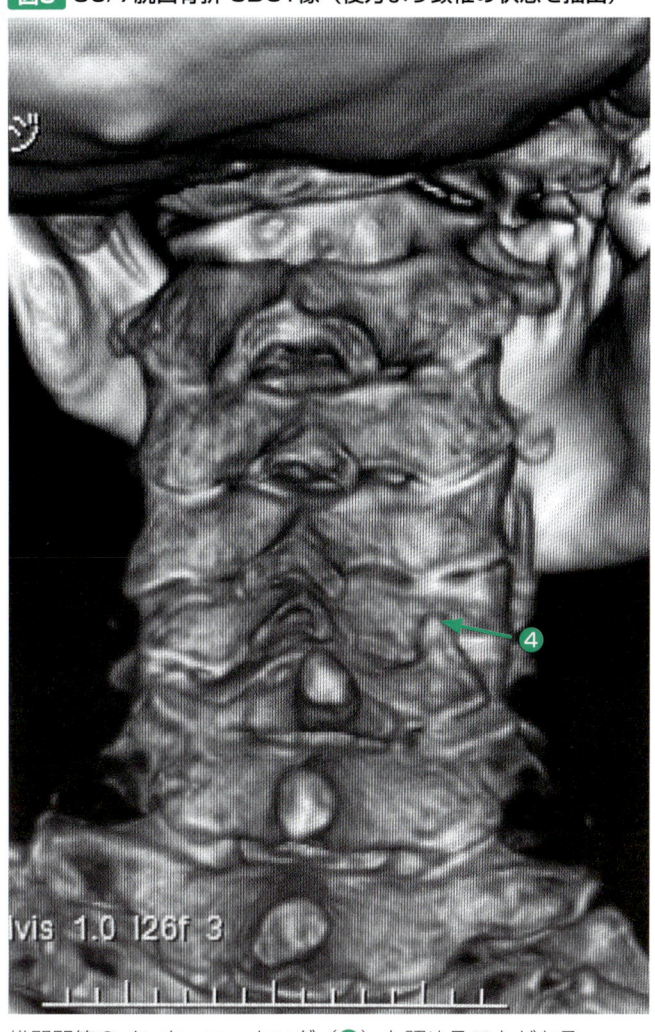

椎間関節のインターロッキング（❹）を認めることがある。

疾患の特徴

- 運動麻痺や知覚障害のみならず，自律神経，呼吸，循環，泌尿器へ影響がある。
- 程度により完全麻痺から不全麻痺まで症状の程度はさまざまである。受傷後に脊髄ショックを経て，損傷部位より下位の反射が回復しはじめ，その後に完全損傷か不全損傷かが判断可能となる。
- 評価には，Frankel分類やASIAの神経学的分類などがある（表1・2，図3）。
- 自律神経障害として，起立性低血圧や自律神経過反射，体温調節障害などが挙げられ，合併症として，拘縮，異所性骨化，骨萎縮，褥瘡などがある。
- 脊椎の骨折を伴うことが多いが，骨傷のない脊髄損傷例もある。

表1 改良Frankel分類

A	motor. sensory complete
	運動・感覚とも完全麻痺
B	motor complete, sensory only
	損傷部以下の運動完全麻痺
B1	仙髄領域のみの触覚保存
B2	仙髄領域だけでなく広範な範囲で触覚保存
B3	痛覚不全麻痺
C	motor useless
C1	下肢筋力：1，2程度（過半数の筋力が2以下）
C2	下肢筋力：3程度（仰臥位で膝立て程度）
D	motor useful
D0	下肢筋力は4～5あり歩行できそうであるが，急性期等のため実際の歩行能力テストが困難な場合
D1	屋内，平地であればなんとか10～100mくらい歩けるが，屋外歩行は困難で日常では車椅子を併用する．下肢器具，杖を併用してもよい
D2	杖，手すり，下肢装具等を必要とするが，屋外歩行も安定し車椅子はまったく不要．あるいは杖，下肢装具なくとも歩行は安定しているが，上肢機能が悪く日常生活に部分介助を要する例（中心性損傷）もこの群に入れる
D3	杖，手すり，下肢装具等を必要とせず完全な独歩で，上肢機能を含めて日常生活に介助不要（軽度筋力低下，知覚障害あり）
E	normal
	筋力低下，知覚障害なし（しびれ・反射亢進はあってよい）

表2 ASIA機能障害scale

A	完全	S4～S5の知覚・運動ともに完全麻痺
B	不全	S4～S5を含む神経学的レベルより下位に知覚機能のみ残存
C	不全	神経学的レベルより下位に運動機能は残存しているが主要筋群の半分以上が筋力3未満
D	不全	神経学的レベルより下位に運動機能は残存しており，主要筋群の少なくとも半分以上が筋力3以上
E	正常	運動・知覚ともに正常

図4 ASIAの神経学的分類

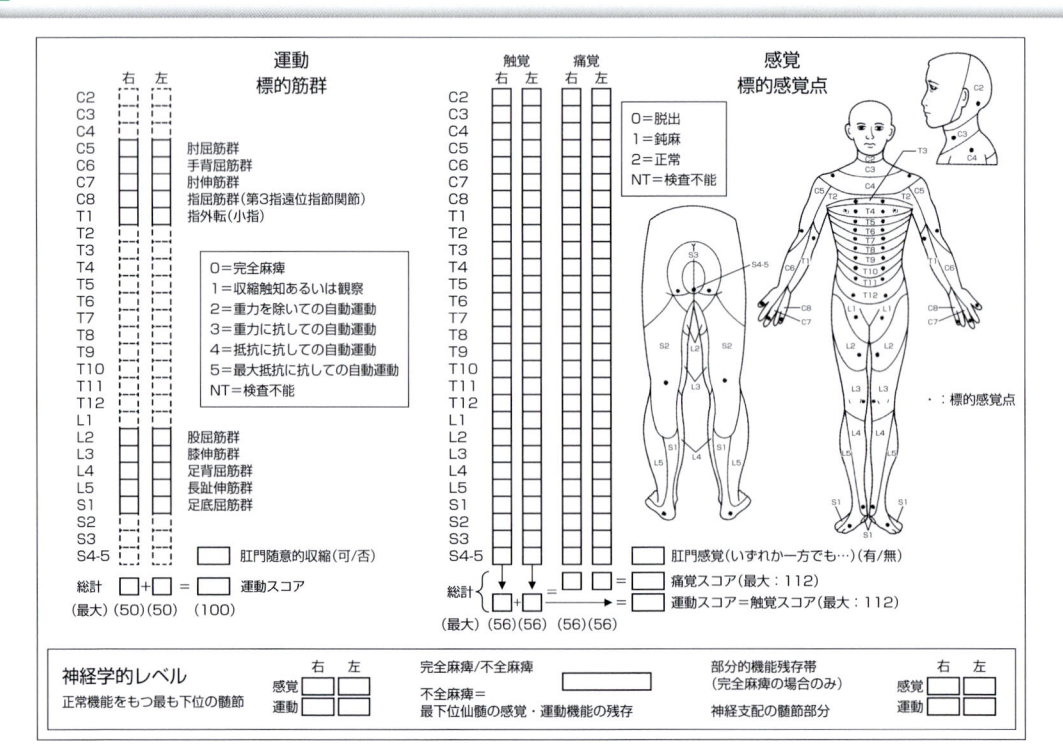

(Maynard FM, et al：International Standards for Neurological and Functional Classification of Spinal Cord Injury. Spinal Cord 35 (5)：272, 1997.より引用)

リハビリテーション

保存療法
- 損傷脊椎の安定性が得られて座位が可能となるまでは合併症および廃用の予防と残存筋強化などを目的としたベッドサイドリハビリを行う。
- 頸髄損傷での急性期の呼吸管理は，無気肺や肺炎が生じやすいため，気道内分泌物を喀出させることが重要である。
- 残存している運動や知覚を最大限に活用し，効率的な日常生活動作を再獲得させる。
- 関節可動域は，異所性骨化に十分配慮しながら維持拡大を図る。

手術
- 除圧固定手術などが行われる（図4）。
- 病状・麻痺の状況に合わせて離床を進め，術後可及的早期からベッドサイドで可動域練習，筋力練習などを開始する。
- 動作獲得には各動作での筋収縮のタイミングや運動方向が重要となり，効率よく残存筋を使用することが必要である。
- 関節拘縮，異所性骨化，褥瘡予防に留意する。

図5 頸椎脱臼骨折に対する整復除圧固定術後のX線側面像

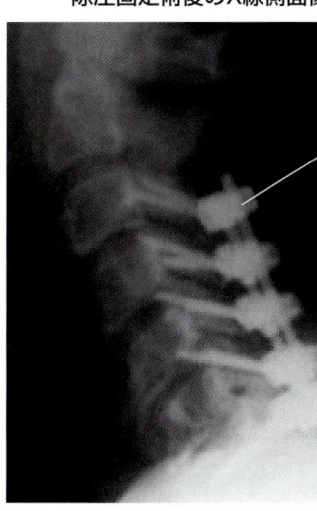

固定用インプラント

インプラントにより頸椎の配列が整復されている。

2-4 関節疾患：肩腱板断裂

骨・関節　代表的疾患とリハ上の注意

> 肩肩板断裂は，腱板の加齢変性や外傷によって生じ，単純X線像よりMRIなどのほうが診断性能は高い。

画像所見

図1 肩腱板断裂X線正面像

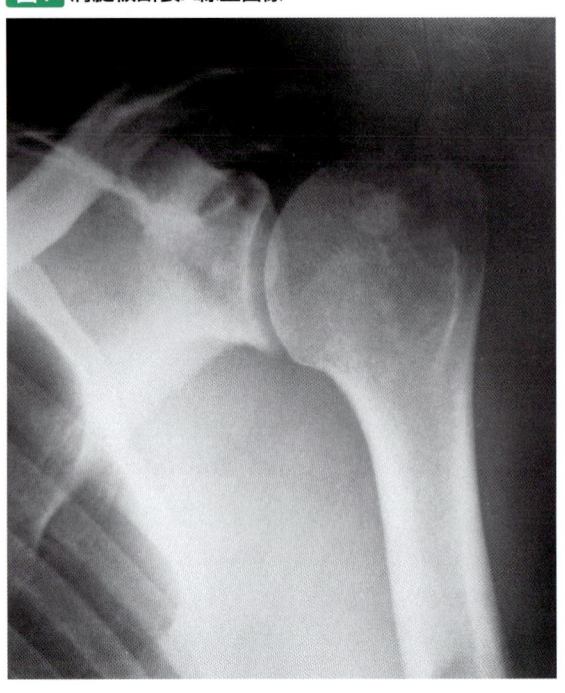

所見に乏しいことが多いが，骨頭の頭側移動や大結節部の消失などが認められることがある。

図2 肩腱板断裂MRI矢状断像

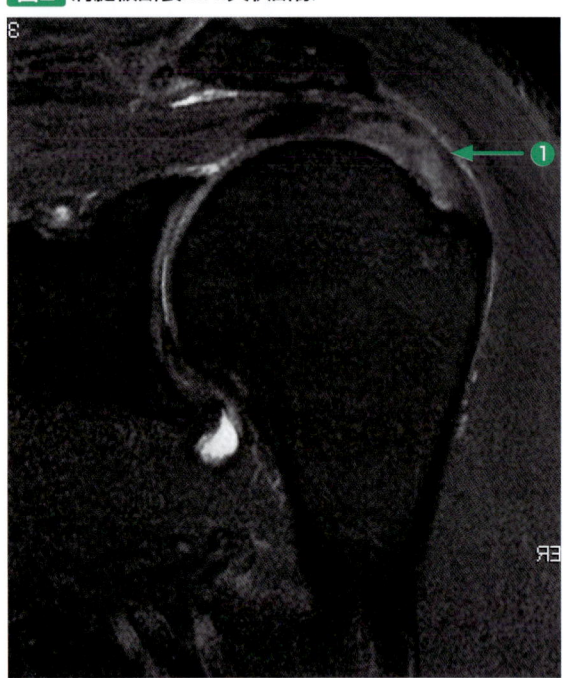

肩板断裂部（❶）の同定が可能である。

疾患の特徴

- 肩関節回旋筋腱板は，4つの筋（棘上筋，棘下筋，肩甲下筋，小円筋）から構成される（図3）。
- 症状がない無症候性断裂と肩痛などがある症候性断裂がある。高齢者では無症候性断裂の割合が高い。
- 疼痛例ではpainful arc signやimpingement signがみられる。
- 外転筋力不全があると肩水平外転位を保持できない（drop arm sign）。

● 2-4. 関節疾患：肩腱板断裂

図3 肩関節回旋筋腱板

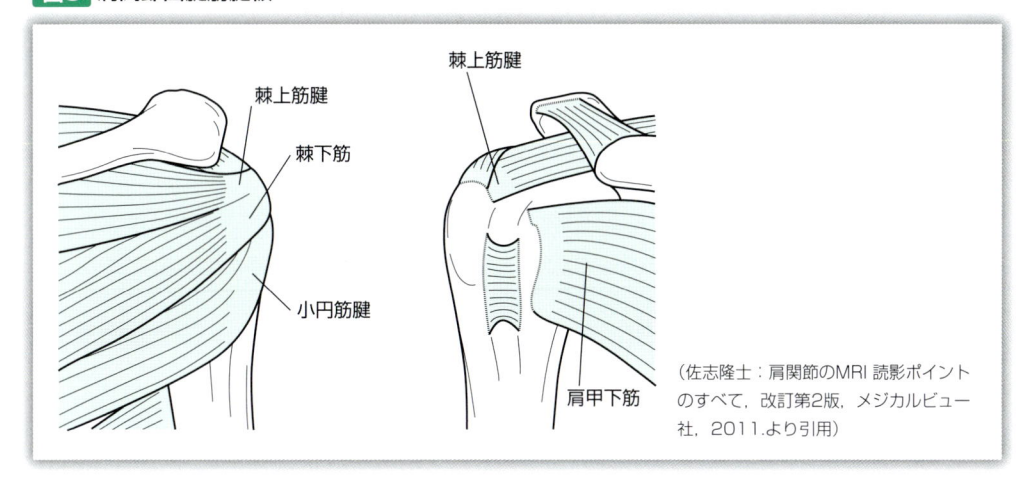

棘上筋腱
棘下筋
小円筋腱
棘上筋腱
肩甲下筋

（佐志隆士：肩関節のMRI 読影ポイントのすべて，改訂第2版，メジカルビュー社，2011.より引用）

リハビリテーション

■ 保存療法
- 疼痛が強い場合は局所安静，薬物療法，関節内注射などが行われる。
- 急性期は関節内ストレスを減少させ炎症を減退させるように心がけることが重要となる（図4）。
- ポイントは，炎症再燃や損傷拡大を生じさせないよう日常生活でストレスをかけないように動作指導を行うこと，癒着の予防や改善，筋力強化などである。

■ 手術
- 日常生活やスポーツ活動に支障があり，活動性が高い例で疼痛や筋力低下が明らかな場合は手術が行われる。
- 関節鏡視下縫合手術が最もよく行われている（図5）。
- 術後リハのポイントは関節可動域の拡大はもちろんであるが，再断裂の予防が重要である。

図4 良肢位

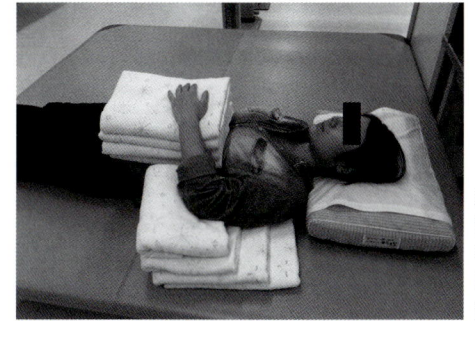

肘の下にタオルを入れ，肩関節前方組織へのストレスを軽減させる。また，腹部にタオルを乗せ，過剰な内旋を防止する。

図5 関節鏡視下縫合手術

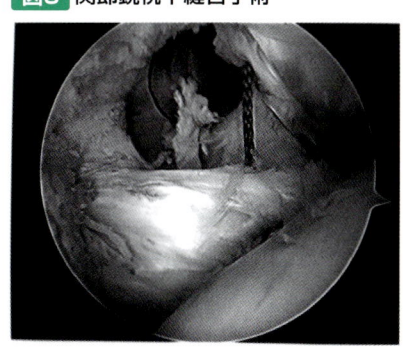

総論 / 頭部 / 胸部 / 骨・関節

2-5 関節疾患：反復性肩関節脱臼

骨・関節　代表的疾患とリハ上の注意

> 反復性肩関節脱臼は，外傷性脱臼が整復された後，不安定性が残存して容易に脱臼を生じる状態で，前方脱臼が多いが診察時には整復されていることも珍しくない。

画像所見

図1 反復性肩関節脱臼　X線正面像

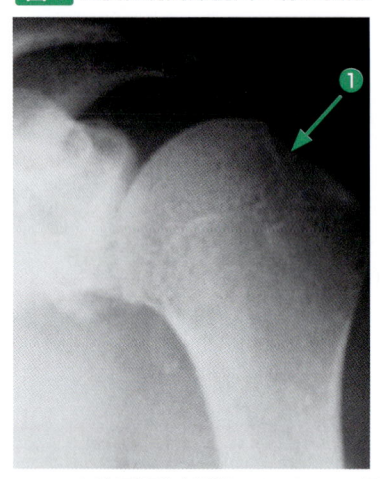

図2 反復性肩関節脱臼　CT水平断像

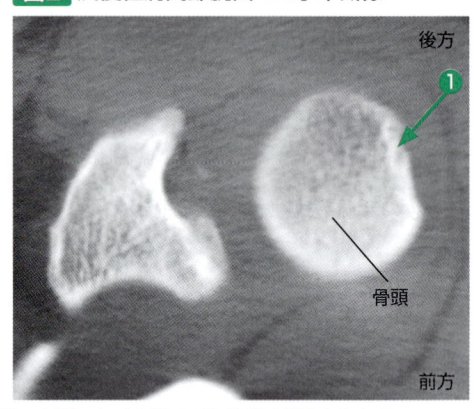

上腕骨頭後外側にHill-Sachs損傷（❶）とよばれる陥没像が認められる。

図3 反復性肩関節脱臼　3DCT像

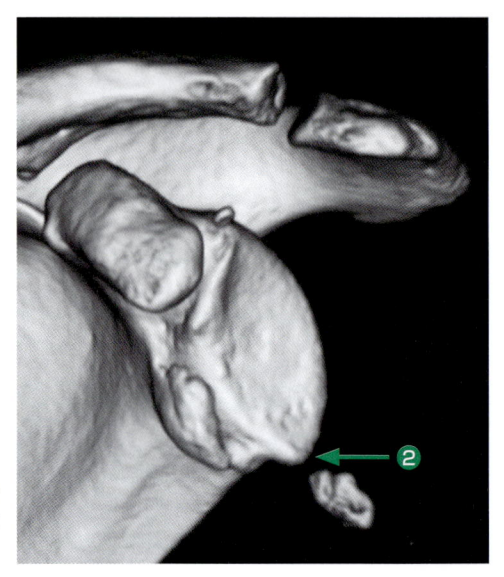

3DCTなどでは，関節窩縁の骨折（骨性Bankart損傷（❷））が見られることがある。

疾患の特徴

- 肩関節脱臼は肩関節前下方にある関節包や関節窩付着部が損傷された状態であり，修復されない限り脱臼を繰り返すことになる（反復性肩関節脱臼）。
- 若い年齢層に多い。
- 脱臼の多くは，肩関節外転外旋位で起こる。
- 脱臼不安感のため，日常生活やスポーツ活動に支障をきたす。

リハビリテーション

保存療法
- 腱板機能を向上させ（図2），肩甲上腕関節の安定性を高めることが重要である。
- 体幹，下肢など多部位の機能向上が肩関節安定化の一助になりうる。
- 肩甲胸郭関節の柔軟性は重要であり，また体幹筋との連動した肩甲帯のトレーニングが必要となる。

手術
- 日常生活やスポーツ活動に支障がある場合は手術が行われる。
- 多数の手術法があるが，関節鏡視下手術（鏡視下Bankart手術）が最もよく行われている（図3）。
- 術後早期は修復部に緩みをきたしやすいため，十分注意する。
- スポーツ復帰時は競技特性に応じて可動域を制限する再脱臼予防用装具使用の検討も必要である。

図4 腱板トレーニング

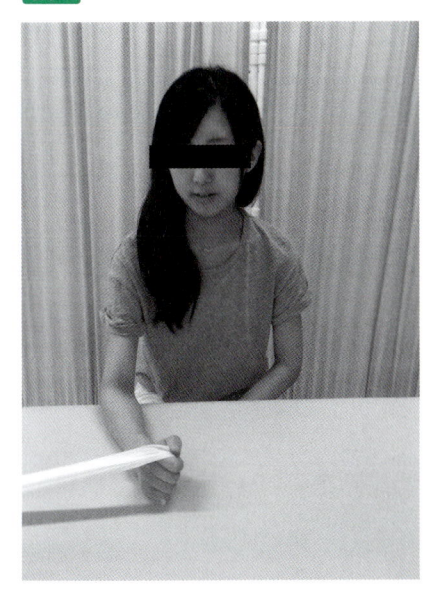

図5 鏡視下Bankart手術

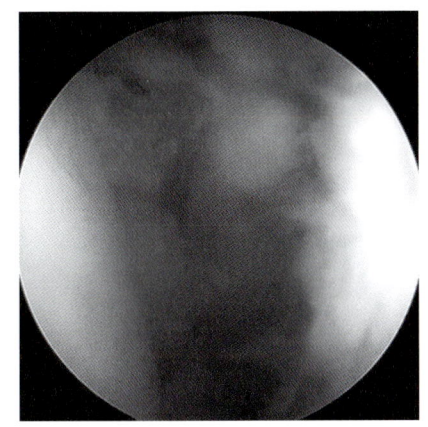

2-6 関節疾患：野球肘

骨・関節　代表的疾患とリハ上の注意

野球肘は，主に上腕骨小頭部に発生し，骨透明巣から骨硬化を伴った分界線を認めるようになり，完全な遊離体を見るようになる。

画像所見

図1 野球肘 X線正面像

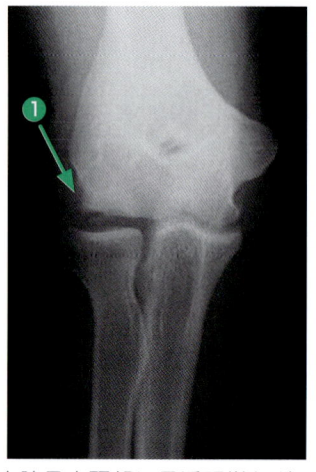

上腕骨小頭部に骨透明巣などの病変部（❶）を認める。

図2 野球肘 3DCT像

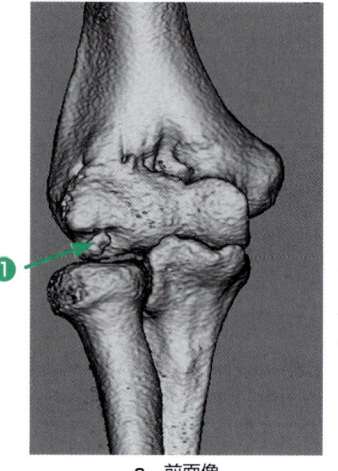

a. 前面像　　b. 後面像

3DCTで病変部（❶）や関節内遊離体（❷）がより明らかになる。

図3 野球肘発生のメカニズム（内側障害）

a. 加速期：内側側副靱帯に張力が加わり，上腕小骨頭と橈骨頭，肘頭尺側と肘頭窩が衝突する。

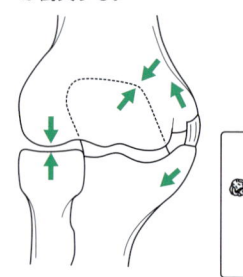

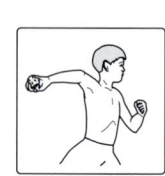

b. フォロースルー期：腕尺関節，肘頭橈側と肘頭窩が衝突する。

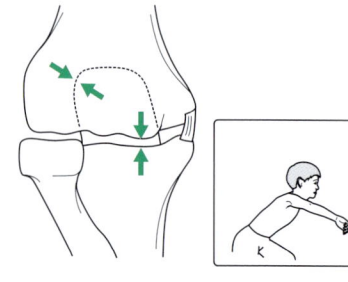

（金谷文則：肘関節，標準整形外科学（内田淳正 監），第11版，431，医学書院，2011.より引用）

166

● 2-6. 関節疾患：野球肘

疾患の特徴

- 野球肘は投球動作の加速期に肘関節が屈曲，外反を強制され，内側は牽引ストレス，外側は圧迫ストレス，後方は牽引ストレスや衝突が加わることで発生する（図3）。
- 内側障害は円回内筋群や内側側副靱帯などがストレッチされ，微細損傷が発生する。重症例では上腕骨内側上顆の剥離骨折がみられる。また，回内筋群が付着している部分での骨端線離開がみられることもある。
- 外側障害は上腕骨小頭関節面への圧迫ストレスにより離断性骨軟骨炎が発生する。上腕骨小頭の軟骨が損傷し，初期は透瞭像を確認でき，進行期では骨片となり，終末期になると浮遊骨片（関節ネズミ）となる（図4）。
- 疼痛が軽減しても原因が改善されていない場合は再発することが多いため，十分な機能評価が必要となる。

リハビリテーション

- 内側型野球肘は投球方向に肘の内側が向いているときにかかる（肘関節外反ストレス）ため，必要に応じてフォームの改善を行う[1]。
- 初期のものは数週間の投球制限後，投球フォーム改善（特にレイトコッキング期での肘関節外反力），ストレッチ，筋トレなどを行う。
- 体幹機能障害や肩甲胸郭関節や股関節の可動域が低下している症例が多いため，十分な確認が必要である。
- 投球時に上体が開くことや肘が肩より下がることで肘関節へのストレスが増加する（図5）。
- 上部体幹の伸展可動域制限や肩甲骨前傾は肩関節外旋制限による肘関節外反ストレスの増加に繋がる。

■文献
1) 整形外科リハビリテーション学会：内側型野球肘の特徴的な理学所見. 関節機能解剖学に基づく整形外科運動療法ナビゲーション 上肢, 271, メジカルビュー社, 2008.

図4 離断性骨軟骨炎の病期分類（三浪の分類）

Ⅰ型（透亮期）　Ⅱ型（分離期）　Ⅲ型（遊離期）

（金谷文則：肘関節, 標準整形外科学（内田淳正 監）, 第11版, 431, 医学書院, 2011.より引用）

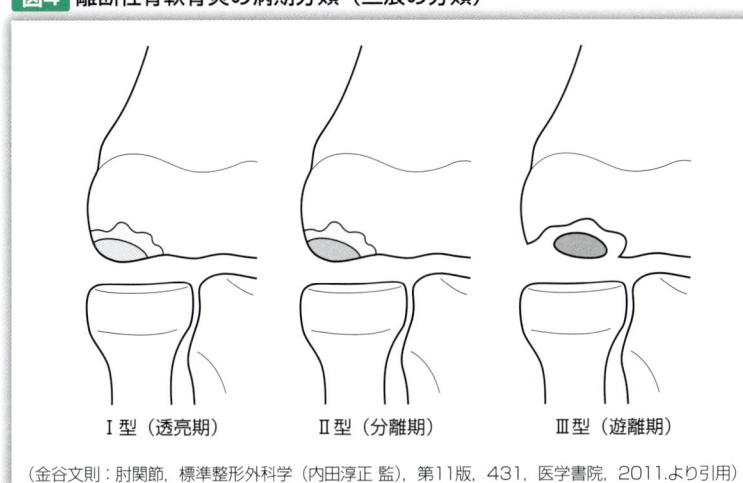

図5 肘下がりの投球フォーム例

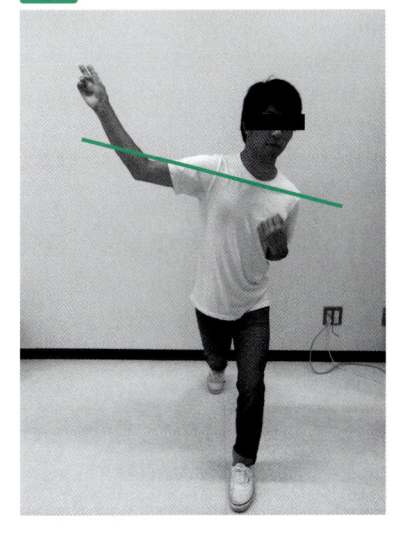

2-7 関節疾患：橈骨遠位端骨折（Colles骨折）

骨・関節　代表的疾患とリハ上の注意

橈骨遠位端骨折は，骨折線が橈骨遠位端から数cmの近位部で認められ，遠位骨片が背側および橈側に転位する。

画像所見（図1・2）

図1 橈骨遠位端骨折 X線像

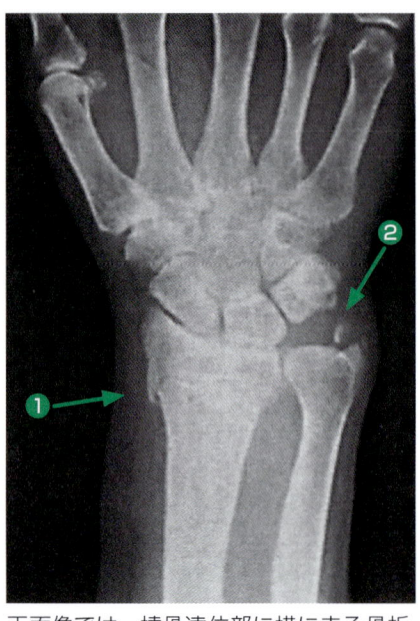

正面像では，橈骨遠位部に横に走る骨折線（❶）を認め，遠位骨片は橈側に転位する。尺骨茎状突起骨折（❷）も伴うことがある。

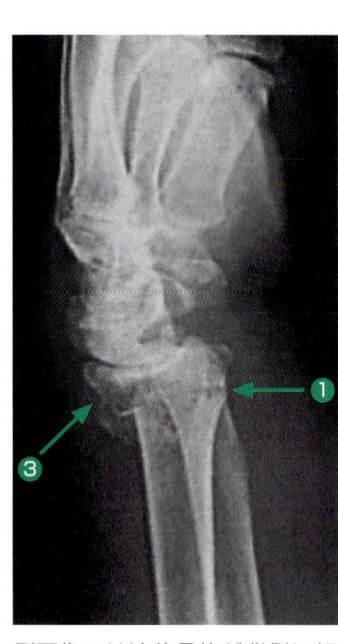

側面像では遠位骨片が背側に転位する（❸）。

疾患の特徴

- 高齢者で転倒などにより手をついて生じることが多い。
- 骨片が背側へ転位するColles骨折が非常に多く，逆に掌側へ転位するものはSmith骨折とよばれる。
- 骨粗鬆症がある場合に受傷しやすい。
- 遠位骨片が背側転位するため，手関節はフォーク状変形を呈する。

●2-7. 関節疾患：橈骨遠位端骨折（Colles骨折）

図2 橈骨遠位端骨折 3DCT像

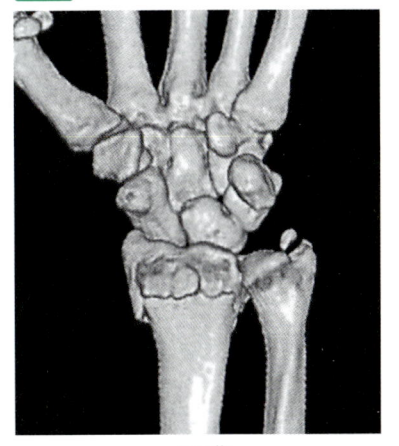

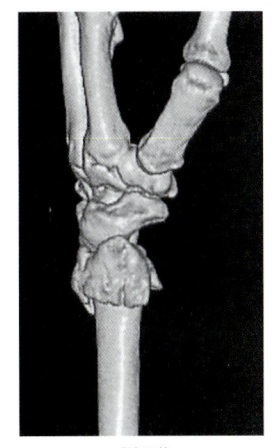

a. 正面像　　　　b. 側面像

リハビリテーション

保存療法
- 整復後の骨折部が安定しているとギプス固定による保存療法が選択される。
- ギプス固定中も，手指や肘関節の拘縮を生じないように留意する。
- ギプス除去後は骨癒合の状態に合わせて手関節機能の回復をめざす。

手術
- ギプス固定による遠位骨片の整復保持困難例や粉砕骨折などでは手術が行われる。
- 掌側ロッキングプレート（図3）や創外固定（図4）などが用いられ，早期の理学療法，作業療法が可能となる。
- 術直後は浮腫に対し，挙上や弾性包帯による圧迫などを行う。また，他関節の関節可動域や筋力の維持を行う。
- 関節可動域練習は骨折形態や手術の状況を十分に考慮し，手関節の背屈・掌屈のみならず橈屈，尺屈，回内，回外などの動きも十分に引き出す。
- 術後早期より手外筋腱の癒着を予防するために腱の滑走訓練を行う。

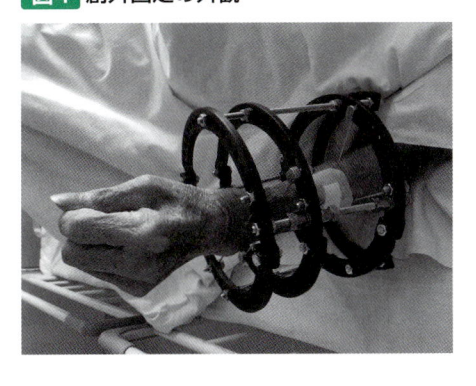

図3 ロッキングプレート固定術後のX線正面像

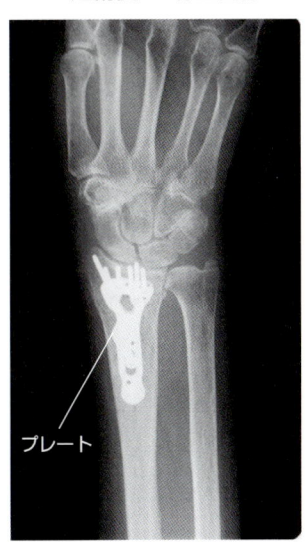

プレート

図4 創外固定の外観

2-8 関節疾患：大腿骨転子部骨折

骨・関節　代表的疾患とリハ上の注意

大腿骨転子部骨折は，大転子と小転子を結ぶ転子間付近に生じる骨折で，大腿骨頭は内反変形をきたす。

画像所見

図1 大腿骨転子部骨折 X線正面像

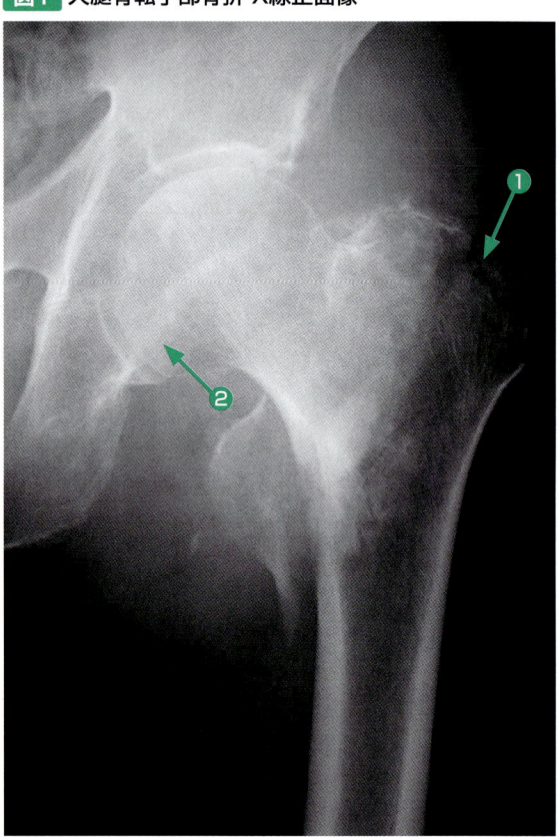

正常例

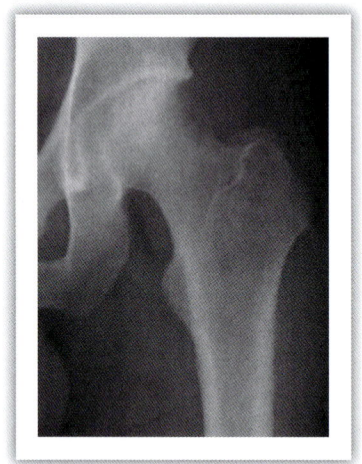

大転子から小転子付近にかけての骨折線（❶）を認め，時に小転子は転位する。大腿骨頭は内反変形を呈する（❷）。

● 2-8. 関節疾患：大腿骨転子部骨折

疾患の特徴

- 骨粗鬆症を基盤とするため高齢者に起こりやすく，転倒やベッドからの転落により受傷することが多い。
- 股関節の関節包外骨折である（注：大腿骨頸部骨折は関節包内骨折）。
- X線正面像のEvans分類がよく用いられる（図2）。

リハビリテーション

■手術

- 骨折の形態などによりさまざまな骨接合術が行われることが多い（図3）。
- 認知面の低下が術後の運動機能に大きな影響を与えるため，術後は固定性などの問題がないか確認したうえで，できるだけ早期に離床させることが重要となる。

図3 大腿骨転子部骨折に対する骨接合術

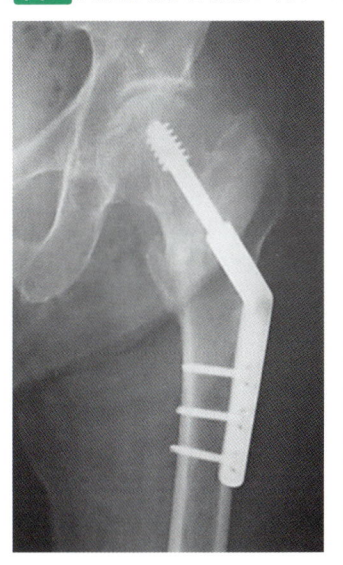

compression hip screw (CHS)　　髄内釘

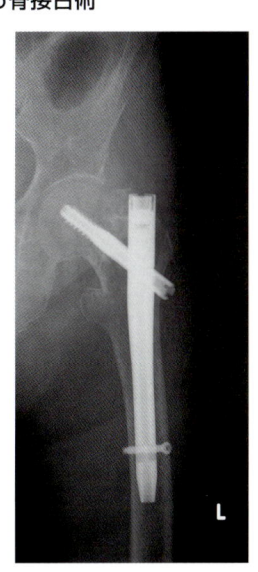

図2 大腿骨転子部骨折の分類（Evans分類）

		受傷時	整復時
type1	group1	転位なし	安定
		転位あり整復可能	安定
	group2	転位あり　整復不能	不安定
	group3	粉砕骨折	不安定
type2	group4	逆斜骨折	不安定

（山田　晋：大腿骨転子部骨折骨接合術．整形外科術後理学療法プログラム（島田洋一，髙橋仁美 編），改訂第2版，メジカルビュー社，139-141，2014.より引用）

2-9 関節疾患：大腿骨頸部骨折

骨・関節　代表的疾患とリハ上の注意

大腿骨頸部骨折は，大腿骨頸部付近に生じる骨折で，ほとんど骨折線が見えないものから著しい骨頭の転位をきたすものまでさまざまである。

画像所見

正常例

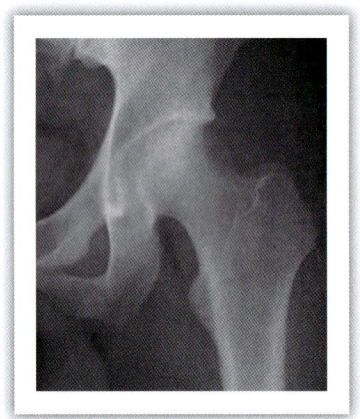

図1 大腿骨頸部骨折 X線正面像

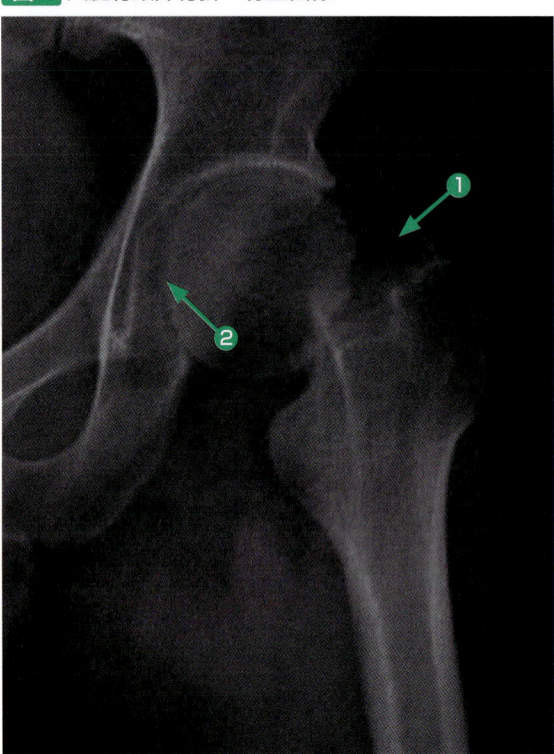

典型例では正面像で大転子から大腿骨頸部に骨折線を認め（❶），大腿骨頭は内反転位する（❷）。

●2-9. 関節疾患：大腿骨頸部骨折

疾患の特徴

- 骨粗鬆症のある高齢者で転倒などにより生じるが，はっきりとした誘因がない骨折例もみられる。
- 股関節の関節包内骨折。
- 疼痛のため起立歩行不能となるが，軽微な例では歩行可能なこともあるので注意を要する。
- X線正面像のGarden分類がよく用いられる（図2）。

リハビリテーション

手術
- 骨折部の転位が軽微なものは骨接合術が行われることが多い（図3）。
- Garden stageⅢで整復困難例やstageⅣでは，人工骨頭置換術が行われる（図4）。
- リハビリでは周術期の合併症を防ぎ，早期離床，受傷前のADL動作レベルの再獲得をめざす。

図3 ハンソンピンによる骨接合術

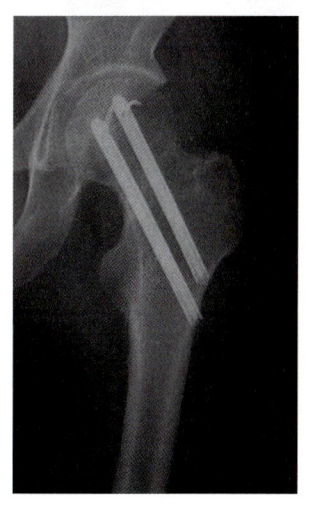

図4 人工骨頭置換術

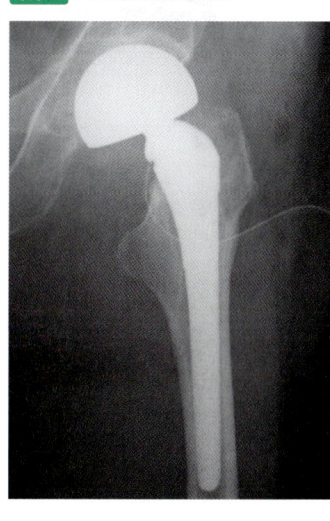

図2 大腿骨頸部骨折の分類（Garden分類）

正常		
stageⅠ	外反／不完全骨折	一部の骨梁の連続性がある不完全骨折
stageⅡ		転位のない（骨梁方向に乱れのない）完全骨折
stageⅢ	内反	骨頭が回転転位している完全骨折（被膜，血管の一部が断裂せずに残存）
stageⅣ		骨頭は正常の位置にあり遠位骨片が転位している完全骨折（被膜，血管とも完全に断裂）

（山田　晋：大腿骨転子部骨折骨接合術．整形外科術後理学療法プログラム（島田洋一，高橋仁美 編），改訂第2版，メジカルビュー社，134-136，2014.より引用）

2-10 関節疾患：変形性股関節症

骨・関節　代表的疾患とリハ上の注意

変形性股関節症は，大腿骨頭と臼蓋の関節軟骨変性，関節裂隙狭小化，骨性増殖（骨棘），変形がさまざまに進行する。

画像所見

図1 変形性股関節症　X線正面像（進行期）

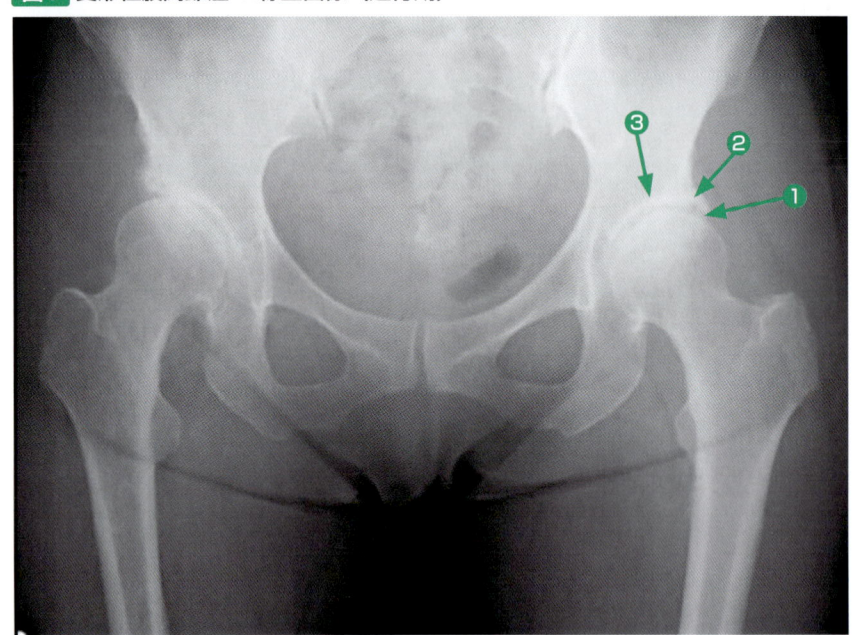

初期には関節裂隙の狭小化を認め（❶），次第に骨棘形成（❷）・骨硬化（❸）が進行して大小の骨嚢胞（bone cyst❻）も認めるようになる。

疾患の特徴

- 関節軟骨が変性・破壊された非炎症性，進行性疾患である。
- 基礎疾患がなく発症する一次性股関節症と先天性股関節脱臼や臼蓋形成不全などの疾患に起因する二次性股関節症に分類される。
- 病期により前股関節症，初期股関節症，進行期股関節症，末期股関節症の4期に分類される（図4）。

●2-10. 関節疾患：変形性股関節症

- 初期には起立歩行動作時の鼠径部痛である．変形の進行とともに疼痛が増強して歩行困難となり，関節可動域も低下して爪切りや靴下の着脱などのADL動作が困難になる．
- 理学的所見として，大腿三角（Scarpa三角）の圧痛やPatrick testが有名である．

図2 変形性股関節症　X線正面像（末期）

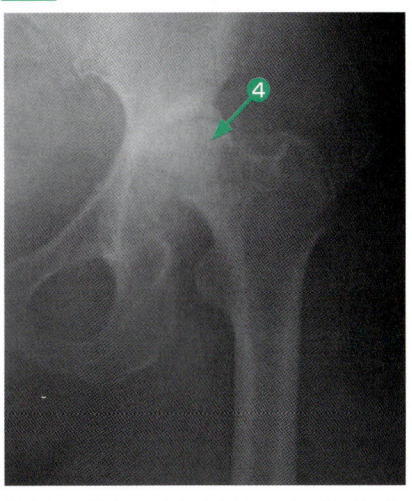

図3 変形性股関節症　CT前額断像

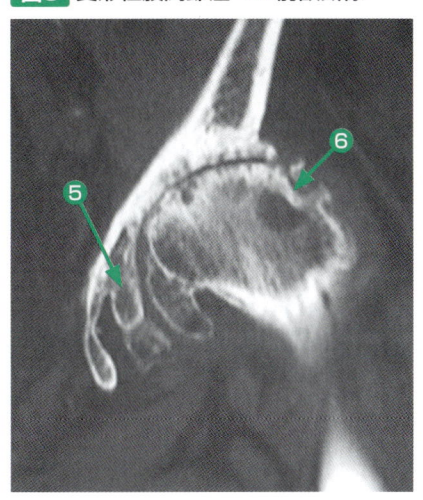

症状が進行するとともに，骨頭は変形し（❹）臼蓋は肥厚して二重底（double floor）を形成する（❺）．

図4 変形性股関節症の病期分類

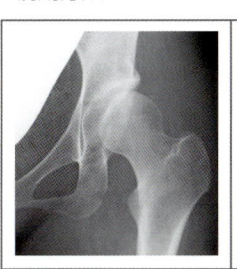

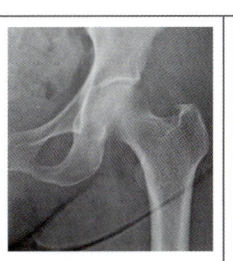

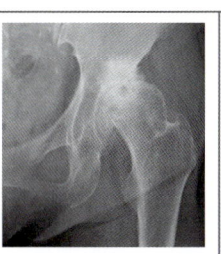

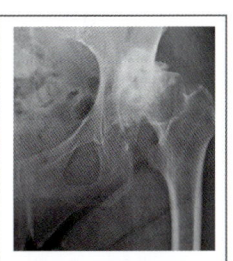

判定項目	前期	初期	進行期	末期
関節裂隙の狭小化	ほとんどなし	軽度，中等度	高度，部分的消失	広範な消失
骨構造の変化	骨梁配列の変化のみ	臼蓋の骨硬化	臼蓋や骨頭の骨囊胞	広範な骨硬化像，巨大な骨囊胞
臼蓋および骨頭の変化	先天性・後天性の変化あり	軽度の骨棘形成	骨棘形成，臼底の増殖性変化	著明な骨棘形成，臼底の二重像，臼蓋の破壊

（整形外科リハビリテーション学会：高齢発症の変形性股関節症に対する保存療法としての運動療法．関節機能解剖学に基づく整形外科運動療法ナビゲーション 下肢，改訂第2版，14-17，メジカルビュー社，2014.より転載）

リハビリテーション

保存療法
- 関節面に負担をかけないように体重の減量，杖の使用など
- 薬物療法
- 外転筋強化練習

手術
- 変形が比較的軽度の場合には，臼蓋棚形成手術や種々の骨切り術（寛骨臼回転骨切り術など）が行われる。
- 高齢者で変形が高度の場合，人工股関節置換術が普及している（図5）。
- 術後リハでは，起立歩行の自立，関節可動域の改善，筋力の回復向上等をめざす。
- 股関節周囲の安定性を高めるため，主動作筋と拮抗筋筋活動のバランス向上や荷重下でのバランス練習など股関節のみならず体幹，膝関節，足関節などの連動したトレーニングが重要となる（図6）。
- THA後には脱臼肢位や不安感の回避のためにも十分なADL指導（図7）を行う。

図5 人工股関節置換術（THA）

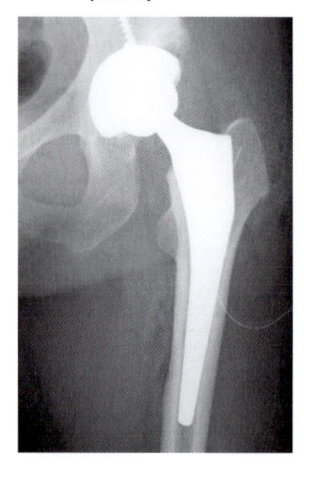

図6 荷重下でのトレーニング

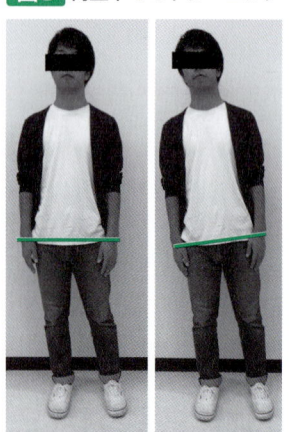

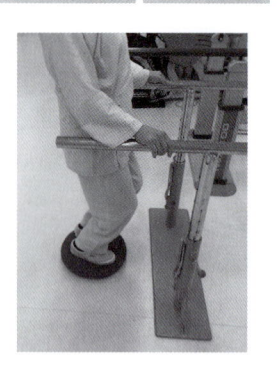

図7 日常生活動作指導

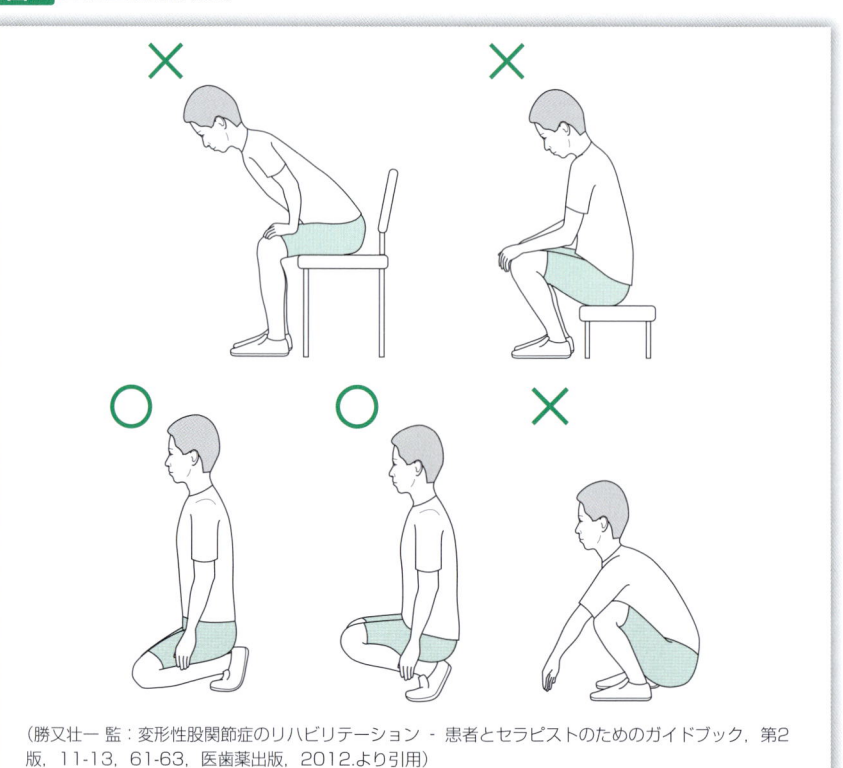

（勝又壮一 監：変形性股関節症のリハビリテーション - 患者とセラピストのためのガイドブック，第2版，11-13, 61-63, 医歯薬出版，2012.より引用）

2-11 関節疾患：変形性膝関節症

骨・関節　代表的疾患とリハ上の注意

変形性膝関節症は，加齢に伴い関節軟骨の変性〜破壊，骨性増殖（骨棘）などが進行していくため，内側を中心とした変形を認める。

画像所見

図1 変形性膝関節症　X線正面像

正常例

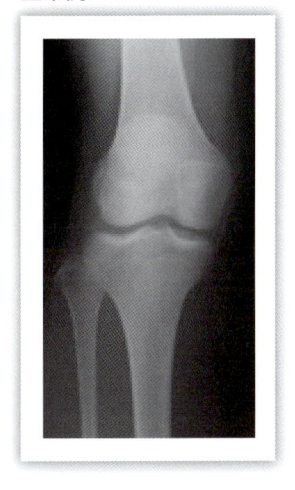

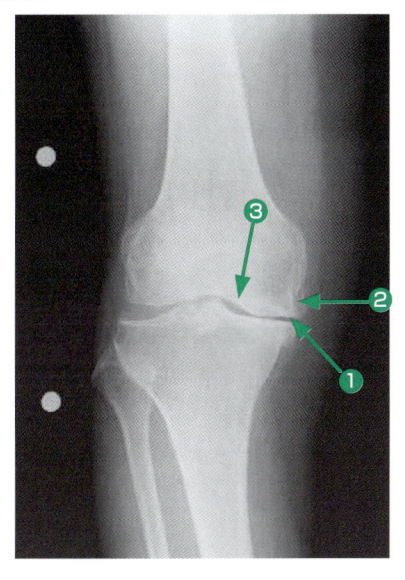

正面像では，関節面の不整像，内側関節裂隙の狭小化（❶），骨棘形成（❷），骨硬化像（❸）などを認め，立位過重時には変形がより著しくなる。

図2 変形性膝関節症　X線側面像

正常例

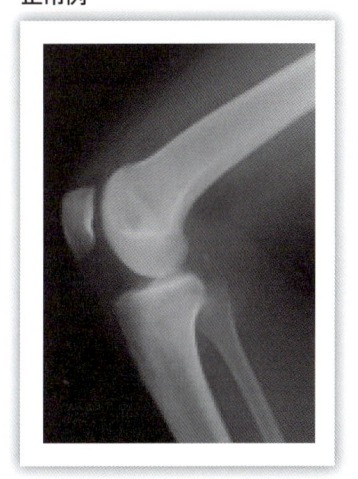

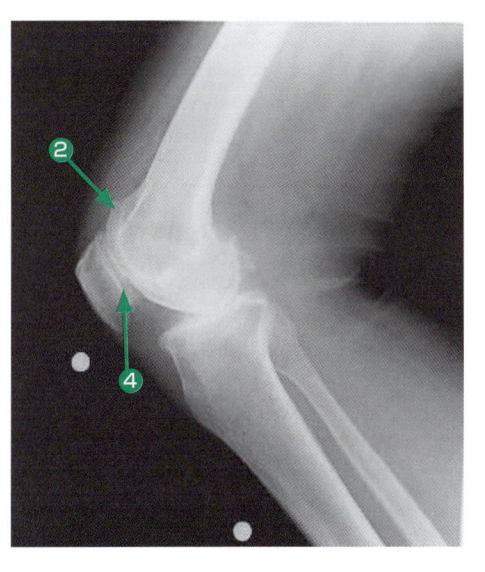

側面像では，上記に加えて膝蓋大腿関節面の不整像（❹）なども認められる。

> **疾患の特徴**
> - 膝関節の軟骨変性や小外傷による軟骨障害などで関節破壊が生じる疾患である。
> - 関節軟骨の退行変性から関節裂隙の狭小化，骨軟部組織の変性などが進み，進行すると視診でも変形が明らかとなる（図3）。
> - 日本人では内反変形が多く，O脚変形を呈する（図4）。
> - 病期分類はケルグレン・ローレンスの分類，腰野の分類（図5）などが有名である。

図3 膝関節の変性

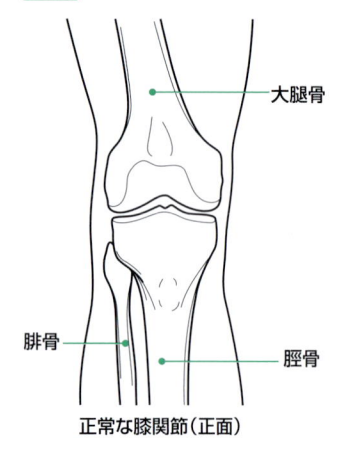

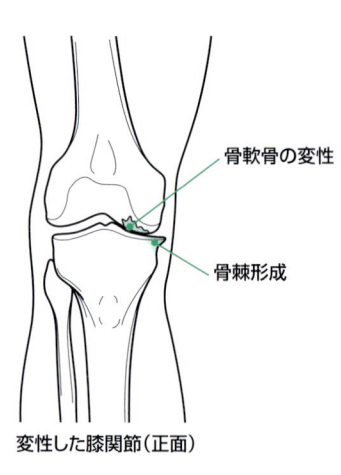

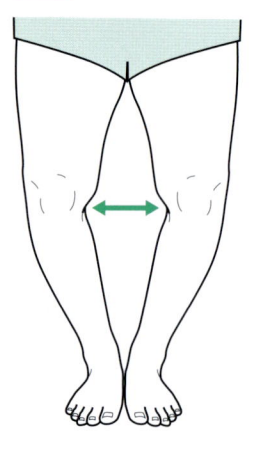

大腿骨／骨軟骨の変性／骨棘形成／腓骨／脛骨

正常な膝関節（正面）　　変性した膝関節（正面）

図4 O脚変形

図4 変形性膝関節症のX線分類（腰野）

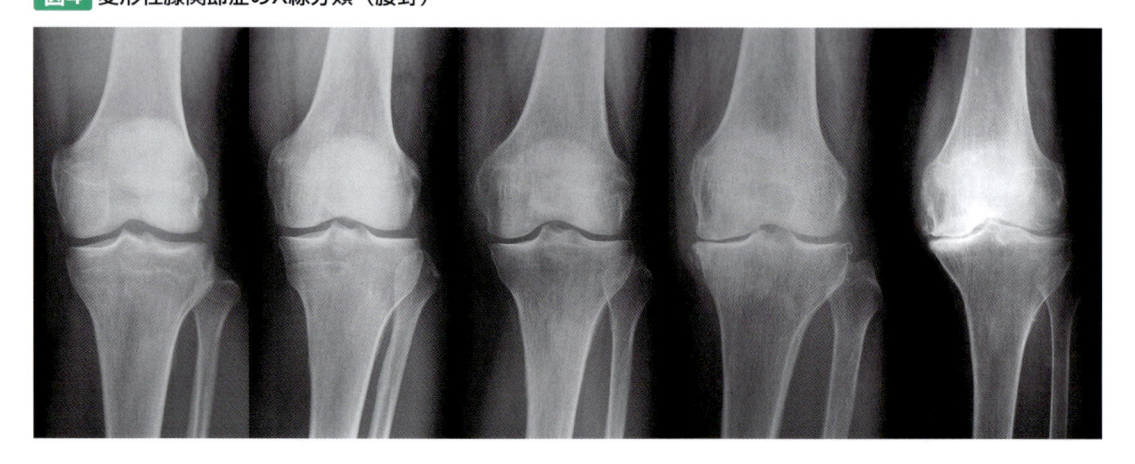

grade 0：正常

gradeⅠ：関節裂隙の狭小化と骨棘形成が疑われるもの

gradeⅡ：明らかな骨棘形成があり，関節裂隙の狭小化の可能性があるもの

gradeⅢ：中等度の骨棘形成が多数あり，明らかな関節裂隙の狭小化があり，骨硬化や骨変形の可能性のあるもの

gradeⅣ：大きな骨棘があり，関節裂隙の狭小化が顕著で，骨変形が明らかであるもの

保存療法 ←　　　　　　　　　　　　　　　　　　　　　　　　　　　　　　　　→ 手術療法

（木村善明：人工膝関節全置換術．整形外科術後理学療法プログラム（島田洋一，高橋仁美 編），改訂第2版，208-210，メジカルビュー社，2014.より引用改変）

リハビリテーション

保存療法
- ①減量，②筋力強化，③関節可動域拡大，④日常生活の工夫
- 薬物療法，関節注射
- 大腿四頭筋強化練習
- 足底板などの装具療法

手術
- 比較的若くて活動的な患者では高位脛骨骨切り術による変形の矯正が行われる（図6）。
- 高齢者で変形が高度の場合，人工膝関節置換術が普及している（図7）。
- 術後リハでは，関節可動域の改善，筋力の回復向上，歩行の自立をめざす。
- 立位下にて体幹，股関節，膝関節，足関節を含めた多関節の制御やバランス練習を十分に行うことが重要である。

図6 高位脛骨骨切り術

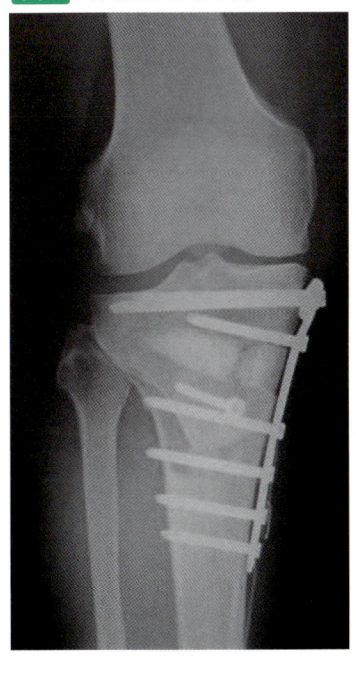

図7 人工膝関節置換術（TKA）

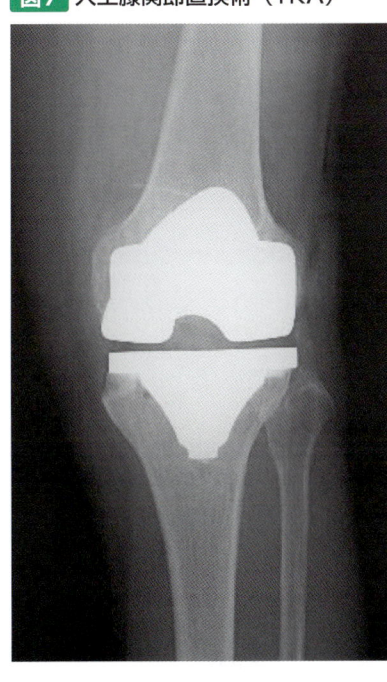

2-12 関節疾患：前十字靱帯損傷

骨・関節　代表的疾患とリハ上の注意

前十字靱帯（ACL）損傷は，単純X線像のみでは診断困難であり，MRIによる靱帯の不鮮明化・消失で診断されることが多い。

画像所見

図1 前十字靱帯損傷 X線正面像

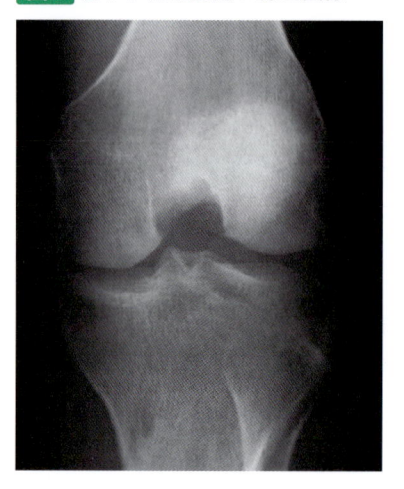

図2 前十字靱帯損傷 X線側面像

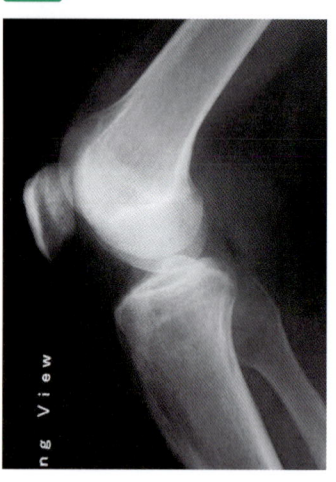

単純X線像は所見が明らかでないこともあるが，膝関節の不安定性を評価するストレステストが有用。

図3 前十字靱帯損傷 MRI側面像

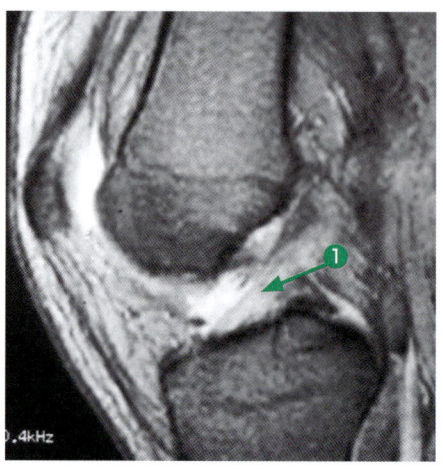

MRIで前十字靱帯の不鮮明化・消失像（❶）。半月板やほかの靱帯の合併損傷，骨挫傷を伴うこともある。

疾患の特徴

- 前十字靱帯は大腿骨外側顆内側壁から脛骨内側半月前角後方かつ外側半月前角内側へ走行している靱帯で，前後や回旋の安定性に寄与している．
- スポーツによる膝外傷が多い．バスケットボールの着地動作などの非接触外傷でも生じる．
- 急性期には関節血腫，疼痛，慢性期には膝くずれなどが生じる．
- 大腿骨に対する脛骨の前方動揺性が増大するため，膝軽度屈曲位での前方引き出しテスト（Lachmanテスト）が陽性になる（図4）．

リハビリテーション

保存療法
- 急性期にはRICE療法を行い，関節血腫などが落ち着いたら装具での日常生活復帰をめざす．

手術
- 日常生活やスポーツ活動で膝関節不安定性がある場合，自家腱移植を用いた前十字靱帯再建術が行われる（図5）．
- 再建術後療法のポイントは，スポーツ復帰および再断裂の予防である．
- 再建靱帯にストレスをかけないよう，可及的早期に完全伸展可動域を獲得する．

図4 Lachmanテスト

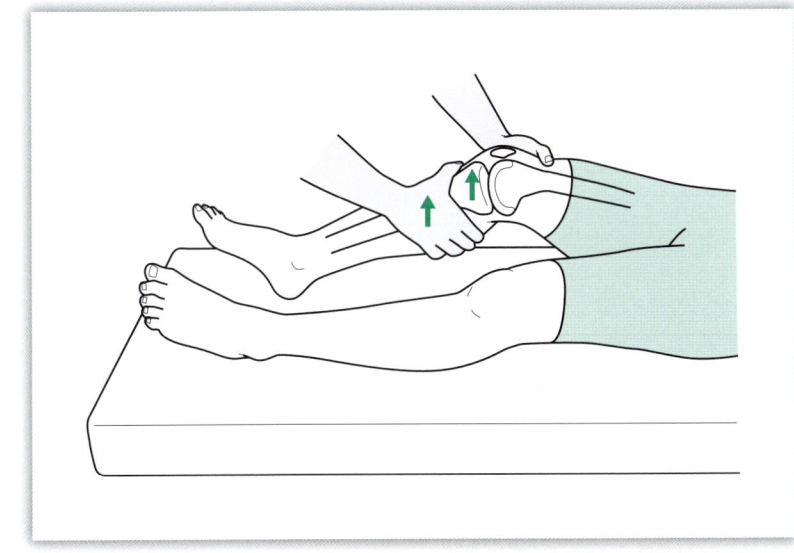

ACL損傷ではLachmanテストが陽性になり，下腿が前方に引き出される．

図5 ACL再建術後のX線正面像

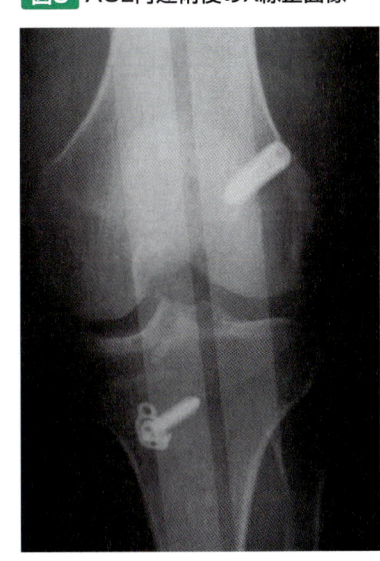

2-13 関節疾患：下肢の外傷

骨・関節　代表的疾患とリハ上の注意

下肢骨折では部位によりさまざまな形態をとる。

画像所見

- 単純X線像で診断可能な例が多い。
- 術後は整復部のアライメントが健側と同じか留意する。

図1 大腿骨骨幹部骨折

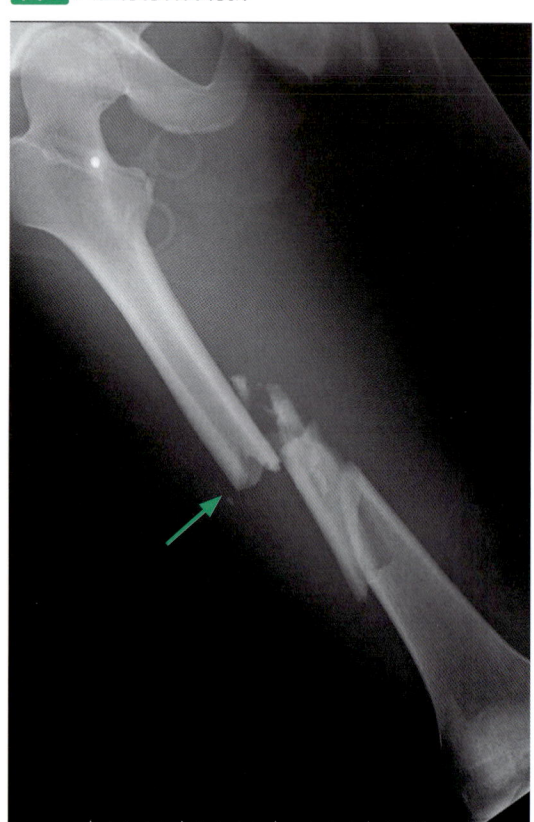

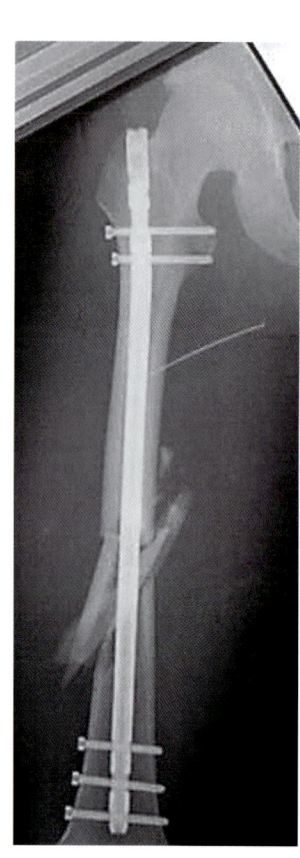

a. 受傷時　　　b. 髄内釘術後

● 2-13. 関節疾患：下肢の外傷

図2 足関節周囲骨折

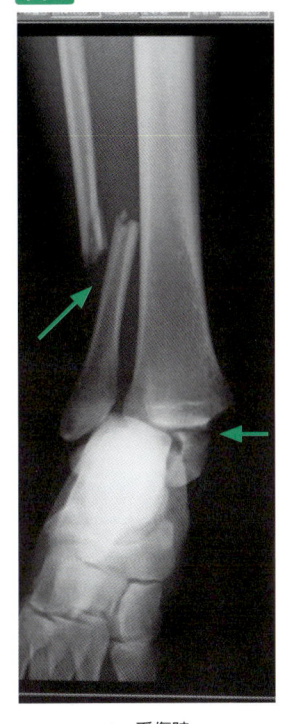

a. 受傷時

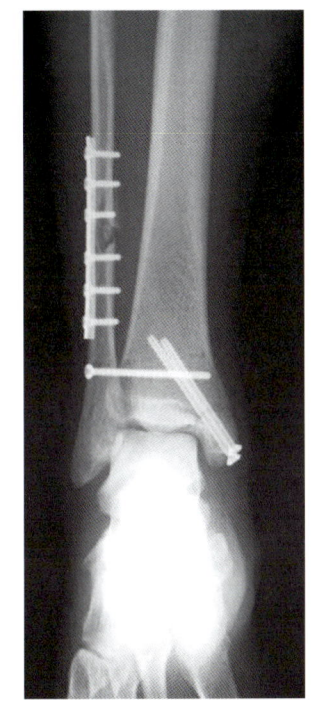

b. プレート・スクリュー固定術後

図3 脛骨近位部骨折

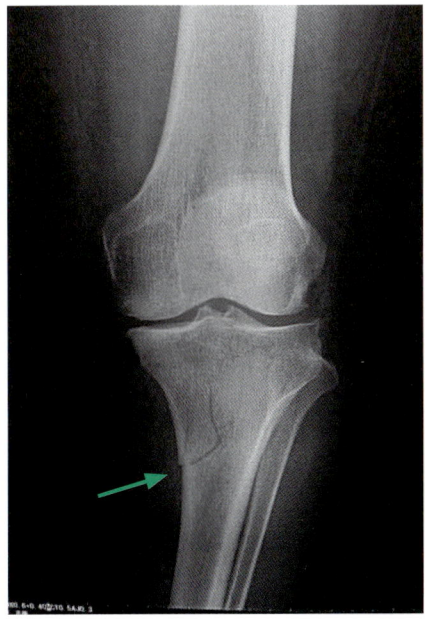

a. 受傷時

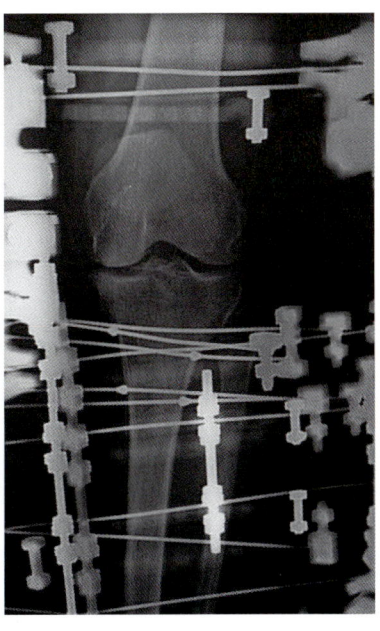

b. 創外固定術後

疾患の特徴

- 転位の少ないものは保存療法の適応となり，整復後にギプス固定が行われる。
- 転位が大きいものや粉砕骨折には観血的療法が用いられ，髄内釘（図1）やプレート固定術（図2），創外固定術（図3）などがある。
- 髄内釘は低侵襲，軟部組織の温存など優れたメリットがあり，プレート固定術は強固な固定が可能なことがメリットとして挙げられる。
- Ilizarov創外固定器は三次元的に矯正できるため，軟部組織条件の悪い開放性骨折や非開放性骨折，通常の内固定材料ではスクリュー保持が困難な著しい骨粗鬆症者の骨折，粉砕が強く，皮下組織の薄い関節近傍骨折など治療可能な疾患が非常に拡大した[1]。

リハビリテーション

- 骨折部周囲を足関節に関与する筋群が走行するため，足関節の機能制限が多くみられる。
- ギプス固定や内固定の際は，早期より足部外在筋の収縮を促し，滑走性や筋力を可能な限り維持させる（図4）ことが重要である。
- 創外固定器は骨折部を固定するため，ピンが皮膚や筋を貫通している。筋の滑走が制限されるため尖足位を呈しやすく，装具による持続的な伸張が重要である[2]（図5）。

図4 足部外在筋のトレーニング
タオルギャザーおよび足趾でのじゃんけんを行う。

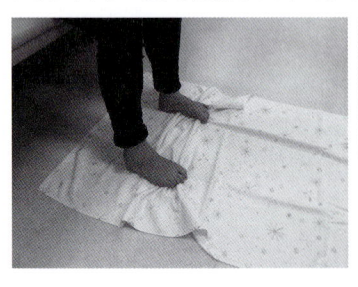

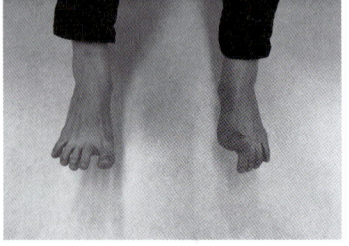

図5 足創外固定用の装具や背屈位保持バンド

■文献
1) 野坂光司：創外固定術．整形外科術後理学療法プログラム（島田洋一，高橋仁美 編），改訂第2版，242-247，メジカルビュー社，2014．
2) 渡邉基起：創外固定術術後プログラム．整形外科術後理学療法プログラム（島田洋一，高橋仁美 編），改訂第2版，248-249，メジカルビュー社，2014．

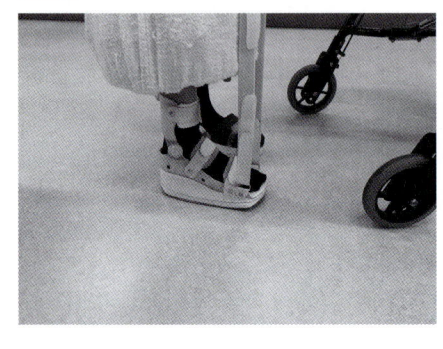

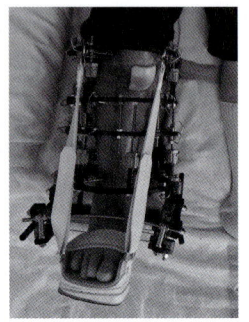

2-14 全身性疾患：骨粗鬆症

骨・関節　代表的疾患とリハ上の注意

骨粗鬆症では，全身骨の脆弱性が進行して脊柱変形が進行し，軽微な外傷で椎体骨折，大腿骨骨折，橈骨遠位端骨折などを生じる。

画像所見

- 骨粗鬆症性脊椎では，椎体の骨粗鬆化，椎体変形が徐々に進行して後彎変形などが進行する（図1）。
- 転倒などで椎体骨折，大腿骨骨折，橈骨遠位端骨折などをきたすことがある（図2・3）。

図1　骨粗鬆症性脊椎変形

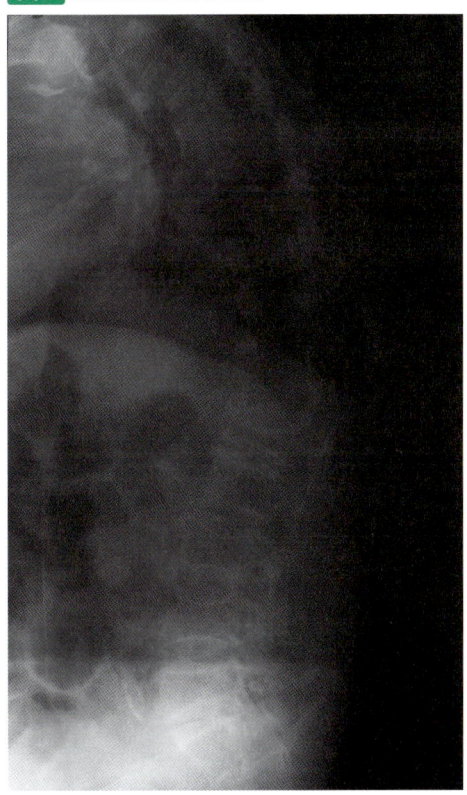

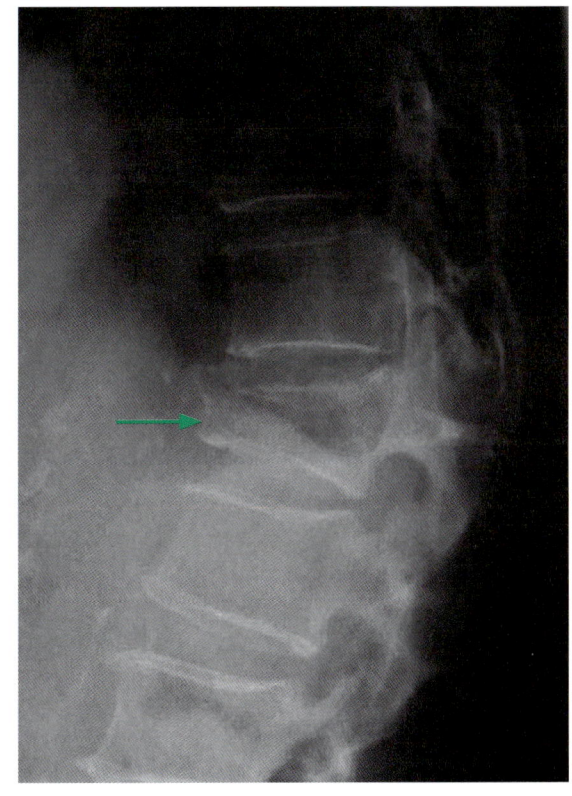

図2　さまざまな骨粗鬆症性骨折（1）

図3 さまざまな骨粗鬆症性骨折（2）

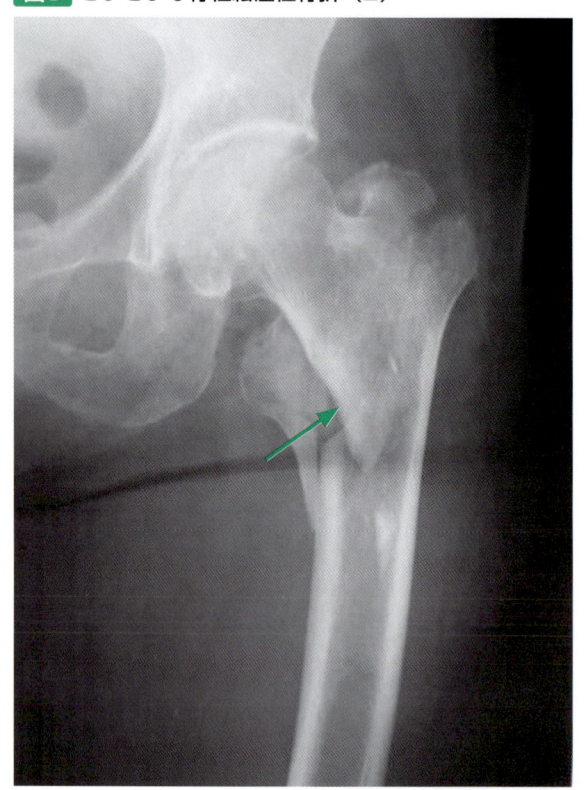

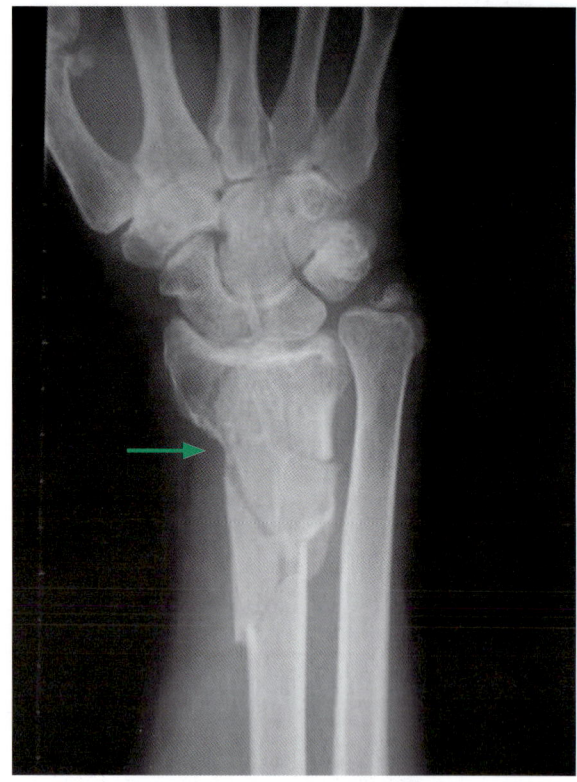

疾患の特徴

- 骨芽細胞の骨形成と破骨細胞の骨吸収によるリモデリングで骨形態は維持されている。
- 骨粗鬆症は骨吸収と骨形成のバランスが崩れ，骨吸収が骨形成を上回るために徐々に骨量が低下する。
- ※治療として骨吸収を強力に抑制するビスフォスフォネート製剤や活性型ビタミンD，ビタミンK，カルシウム製剤などの投与が行われる。
- ※骨粗鬆症に伴い骨折する部位は，椎体や大腿骨，肩関節，大腿骨頸部（転子部）が多く，寝たきりとなる原因に挙げられる。

リハビリテーション

- 運動療法の目的は，運動により骨形成を促し，骨量を維持・増加させ，転倒しても骨折しにくい骨をつくること，また筋力やバランス機能を改善し，転倒しにくい身体をつくることである[1]。
- 転倒予防には，筋力強化（図4）を含む複合的な運動やバランス訓練（図5）が有効であったが，運動以外の介入効果を除外した場合には筋力増強運動や有酸素運動，ストレッチングはほとんど効果がないのに対し，バランス訓練は転倒発生を25％抑制していたとの報告もある[2]。

■文献
1) 宮腰尚久：高齢者における骨粗鬆症予防 1.運動療法-転倒予防を含めて．整形外科 65(8)：902-908, 2014.
2) 宮腰尚久：【骨粗鬆症診療の最近の進歩】臨床に役立つQ＆A 骨粗鬆症治療における運動療法にはどのような効果がありますか？ Geriatric Medicine 49 (9)：1029-1031, 2011

図4 体幹伸展運動
椅子の背もたれを利用し，体幹伸展運動を行う。

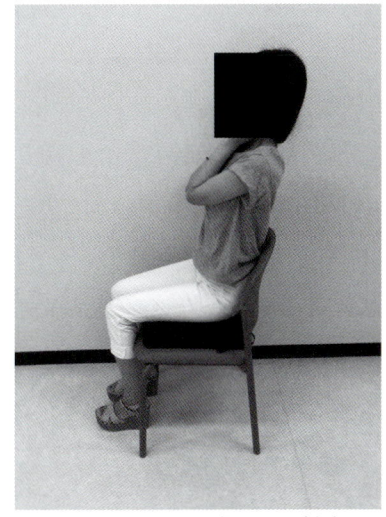

a：腰椎後彎症例は低い背もたれ（座布団で座面を高くしてもよい）で伸展する。

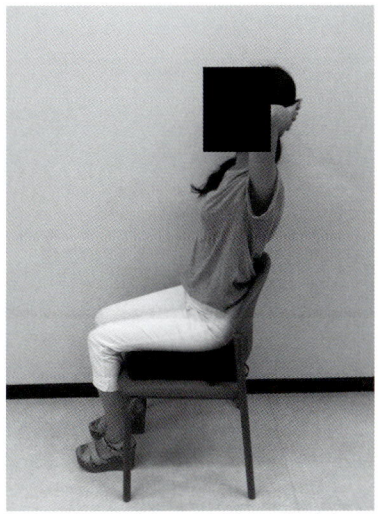

b：上部体幹の伸展運動は，上肢の水平外転や挙上を利用する。

図5 フラミンゴ体操

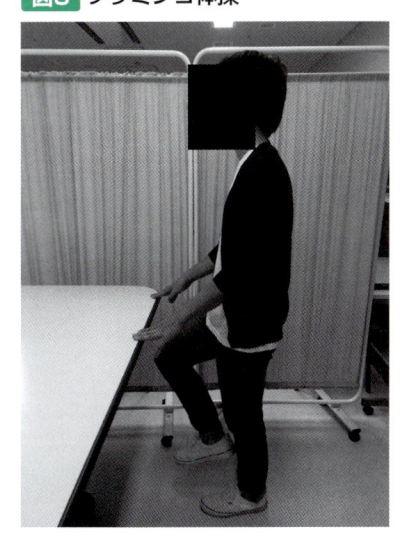

1分間の片足立ちを3回/日行い，バランス練習や筋力強化に努める。必ず上肢で支持し，転倒予防に努めることを忘れない。

2-15 全身性疾患：関節リウマチ

骨・関節　代表的疾患とリハ上の注意

関節リウマチ（RA）では，病期によって手指関節・膝関節など多関節に骨びらんから破壊・変形まで多彩な所見を認める。進行すると全身の関節や脊椎に変形を生じる。

画像所見

図1 関節リウマチ X線正面像

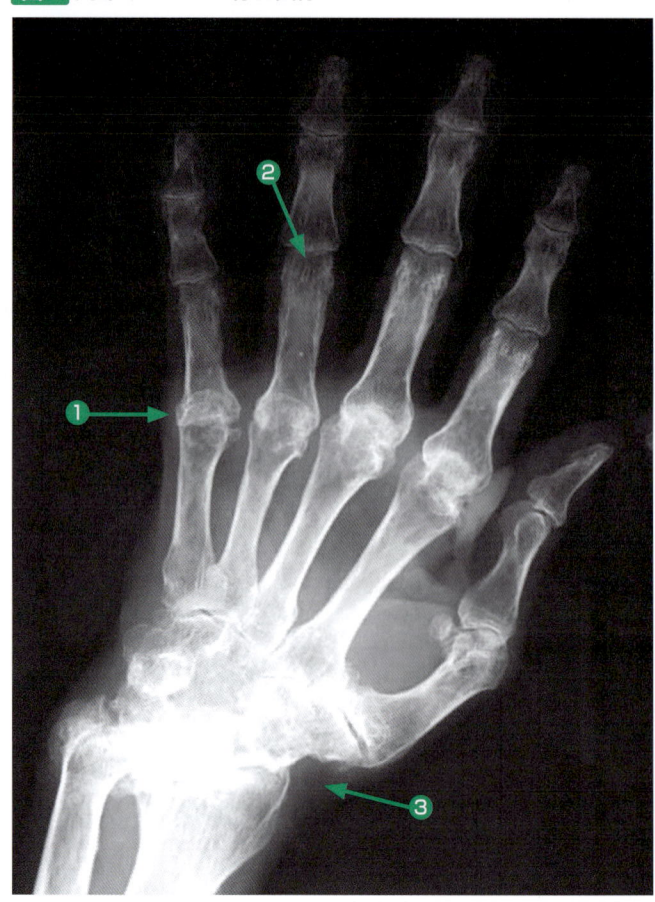

初期には手指関節を中心に，骨びらん像を認める
（❶MP関節，❷PIP関節，❸手関節などに多い）。

2-15. 全身性疾患：関節リウマチ

疾患の特徴

- 炎症性滑膜組織の増殖により軟骨や骨が破壊され，関節痛や関節変形などの障害が起こる自己免疫疾患である。
- 女性に多い（男女比1：4）。
- 疲労感や不快感，疼痛やこわばりで発症し，次第に多関節の疼痛や腫脹，変形が出現する。
- 治療は基礎的治療，薬物療法，手術療法，リハビリテーションからなる。

リハビリテーション

- 運動機能や関節機能を維持するために毎日1度は関節の温熱療法と可動域や筋力維持目的のエクササイズを行うように指導する。
- 関節を保護する生活指導が重要で，変形を生じる肢位の回避や安定した状態での関節使用（図2），自助具やスプリントの活用などが行われる。
- 関節痛に対するリハビリテーションとして，関節の消炎や鎮痛には物理療法や装具療法，関節の支持性増強には運動療法や装具療法，関節の安静には自助具や福祉用具，住宅改造などが挙げられる。

図2 日常生活動作指導例

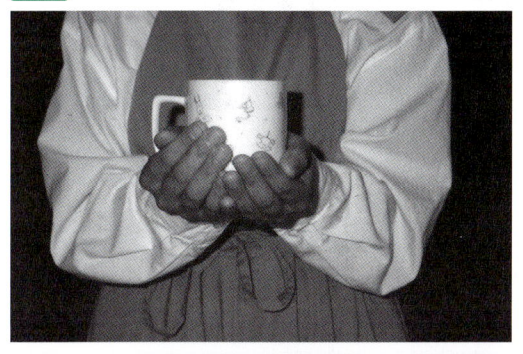

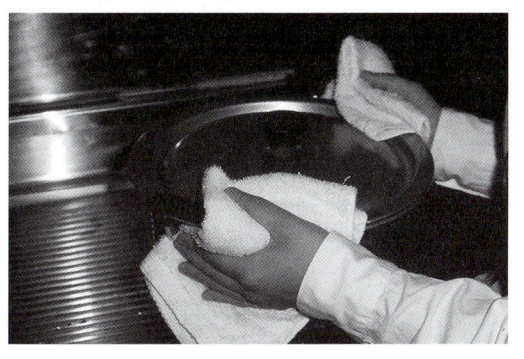

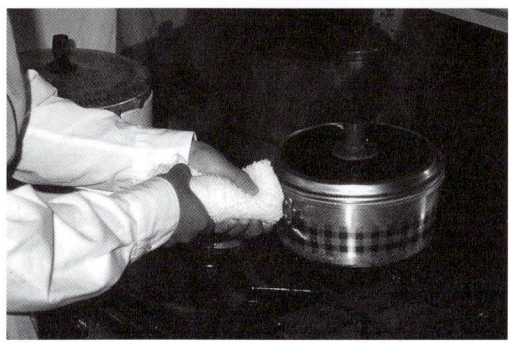

索引

あ行

アーチファクト	12
足→「そく」	
アルツハイマー病	10, 22
安定期COPDの管理	105
位置関係を表現する接頭辞	4
ウイリス動脈輪	38
延髄外側部梗塞	60
延髄と第4脳室を通る断面	46
延髄を通る断面	42, 46, 50
横隔膜	88
横隔膜穹分割	98
主な中枢神経疾患のCT所見	9
オリーブ橋小脳萎縮症	75

か行

外眼裂外耳孔線	8
外套	29
灰白質と白質	34
海馬を通る断面	43, 47
解剖学的な位置関係を表す用語	4
改良Frankel分類	160
拡散テンソル画像法（DTI）	17
核磁気共鳴現象	14
画像の読影に必要な医学用語	2
肩関節	136
肩関節回旋筋腱板	163
肩腱板断裂	162
下肺野	92
下方（inferior）	2
眼窩内	9
冠状断	3
関節リウマチ	188
間脳	29
気管	90
気管支	90
——の透亮	91
——の末梢部分	107
気管支拡張症	112
気管支，血管の切線方向撮影像	96
奇静脈葉	98
基底核	29
機能画像	40
胸骨陰影	94
鏡視下Bankart手術	165
橋出血	68
胸水貯留	126
胸椎	88
胸部X線撮影法	82
胸膜	89
——と胸膜腔の関係	127
橋レベル	42, 51
虚脱度による分類	120
空間的方向や位置関係を表す用語	2
くも膜下出血	10, 73
クロイツフェルト・ヤコブ病の病初期における拡散強調画像	15
脛骨近位部骨折	183
頸髄症	150
頸髄損傷	158
形態画像	40
頸椎	132
頸椎後方拡大術後	153
頸椎疾患	150
頸椎症	150
頸椎症性脊髄症と神経根症の病態	152
頸椎脱臼骨折に対する整復除圧固定術後	161
血腫の部位診断	11
ゲルストマン症候群	59
肩甲骨陰影	95
健康な肺胞とCOPDの肺胞	104
健常人における加齢に伴う頭部CT所見の変化	9
健常成人の脳血流SPECT所見	21
腱板トレーニング	165
高位脛骨骨切り術	179
高吸収域	5
後大脳動脈	37
後頭葉	29, 30
後頭葉（後大脳動脈域）梗塞	65
後方（posterior）	2
交連線維	34
股関節	142
骨粗鬆症	185
固定用インプラント	161

さ行

鎖骨随伴陰影	93
三次元CT angiography	12
視床出血	69
矢状断	3
視床・基底核を通る断面	48
視床・被殻を通る断面	52
視床を通る断面	44, 51
視神経交叉を通る断面	54
自然気胸の発生	119
斜位像	84
縦隔	89
終脳	29
手指	141
出血性梗塞	10
小脳	29, 35
小脳脚を通る断面	43, 47, 50
小脳出血	66
小脳半球を通る断面	56
上肺野	92
上方（superior）	2
正面写真の読影	87
神経細胞の構造	27
心原性脳塞栓	10
心原性脳塞栓の画像所見	41
人工骨頭置換術	173

人工膝関節置換術	179			椎骨動脈	37
じん肺	109, 110	**た行**		椎骨脳底動脈系	36
じん肺健康診断	111	第1斜位	84	低吸収域	5
髄内釘術後	182	第1肋骨肋軟骨の化骨	94	底部（basal）	2
水平断	3	第2斜位	84	手関節	139
水平断面における血管支配領域	39	ダイアスキシス	26	島	31
髄膜	28	体幹伸展運動	187	等吸収域	5
髄膜腫	10	大胸筋陰影	95	橈骨遠位端骨折	168
頭蓋骨	9, 28	帯状回を通る断面	48, 52	投射線維	34
すべり症	154	大腿骨頸部骨折	172	頭頂葉	29, 30
正常圧水頭症	78	大腿骨骨幹部骨折	182	頭頂葉皮質を通る断面	53
正常変異	93	大腿骨転子部骨折	170	頭髪	99
正中（midline）	2	——に対する骨接合術	171	頭皮	28
脊髄損傷	158	大腿骨転子部骨折の分類	171	頭部CT横断像	42
脊柱管拡大術の模式図	153	大脳	29	頭部CT画像の読影	9
脊椎カリエスによる胸郭変形	129	大脳基底核	35	頭部CTの撮像	8
脊椎疾患	150, 154, 158	大脳半球	29	頭部MRI T1強調横断像	46
前額像	2	大脳皮質	29	頭部MRI T2強調冠状断像	54
前額断	3	大脳皮質-基底核ループ	70	頭部MRI拡散強調像	50
X線写真の原理	80	多系統萎縮症	75	頭部外傷	77
X線写真の撮影方向	81	他人の手症候群	63	頭部の構造	28
前十字靱帯損傷	180	多発性硬化症	76	特発性間質性肺炎	100
前大脳動脈	37	多発性脳梗塞例の脳梗塞急性期における拡散強調画像	15	特発性自然気胸	118
穿通枝	37			トルコ鞍	9
前頭葉	29, 30	多モダリティ連合野	33		
前頭葉（前大脳動脈域）梗塞	63	断層面を表す用語	3	**な行**	
前方（anterior）	2	単モダリティ連合野	33	内頸動脈系	36
前彎位像	86	中小脳脚を通る断面	55	内頸動脈閉塞	59
創外固定	169	中心溝を通る断面	49, 53	内側（medial/mesial）	2
創外固定術後	183	中大脳動脈	37	乳頭陰影	97
側臥位正面像	85	中大脳動脈域梗塞	59	乳突蜂巣	9
足	148	中脳	35	乳房陰影	97
足関節	146	中脳・基底核を通る断面	44	脳	28
足関節周囲骨折	183	中脳を通る断面	43, 47, 51, 55	脳回	31
側頭葉	29, 30	中肺野	92	脳幹	29
側脳室体部を通る断面	45, 48	超急性期徴候	10	脳グルコース消費量の測定	25
側面像	2, 83	蝶形骨洞を通る断面	54	脳血管の解剖学	35
外眼裂外耳孔線	8	聴神経腫瘍（聴神経鞘腫）	74	脳血流SPECTの原理	19
		陳旧性脳出血のT2*強調画像	16		

191

脳血流量と脳酸素消費量の関係……25	半卵円中心を通る断面……45, 49	無気肺……123
脳血流量の測定……24	被殻出血……71	──のX線所見模式図……124
脳溝……31	皮下脂肪……28	胸鎖乳突筋陰影……93
脳梗塞……57	皮下組織……28	毛髪線……96
脳梗塞急性期における血栓溶解療法前後の^{99m}Tc-HM PAO画像……22	膝関節……144	
脳梗塞症例における貧困灌流症候群と贅沢灌流症候群……26	膝関節の変性……178	**や行**
	肘関節……138	野球肘……166
脳酸素消費量の測定……25	肘下がりの投球フォーム例……167	野球肘発生のメカニズム……166
脳室……9	皮質枝……37	柳原法……74
脳実質……9	尾状核出血……72	葉……29
脳出血……10, 66	尾側（caudal）……2	腰椎……134
脳出血の好発部位……11	左側面像……83	腰椎固定術後……156
脳底動脈閉塞……61	びまん性軸索損傷……77	腰椎疾患……154
脳底動脈を通る断面……55	びまん性汎細気管支炎……106	
脳の解剖学的区分と分類……30	腹側（ventral）……2	**ら行**
脳の解剖学的名称……27	副鼻腔内……9	ラクナ梗塞……10, 57
脳の髄膜……28	部分容積効果……12	螺旋状スキャン……5
脳表……9	フラミンゴ体操……187	ラテン語やギリシャ語から派生した位置関係を表現する接頭辞……4
脳葉……30	プレート・スクリュー固定術後……183	
脳梁……29	ブロードマンの脳地図……32	離断性骨軟骨炎の病期分類……167
脳を灌流する動脈……36	吻側（rostral）……2	連合線維……34
	ヘリカルCT……7	連合野……33
は行	辺縁系……31	ロッキングプレート固定術後……169
肺結核後遺症……121	辺縁系を構成する脳部位……32	肋骨……87
肺静脈……91	弁蓋部……31	
肺尖部……91	変形性股関節症……174	**わ行**
背側（dorsal）……2	──の病期分類……175	ワレンベルグ症候群……60
肺動脈……91	変形性膝関節症……177	腕頭動脈……99
肺門……91	──のX線分類……178	
肺門リンパ節腫脹……91	片側臥位呼吸……128	
肺野……91	放線冠梗塞……57	
白質……29	放線冠を通る断面……44, 52	
白質線維……34		
ハフィングの方法……108	**ま行**	
半球……29	慢性硬膜下血腫……10	
ハンソンピンによる骨接合術……173	慢性閉塞性肺疾患……103	
反復性肩関節脱臼……164	右側面像……83	
	三浪の分類……167	

A–G

- ACBTの一連のサイクル ... 108
- ACL再建術後 ... 181
- anteroposterior ... 82
- AP像 ... 82
- ASIA機能障害scale ... 160
- ASIAの神経学的分類 ... 160
- BOLD ... 18
- Colles骨折 ... 168
- COPD ... 103
  - ──の全身性炎症と併存症 ... 104
- critical opening pressure ... 125
- CT装置の検出器の進歩 ... 7
- CT装置の進歩 ... 6
- CT値 ... 5, 80
- CTの測定原理 ... 5
- CTの発明 ... 5
- decubitus view ... 85
- DPB ... 106
- DTI ... 17
- Evans分類 ... 171
- expiratory film ... 86
- fMRI ... 17
- frontal view ... 82
- Garden分類 ... 173

H–T

- helical scan ... 7
- Lachmanテスト ... 181
- lateral view ... 83
- latropulsion ... 61
- left lateral ... 83
- left oblique ... 84
- lordotic view ... 86
- MDCT ... 7
- MRA ... 17
- MRIの原理 ... 13
- MRIの発明 ... 13
- MRIの利点・欠点 ... 16
- MSA-C ... 75
- oblique view ... 84
- OPCA ... 75
- O脚変形 ... 178
- PA像 ... 82
- PETにおける撮像手順 ... 23
- PETにおける透過スキャンと同時計数回路 ... 24
- PETの原理 ... 23
- posteroanterior ... 82
- right lateral ... 83
- right oblique ... 84
- SDCT ... 7
- SPECT ... 19
- step scan ... 7
- TKA ... 179

数字

- T1強調画像とT2強調画像 ... 15
- T2*強調画像 ... 16
- ^{123}I-IMPと^{99m}Tc-HM PAOを用いたSPECT ... 20
- ^{133}Xeクリアランス法 ... 19

リハビリテーションのための画像の読み方

2015年4月1日　第1版第1刷発行
2022年2月20日　　　　第7刷発行

■編　集　本間光信　ほんま　みつのぶ
　　　　　高橋仁美　たかはし　ひとみ

■発行者　吉田富生

■発行所　株式会社メジカルビュー社
〒162-0845 東京都新宿区市谷本村町2-30
電話　03(5228)2050(代表)
ホームページ https://www.medicalview.co.jp

営業部　FAX 03(5228)2059
　　　　E-mail eigyo@medicalview.co.jp

編集部　FAX 03(5228)2062
　　　　E-mail ed@medicalview.co.jp

■印刷所　シナノ印刷株式会社

ISBN 978-4-7583-1686-6 C3047

©MEDICAL VIEW, 2015. Printed in Japan

・本書に掲載された著作物の複写・複製・転載・翻訳・データベースへの取り込みおよび送信（送信可能化権を含む）・上映・譲渡に関する許諾権は，(株)メジカルビュー社が保有しています．
・JCOPY〈出版者著作権管理機構 委託出版物〉
本書の無断複製は著作権法上での例外を除き禁じられています．複製される場合は，そのつど事前に，出版者著作権管理機構（電話 03-5244-5088，FAX 03-5244-5089，e-mail：info@jcopy.or.jp）の許諾を得てください．
・本書をコピー，スキャン，デジタルデータ化するなどの複製を無許諾で行う行為は，著作権法上での限られた例外（「私的使用のための複製」など）を除き禁じられています．大学，病院，企業などにおいて，研究活動，診察を含み業務上使用する目的で上記の行為を行うことは私的使用には該当せず違法です．また私的使用のためであっても，代行業者等の第三者に依頼して上記の行為を行うことは違法となります．